教育部人文社会科学研究规划基金项目（项目编号
持，本书为其阶段性成果

经管文库·管理类

前沿·学术·经典

公众心理健康和
数字技术支持作用研究

ROLES OF DIGITAL TECHNOLOGY
ADOPTION IN PUBLIC MENTAL HEALTH

周 冬 著

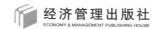

经济管理出版社

ECONOMY & MANAGEMENT PUBLISHING HOUSE

图书在版编目（CIP）数据

公众心理健康和数字技术支持作用研究／周冬著．
北京：经济管理出版社，2024. -- ISBN 978-7-5096
-9926-3

Ⅰ. R395. 6

中国国家版本馆 CIP 数据核字第 2024JG0831 号

组稿编辑：赵天宇
责任编辑：赵天宇
责任印制：黄章平
责任校对：蔡晓臻

出版发行：经济管理出版社
　　　　　（北京市海淀区北蜂窝 8 号中雅大厦 A 座 11 层　100038）
网　　址：www. E-mp. com. cn
电　　话：（010）51915602
印　　刷：北京晨旭印刷厂
经　　销：新华书店
开　　本：720mm×1000mm/16
印　　张：16. 75
字　　数：310 千字
版　　次：2024 年 12 月第 1 版　　2024 年 12 月第 1 次印刷
书　　号：ISBN 978-7-5096-9926-3
定　　价：88. 00 元

前　言

　　本书主要结合全国性微观数据和半结构性深度访谈，聚焦探索数字时代下公众心理健康特征，分析数字技术对公众心理的影响和作用机制路径。在第一章中，笔者回顾了 2010～2023 年我国数字技术应用和公众心理健康的相关研究，挖掘社交媒体影响公众心理健康的理论机理，并结合全国性的家庭调查大数据，计算、归纳总结了过去二十年不同群体心理健康的特征、变化及发展趋势。青年群体、老年群体、低收入群体心理健康风险较高，抑郁与焦虑风险检出高于其他群体。孟子曾说道：" 老吾老，以及人之老；幼吾幼，以及人之幼。天下可运于掌。" 本书聚焦老人和青少年两个相对弱势的社会群体，结合大数据和深度访谈，分析他们心理健康状况特征（如幸福感、生活满意度、孤独感、抑郁症状），并分别检验不同网络功能和不同社交媒体平台使用（抖音、微信等）对其产生的心理健康影响和影响机制。机制渠道包括数字技术如何影响他们的健康行为、信息收集、风险感知、社会联系、家庭联结等机制渠道，进而影响他们的心理健康。健康的公众心理包括较好的公众信任水平这一人际维度。信任可以减少社会的互动成本，确保有效的经济（或非经济）交换，为个人构建良好的人际关系、维持良好的心理状态奠定基础，可以有助于维持社会秩序，降低社会风险和危机隐患。此外，笔者聚焦公众的信任心理，对数字技术对公众的各类信任水平产生的影响和机制展开研究。总体而言，全书一共 10 章，围绕紧密相关的 10 个专题展开，结合全国性微观数据，研究近年来我国民众心理变化，并结合数字时代特征挖掘数字技术的公共支持作用。

　　本书首先通过采用全国面板数据，探索数字技术影响老年人心理福祉的一般规律。通过对不同网络使用活动的比较分析论证了并不是所有的网络使用活动都对老年人的幸福感产生积极作用。数字技术的不同使用方式会产生不同的影响。

以社会社交功能为重点的公共数字化转型干预措施在改善老年人群体的生活质量、提高他们的心理福祉水平方面最为有效。在面临突发事件和社会变化时，老年人群体往往受到显著的影响。基于面板数据个体固定效应模型估计结果，在2018~2020 年老年人孤独感增加，家庭接触减少，主动或被动地更多使用互联网。老年人使用互联网有助于与子女进行更多的接触和会面，并因此减轻孤独感。2020 年 5 月调查数据显示，在几家主流短视频平台中，老年人当月人均使用某一短视频平台的时长可达 1500 分钟。在第四章，聚焦物理隔离和心理隔离两个老年人心理福祉重要影响因素，笔者研究老年人观看短视频行为对其心理健康的影响。结果表明，短视频观看行为与老年人抑郁症状并没有显著的直接相关关系，但可以通过加强非正式社会参与和社会联结降低老年人抑郁水平。

本书其次关注青少年群体。青少年群体自我控制能力相对较弱，存在人际关系敏感等问题。面临突发事件和社会变化，这一群体的幸福感和心理健康程度往往会显著降低。另外，"Z 世代"青年，一出生就与网络信息时代无缝对接，受数字信息技术、即时通信设备、智能手机产品等影响比较大。不同的互联网功能、主动和被动地互联网使用都对他们产生了异质化的影响，他们对互联网使用方式的需求偏好也产生了变化。与 2018 年比较，青少年群体娱乐需求对幸福感的影响，在 2020 年由积极转向产生了负面影响，网络社交功能则由不显著转向对幸福感有正面影响。比如，微信使用、发朋友圈能够帮助缓解青年抑郁症状，并通过增强社会连通和家庭连通水平进而提升个体的幸福感水平。偶尔观看短视频或打网络游戏与较低的抑郁水平有关，并且可以通过增加锻炼活动间接减少抑郁。然而，每天观看短视频和打网络游戏的行为通过造成睡眠困难、久坐、缺乏运动等路径间接恶化青少年的心理健康，降低幸福感，提高抑郁水平。由此可见，青少年的健康与数字技术使用之间存在非线性关系。数字媒介使用对青年群体心理健康的影响作用是复合的，家长、学校应有针对性地给予帮助和管理。

本书最后使用多轮横截面全国性微观数据和半结构性深度访谈，探讨面临社会变化社会公众的信任心理变化，检验数字技术使用对我国民众一般信任和政府信任的影响。

本书最大的创新点在于研究选题和视角具有独特性，挖掘数字技术对公众心理健康的影响及机制，探讨数字技术影响公众心理的一般规律。第一，研究视角聚焦突发公共卫生事件下微观个体的中长期变化，融入数字化时代特征探讨数字技术在公共管理中的各种可能性，弥补现有研究的缺失并拓宽了现有研究边界，同时符合国家发展重要战略需求。第二，研究内容具有跨学科交叉共融性和创新性。本书综合经济学、传播学、社会学、管理学、心理学等多学科理论和研究方法，拓展突发公共卫生事件研究前沿，将数字技术因素纳入突发公共卫生事件下公共管理措施的范畴，探讨了新媒体作用的转变，是对媒介经济学和传播学相关研究领域的突破。第三，研究方法强调因果检验和多学科研究范式交互佐证。使用大量微观调查数据和田野调查证据，利用面板数据高维个体与时间固定效应模型下的双重差分法模型，验证因果关系，并通过横截面数据跨期纵向结构方程模型检验单向机制路径，排除逆向相关。

　　在此感谢教育部人文社会科学研究规划基金项目资助与支持，本书为教育部人文社会科学规划基金项目"短视频平台赋能女性劳动市场高质量发展的效果及机制路径研究"（项目编号 24YJA840020）的阶段成果。

目　录

第一章　数字时代下我国公众心理健康发展趋势：2010~2023 年 ……………… 1

　　第一节　我国公众心理健康发展 …………………………………… 2
　　第二节　数字技术和公众心理健康 ………………………………… 11
　　第三节　补偿选择性优化使用 ……………………………………… 22

第二章　数字技术影响老年人心理福祉探索：网络社交功能的重要性 ……… 29

　　第一节　理论背景和研究假设 ……………………………………… 33
　　第二节　数据与研究方法 …………………………………………… 39
　　第三节　实证研究结果 ……………………………………………… 43
　　第四节　影响规律探索与政策启示 ………………………………… 59

第三章　2018~2020 年老年人孤独感变化和互联网调节作用 ……………… 61

　　第一节　理论背景 …………………………………………………… 63
　　第二节　研究数据和设计 …………………………………………… 69
　　第三节　实证分析结果 ……………………………………………… 72
　　第四节　探讨与思考 ………………………………………………… 77
　　第五节　结论与启示 ………………………………………………… 79

第四章　短视频平台使用对老年人抑郁水平影响研究 ………………………… 81

　　第一节　研究背景 …………………………………………………… 82
　　第二节　理论与假设 ………………………………………………… 85

第三节　数据与研究方法 ……………………………………… 94

第四节　实证结果 …………………………………………… 97

第五节　结论与讨论 ………………………………………… 101

第五章　短视频 App 使用对我国公众心理健康和健康行为的影响研究 …… 105

第一节　研究背景 …………………………………………… 110

第二节　数据与方法 ………………………………………… 122

第三节　实证结果 …………………………………………… 124

第四节　讨论 ………………………………………………… 130

第五节　结论 ………………………………………………… 138

第六章　2018~2020 年"Z 世代"心理福祉的变化和互联网调节作用 ……… 140

第一节　研究背景 …………………………………………… 141

第二节　文献回顾 …………………………………………… 144

第三节　研究方法 …………………………………………… 147

第四节　实证结果 …………………………………………… 148

第五节　结论与讨论 ………………………………………… 155

第七章　微信朋友圈使用对青年心理健康的影响及机制研究 ……………… 158

第一节　研究背景 …………………………………………… 159

第二节　文献综述与研究假设 ……………………………… 162

第三节　研究方法、指标测算与数据分析 ………………… 170

第四节　实证结果 …………………………………………… 174

第五节　讨论与思考 ………………………………………… 178

第六节　结论和局限性 ……………………………………… 182

第八章　网络游戏对青少年心理健康的影响及机制研究 …………………… 183

第一节　研究背景 …………………………………………… 184

第二节　文献回顾与研究假说 ……………………………… 185

第三节　研究方法 …………………………………………… 191

第四节　实证结果和访谈分析 ……………………………… 193

第五节　结论和讨论 ……………………………………………… 197

第九章　短视频 App 使用对青少年心理健康的影响及机制研究 …………… 199

第一节　理论背景和文献回顾 …………………………………… 204

第二节　数据、变量和研究方法 ………………………………… 209

第三节　实证结果 ………………………………………………… 211

第四节　讨论 ……………………………………………………… 215

第五节　研究结论与启示 ………………………………………… 217

第十章　我国公众信任心理和互联网影响机制探索 ……………………… 218

第一节　研究背景和基本概念 …………………………………… 219

第二节　理论背景和文献综述 …………………………………… 224

第三节　实证数据介绍和变量选择 ……………………………… 232

第四节　互联网使用、社会公平感与政府信任的关系探究 ………… 237

第五节　主要研究结论与讨论 …………………………………… 255

第六节　数字时代政府信任发展讨论 …………………………… 257

第一章 数字时代下我国公众心理健康发展趋势：
2010~2023 年

  《中华人民共和国国民经济和社会发展第十四个五年规划和 2035 年远景目标纲要》中，多次强调我国未来发展对社会经济高质量发展的追求，也多次涉及国民心理健康的问题。无论是从个人发展的维度上看，还是从国家发展的维度上看，保持民众的心理健康都至关重要。在国内外的文献中，社会快速发展和社会转型往往会对其国民心理产生巨大影响，而中国正经历快速发展，处于社会转型的重要阶段。了解公众的心理健康状况、及时化解社会焦虑的消极影响、保持公众心理健康，对于保障和推动个人在经济和社会生活中高质量发展，对促进国家经济、社会高质量发展具有重要意义。

  中国国内生产总值由 2010 年的 39.8 万亿元上升到 2021 年的 114.4 万亿元，占世界经济比重上升到超过 18%，人均国内生产总值超过 1.2 万美元，人民生活水平显著提升。2020 年，我国数字经济规模已经达到 39.2 万亿元（中国数字经济发展白皮书，2021），占 GDP 比重为 38.6%。数字技术正全面融入人类经济、政治、文化、社会、生态文明建设各领域和全过程，给人类生产生活带来广泛而深刻的影响。2023 年，我国移动互联网月活用户规模已经突破 12.24 亿，全网月人均使用时长接近 160 小时。随着科技不断进步和经济快速发展，社会结构和层次也越来越复杂化，人们的生活方式和社会组织形式发生了巨变，大众的心理也产生了显著变化。数字技术应用对我国公众心理健康的影响更是不可忽视。

  基于我国人口结构，一方面，根据 2021 年人口统计数据，我国 60 岁及以上人口已达 2.67 亿（占全国人口的 18.9%），65 岁及以上的人口也有 2.01 亿（占 14.2%）。我国已然进入快速老龄化阶段，保障老年人群体心理福祉问题是我国社会健康发展和高质量发展的重要方面。另一方面，约 4 亿的青年人口是我国劳动力市场的重要参与者，是未来社会和经济建设的中坚力量，直接关系到国家生产力水平的提高，关系到综合国力和国际竞争力的提高。同时，青年一代也是互联网一代，他们的生活、学习、工作、身心健康问题都受到互联网的显著影响，改善其心理健康同样是我国社会健康发展和高质量发展的重要方面。本书基于以上背景，聚焦新媒体应用和青老年心理健康展开探索与研究，归纳数字技术对公众心理健康的影响规律及机制路径。

第一节　我国公众心理健康发展

心理健康是一个综合性概念，包括个人情绪、心理和社会福祉，影响认知、感知和行为。心理健康是一种幸福的状态，在这种状态下，个人能够发挥自己的能力，能够应对正常的生活压力，能够富有成效地工作，能够为社区做出贡献。从积极心理学或整体论的角度来看，心理健康可能包括个人享受生活的能力，以及在生活活动和实现心理复原力的努力之间建立平衡的能力。根据现有心理学理论，心理健康一般需具有四个特征：第一，身体、智力、情绪方面十分调和；第二，适应环境，在人际关系中能彼此谦让；第三，有幸福感；第四，在工作和职业中，能充分发挥自己的能力，过有效率的生活。具体表现为：智力正常、情绪健康、意志健全、行为协调、人际关系适应、反应适度、心理特点符合年龄。心理健康状态可以划分为个体内部的主观体验和个体与外部的关系这两个层面。情绪体验与自我认识属于个体内部层面，而认知效能、人际交往、适应能力属于个体的外部关系层面。情绪体验是心理健康状态的一个重要维度。例如，判断心理异常可以从主观痛苦和妨碍社会适应两个角度进行。情绪体验可以说是主观痛苦的一个主要表现，各种心理健康问题往往导致大量负面情绪体验。因此负面情绪也往往是心理健康出现问题导致的结果，以往的研究通常认为情绪稳定性低是心理健康问题的标志。一些学者指出，积极情绪与消极情绪并非单一维度上的两极，而是两个维度，具有丰富的内涵差异。因此，在我们的研究中，笔者把积极和消极的情绪分维度考虑，构建抑郁指标时系统囊括两种维度的各类情绪。

根据人格心理学，现有研究显示个性外倾、情绪稳定者拥有较高的心理健康水平，而个性内倾、情绪不稳定者的心理健康水平则较低；与心理健康显著负相关的人格特质有神经质维度、精神质维度和人格障碍。健康人格主要表现为客观的认知与正确的自我意识、乐观的生活态度与积极的情绪体验、和谐的人际关系与良好的社会适应，以及实践活动的积极主动性、创造性与自我效能感。根据发展心理学，积极或消极自我概念、自尊的高低、自我接纳的程度、自我效能感、是否形成良好的自我同一性、自我调适的能力等因素与心理健康水平显著相关。根据社会心理学，良好的社会支持和积极地应对消极情绪都与心理健康水平显著相关。社会支持水平低，人主观幸福度则低，心理健康水平也低。根据积极心理学，积极的情绪和体验、积极的个性特征尤其是主观幸福感、乐观、宽恕等与健康心理之间是一致的。主观幸福感水平可作为心理健康的一个重要指标，同样心理健康水平是受访者幸福感水平的重要决定因素。根据 2022 年中国科学院心理研究所发布的《中国国民心理健康发展报告（2021～2022）》，我国国民抑郁风险检出率为 10.6%，焦虑风险检出率为 15.8%。调查数据显示，青年群体、低收入群体心理健康风险较高，抑郁与焦虑风险检出率高于其他群体；无业、失业人群的抑郁风险约为其他职业人群的 3 倍以上。本章中，我们首先将回顾过去 20 年我国公众心理健康相关研究的文献，其次利用过往的公开可获得的微观家户调查数据，分别计算我国居民各年龄组在过去 13 年的主观幸福感和抑郁症状两个综合指标的变化和发展趋势，分析比较了跨越十余年的国民心理健康状况变迁，探究了我国不同群体心理健康的发展趋势和影响因素。

通过谷歌搜索引擎，可搜索到 2010 年后与"心理健康"相关的条目数是 156000；在中国知网搜索主题为"心理健康"的文献，可以看到 13 年来的文献总数为 116165 篇，每年发布的数量相当，但近两年来有减少趋势。我们基于主要的心理学期刊，如《心理学报》《心理科学》《心理科学进展》《心理发展与教育》《心理与行为研究》《心理学探新》《应用心理学》《心理研究》《中国社会心理学评论》《中国临床心理学杂志》《中国心理卫生杂志》《社会心理研究》《心理教育》，对现有研究的聚焦点和发展趋势进行归纳总结（见表 1-1）。从研究对象来看：参考艾里克森的阶段理论及国内心理学专业人员研究的常用概念，可以把年龄段分为幼儿（2～7 岁）、少年（8～12 岁）、青年（13～18 岁）、成年早期（19～25 岁）、中年期（26～60 岁）和老年期（60 岁以上）；或将小学生按年龄归入少年类，中学生按年龄归入青年类，大学生到博士按年龄归入成年。老年人与大学生是现有研究的关键研究对象。比如，吴念韦等（2021）基于 2018 年中国家庭追踪调查（China Family Panel Studies，CFPS）数据，分析了全国 45 岁及以上中老年人群抑郁情况及影响因素，包括性别、年龄、婚姻状况、收入、教育水平、健康状况、社会支持等，提出了提高中老年人心理健康的对策建议[①]。赵立娜（2020）从社会心理学的角度，分析了大学生抑郁情绪产生的社会影响因素，包括家庭环境、人际关系、学习压力、社会竞争等，提出了预防和干预大学生抑郁情绪的对策建议[②]。从研究重点来看，词频分析结果显示现有研究从关注消极（治疗、疾病、不健康）转变为关注积极（健康的一面）。

表 1-1　心理健康研究汇总

期刊名称	篇数	占比（%）
《心理学报》	10	2.48
《心理科学》	22	5.45
《心理科学进展》	29	7.18
《心理发展与教育》	24	5.94
《心理与行为研究》	51	12.62
《心理学探新》	20	4.95
《应用心理学》	5	1.24
《心理研究》	22	5.45
《中国临床心理学杂志》	157	38.86
《中国心理卫生杂志》	64	15.84
总计	404	100

1. 主观幸福感指标（Subjective Well-being）

幸福感是心理健康的本质特征，在心理学意义上，幸福感主要指直接体验到的快乐、欣喜与愉悦的情绪[③]。主观幸福感是衡量个人生活质量的重要综合性心理指标，包括生活满意度、积极情感和消极情感三个方面，由人们根据自己的主观标准对其生活质量进行评价，能够真实反映个人的主观感受和对自身物质以及精神生活的态度。近年来，全社会对幸福感的追求、心理健康的关注度不断升

---

① 吴念韦，杨帆，夏静，等．我国中老年人抑郁现况及其影响因素分析［J］．四川大学学报（医学版），2021，52（5）：767-771.

② 赵立娜．大学生抑郁情绪产生的社会影响因素的综述及对策研究［J］．教育研究，2020，3（2）：64-66.

③ 俞国良．心理健康的新诠释：幸福感视角［J］．北京师范大学学报（社会科学版），2022，289（1）：72-81.

温，心理健康不仅是人全面发展的必然要求、人类幸福生活的基础，更是影响经济社会发展的公共卫生问题和社会心理问题。

世界幸福报告（World Happiness Report）[①]，对 2012～2023 年，全球 156 个国家和地区人民的主观幸福感水平，以及 117 个国家和地区移民的幸福感水平，进行了测算和综合排名。该排名（Ranking of Happiness，其中 2012 年为 Life Satisfaction）是通过对各国（地区）人均生产总值（人均 GDP）、健康预期寿命、生活水准、国民内心幸福感、人生抉择自由、社会清廉程度以及慷慨程度等进行综合积分计算，最终取该年度的数据平均值所得。十年来，中国的平均排名为 81 名，处于中等水平。2020 年再创新高，而 2021 年有所下降（见图 1-1）。

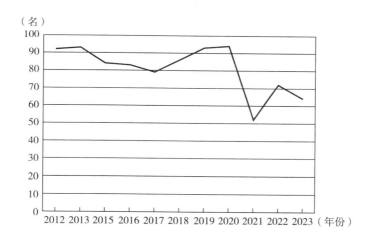

图 1-1　2012～2023 年中国在"世界幸福报告"中的排名变化

注：2014 年数据缺失。

中国人民大学中国调查与数据中心进行中国综合社会调查（Chinese General Social Survey，CGSS）始于 2003 年，是我国最早的全国性、综合性、连续性学术调查项目。CGSS 系统、全面地收集社会、社区、家庭、个人多个层次的数据，总结社会变迁的趋势，探讨具有重大科学和现实意义的议题，推动国内科学研究的开放与共享，为国际比较研究提供数据资料，充当多学科的经济与社会数据采集平台。我们使用目前可公开获得的年份数据，绘制了 2010 年和 2018 年幸福水

---

① http：//worldhappiness. report/download.

平生命周期变化（见图1-2）。受访者被咨询"总的来说，您觉得生活是否幸福"这一问题，并从1~5选项中进行选择，1代表非常不幸福，2代表不幸福，3代表一般，4代表幸福，5代表非常幸福。我们通过计算2010年和2018年数据中每一个年龄群组的平均值来比较分析2010~2018年的国民幸福水平变化。由图1-2可知，中年群体的幸福感水平相对较低，青年和老年人群体幸福感水平相对较高；2010~2018年，我国国民幸福感水平有显著上升，其中中年群体较为明显，青年群体的幸福感变化不太显著。

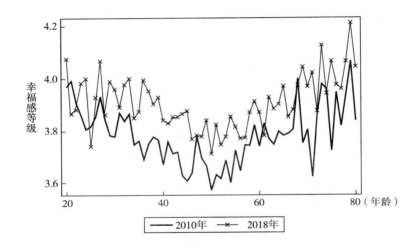

图1-2　2010年和2018年幸福感生命周期变化

中国社会状况综合调查（Chinese Social Survey，CSS）是中国社会科学院社会学研究所于2005年发起的一项全国范围内的大型连续性抽样调查项目，目的是通过对全国公众的劳动就业、家庭及社会生活、社会态度等方面的长期纵贯调查，获取转型时期中国社会变迁的数据资料，从而为社会科学研究和政府决策提供翔实而科学的基础信息。我们利用2013年和2019年CSS的生活满意度信息，绘制了每一个出生群体的平均生活满意度的变化情况。无论是哪个数据来源，幸福感的生命周期模式与主观幸福感生命周期模式都一致，呈现"U"型，中年群体的生活满意度和幸福感相对较低，青年和老年人群体生活满意度和幸福感相对较高。2013~2019年，我国国民生活满意度有显著上升，其中中年群体较为明显，青年群体的生活满意度变化不太显著。从出生序列来看，1990~1995年出生的青年群体生活满意度有些微下降（见图 1-3）。

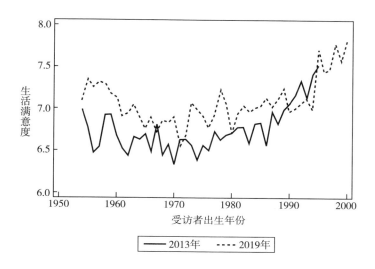

图 1-3　2013 年和 2019 年各出生序列的生活满意度变化

中国家庭追踪调查（China Family Panel Studies，CFPS）是由北京大学中国社会科学调查中心（ISSS）实施的家庭调查，旨在通过跟踪收集个体、家庭、社区三个层次的数据，反映中国社会、经济、人口、教育和健康的变迁，为学术研究和公共政策分析提供数据基础。通过选取共同指标和共同度量维度，我们绘制了 2018 年和 2020 年幸福感的变化情况，对图 1-2 和图 1-3 进行补充。如图 1-4 所示，1940~1960 年出生的老年群体幸福感水平略有上涨，但并不十分显著，1960~1980 年出生的中年群体，幸福感水平持平，但 1980 年后出生的青年群体，幸福感水平呈现下降趋势，而且较为明显。中国居民的幸福感水平上升，与国家经济社会的快速发展密不可分。过去的几十年里，中国经历了巨大的经济和社会变革，人民生活水平得到了显著提高，同时政府也致力于提高民生福利和保障社会公平正义。这些措施有助于提高中国居民的幸福感。除此之外，中国人民的传统价值观念、社会互助和家庭观念等因素也对幸福感的提升产生了积极影响。中国人注重家庭和睦、尊重长辈、注重礼仪和文化传承等传统文化价值观念，同时中国社会也越发注重人与人的互动、关爱和支持，这些都能够增强人们的幸福感。

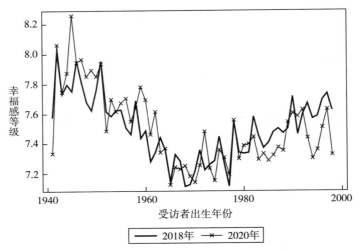

图 1-4　2018 年和 2020 年各出生序列的幸福感变化

2. 抑郁症状指标（Depression）

抑郁症状指标是衡量心理健康的重要指标之一。根据"全球疾病负担研究"2019 年公布的研究报告，无论在全球范围内还是在中国，抑郁障碍在精神障碍中的疾病负担均居首位；在全球所有疾病的疾病负担中抑郁障碍排名第 13 位，在中国排名第 11 位。中国精神卫生调查显示，截至 2022 年，我国成人抑郁障碍终生患病率为 6.8%，其中抑郁症为 3.4%，患抑郁症人数为 9500 万，每年大约有 28 万人自杀，其中 40% 患有抑郁症。根据世界卫生组织（WHO）2022 年的报告，全球约 10 亿人正在遭受精神障碍困扰，每 40 秒就有一人因自杀而失去生命，低收入和中等收入国家的自杀人数占全球自杀人数的 77%。2023 年 5 月 7 日，在百度指数调查近一年搜索关键词"抑郁症"，可看出沿海城市关注度更高；随着年龄增长有递减趋势；女性搜索高于男性。

2021 年 9 月 21 日，《柳叶刀-精神病学》（*The Lancet Psychiatry*）发表由北京大学第六医院黄悦勤教授领衔的"中国抑郁障碍患病率及卫生服务利用的流行病学现况研究"（以下简称中国精神卫生调查）。这是我国首次全国成人精神障碍流行病学调查，这项调查研究首次提供了我国成人抑郁障碍流行病学患病率及其分布特征、临床症状严重程度、社会功能损害程度、获得各类治疗状况的全国数据，对于制定精神卫生政策、研究抑郁障碍流行病学特征和相关因素具有重要参考价值，是精神障碍流行病学研究具有里程碑意义的成果。此项研究的调查对象为中国 31 个省、自治区、直辖市（不含香港、澳门和台湾地区）18 岁以上社区居民，在 157 个县/区、1256 个村/居委会中抽取受访者 32552 人。调查获得了我国社区成人各类精神障碍的患病率及其分布特点；估算了其伤残调整寿命年；分析了各类精神障碍患者利用精神卫生服务的现况；探索了精神障碍疾病负担和医疗服务利用的影响因素，为制定防治策略提供了科学依据。

根据《抑郁症基层诊疗指南（2021 年）》，经过加权调整计算，我国成年人抑郁障碍终生患病率为 6.8%，其中抑郁症为 3.4%，心境恶劣障碍为 1.4%，未特定型抑郁障碍为 3.2%；抑郁障碍（12 个月内得过抑郁症的患者所占总人口比率）患病率为 3.6%，其中抑郁症为 2.1%，心境恶劣障碍为 1.0%，未特定型抑郁障碍为 1.4%。女性抑郁障碍患病率高于男性。在近 12 个月内存在抑郁障碍的744 名受访者中，574 人（75.9%）存在至少一个 SDS 维度（家庭责任、工作、人际关系、社交生活）的角色损害，抑郁症、恶劣心境、抑郁障碍 NOS 患者的这一比例分别为 83.6%、79.8%、59.9%。我国抑郁障碍的流调特征显示，就罹患任一抑郁障碍亚型而言，女性与男性的加权终生患病率分别为 8.0% 和 5.7%，女性显著高于男性；12 个月患病率分别为 4.2% 和 3.0%，女性显著高于男性。由此可见，女性患任何一类亚型抑郁障碍的终生患病率和 12 个月患病率均高于男性。此外，家庭主妇、退休人员、失业人员的抑郁障碍终生患病率和 12 个月的患病率均高于有工作者；分居、丧偶或离婚者的抑郁障碍患病率明显高于已婚或同居者；与最年轻的年龄组（18～34 岁）相比，较大年龄组抑郁症和心境恶劣障碍的患病率更常见。抑郁症和未特定型抑郁障碍发病年龄均约为 14 岁，心境恶劣障碍发病年龄约为 18 岁。

我们同样使用 CGSS 和 CFPS 数据绘制了 2010 年和 2018 年、2018 年和 2020年，每个年龄群体的抑郁症状水平。如图 1-5 和图 1-6 所示，我国 60 岁以下群体从 2010 年到 2018 年抑郁症状变化不显著，60 岁以上的群体抑郁水平显著上升。2017 年中国疾控中心数据发现，抑郁症已成国人重要的公共卫生问题，2017 年我国有 5636 万抑郁症患者，占全球总病例的 21.3%，女性和 55 岁以上老年人是高危人群。CGSS 数据显示的生命周期规律表明 2010 年青年人的抑郁情绪较高，但 2018 年老年人的抑郁水平显著上升，各年龄群体差异已经不显著。快节奏的生活，经济压力和社会适应压力会使人们产生情绪低落、悲观、缺乏热情，以及活力、睡眠质量差、生活质量差、自杀风险高等抑郁症状。从 2018 年到 2020 年，整体抑郁水平持续上升，但变化趋势则与 2010～2019 年有所不同，1980 年后出生的青年群体抑郁水平显著上升，且上升幅度较大。也就是说，抑郁症正呈现越来越年轻化的趋势。在国内的抑郁症患者中，大学生所占比例正在逐年递增。世界卫生组织曾指出，1/4 的中国大学生承认有过抑郁症状。学业、人际、恋爱、家庭以及就业压力或成为大学生抑郁症的诱发因素。此外，2020年全球经历了公共卫生危机，疾病传染和隔离政策等社会变化使群体性心理问题也在各国逐渐爆发，我国数据也反映了这一现象。青年与老年人群体的心理问题和情绪问题需要得到更多的社会关注。

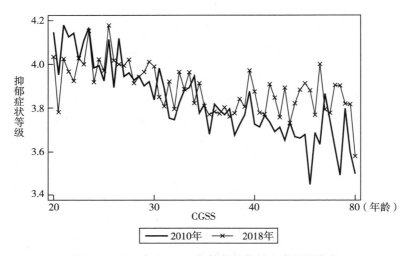

图 1-5　2010 年和 2018 年抑郁症状的生命周期变化

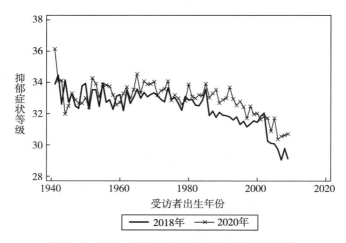

图 1-6　1940~2020 年出生序列的抑郁症状变化

第二节　数字技术和公众心理健康

　　我国自 1994 年接入国际互联网，正式成为真正拥有全功能互联网的国家。在过去近三十年的发展中，我国已成长为一个互联网大国。首先，我国网民数量、CN 域名、国际出口带宽等基础数据的数值大幅增加。根据中国互联网络信息中心第一次对我国网络基础数据的系统统计，1997 年 10 月中国网民仅为 62 万人，而在 2005 年，这一数量首次超过 1 亿，如今我国网民数量已破 10 亿。值得一提的是，随着智能手机的出现和普及，网络终端已不再局限于传统的电脑，手机网民已成为互联网的主要用户——2012 年，手机端超越 PC 端，成为第一大上网终端。1997 年 10 月，CN 下注册的域名仅有 4066 个，国际出口带宽仅为 25.408M，全国共有上网计算机 29.9 万台。而到了 2000 年，CN 下注册的域名增长到 122099 个，国际出口带宽 2799M，全国共有上网计算机约 892 万台。截至 2022 年 12 月，我国域名总数达 3440 万个，IPv6 地址数量达 67369 块/32，较 2021 年 12 月增长 6.8%；我国 IPv6 活跃用户数达 7.28 亿；我国域名总数为 3440 万个。其中，".cn" 域名数量为 2010 万个，占我国域名总数的 58.4%。其次，信息化发展程度大幅提升，数字经济发展迅速，已位于全球领先位置。对信息化程度的计算，涉及信息产业基础、用户市场规模、信息产业规模及信息化应用效益等各方面。就全球来看，以美国、英国、日本、中国、俄罗斯等为代表的大型经济体，具有雄厚的信息产业基础和广阔的客户市场，拥有相对有利的发展优势。而中国在近几年，信息化产业规模和应用效益都得到了长远的发展。2002 年，党的十六大提出了 "以信息化带动工业化，以工业化促进信息化" 的战略，将推动信息化发展上升到国家战略的地位。以软件和信息技术服务业为例，2022 年我国软件产业实现业务收入超过 10.8 万亿元。全国软件和信息技术服务业规模以上企业超 3.5 万家。根据《2021 中国数字经济城市发展白皮书》，2020 年我国数字经济规模已经达到 39.2 万亿元，占 GDP 的比重为 38.6%。截至 2022 年 12 月，总体网民规模达 10.67 亿，互联网普及率达 75.6%。

　　随着互联网技术发展，人们生活的方方面面都在被重塑，如交流、教育、购物、医疗等。2022 年，我国各类个人互联网应用持续发展。即时通信的用户规模保持第一，较 2021 年 12 月增长 3141 万，使用率达 97.2%；互联网医疗、线上办公的用户规模较 2021 年 12 月分别增长 6466 万、7078 万，增长率分别为 21.7%、15.1%。截至 2022 年 12 月，我国网络支付用户规模达 9.11 亿，较 2021 年 12 月增长 781 万，占网民整体的 85.4%；我国网络购物用户规模达 8.45 亿，较 2021 年 12 月增长 319 万，占网民整体的 79.2%；我国网络新闻用户规模达 7.83 亿，较 2021 年 12 月增长 1216 万，占网民整体的 73.4%；我国网络直播用户规模达 7.51 亿，较 2021 年 12 月增长 4728 万，占网民整体的 70.3%；我国线上办公用户规模达 5.40 亿，较 2021 年 12 月增长 7078 万，占网民整体的 50.6%；我国在线旅行预订用户规模达 4.23 亿，较 2021 年 12 月增加 2562 万，占网民整体的 39.6%；我国互联网医疗用户规模达 3.63 亿，较 2021 年 12 月增长 6466 万，占网民整体的 34.0%；同时 2022 年新增线上健身项目统计，35.6% 的网民会使用线上健身功能。

在过去二十年，互联网用户年龄结构和互联网应用使用类别也发生了变化。截至 2022 年 12 月，20～29 岁、30～39 岁、40～49 岁网民占比分别为 14.2%、19.6% 和 16.7%；50 岁及以上网民群体占比由 2021 年 12 月的 26.8% 提升至 30.8%，互联网进一步向中老年群体渗透。截至 2022 年 12 月，我国即时通信用户规模达 10.38 亿，较 2021 年 12 月增长 3141 万，占网民整体的 97.2%。截至 2022 年 12 月，我国网络视频（含短视频）用户规模达 10.31 亿，较 2021 年 12 月增长 5586 万，占网民整体的 96.5%。其中短视频用户规模为 10.12 亿，较 2021 年 12 月增长 7770 万，占网民整体的 94.8%（见表 1-2）。因此，本书重点围绕互联网"Z 世代"和老年人，聚焦短视频平台和即时通信 App 微信平台，展开公众心理和新媒体作用研究。

表 1-2　2021 年 12 月至 2022 年 12 月各类互联网应用用户规模和网民使用率

应用	2021 年 12 月用户规模（万）	2021 年 12 月网民使用率（%）	2022 年 12 月用户规模（万）	2022 年 12 月网民使用率（%）	增长率（%）
即时通信	100666	97.5	103807	97.2	3.1
网络视频（含短视频）	97471	94.5	103057	96.5	5.7
短视频	93415	90.5	101185	94.8	8.3
网络支付	90363	87.6	91144	85.4	0.9
网络购物	84210	81.6	84529	79.2	0.4
网络新闻	77109	74.7	78325	73.4	1.6

续表

应用	2021 年 12 月用户规模（万）	2021 年 12 月网民使用率（%）	2022 年 12 月用户规模（万）	2022 年 12 月网民使用率（%）	增长率（%）
网络音乐	72946	70.7	68420	64.1	-6.2
网络直播	70337	68.2	75065	70.3	6.7
网络游戏	55354	53.6	52168	48.9	-5.8
网络文学	50159	48.6	49233	46.1	-1.8
网上外卖	54416	52.7	52116	48.8	-4.2
线上办公	46884	45.4	53962	50.6	15.1
网约车	45261	43.9	43708	40.9	-3.4
在线旅行预订	39710	38.5	42272	39.6	6.5
互联网医疗	29788	28.9	36254	34.0	21.7
线上健身	—	—	37990	35.6	—

资料来源：第 51 次《中国互联网络发展状况统计报告》。

1. 社交媒体的发展

随着互联网技术的快速发展，社交媒体发展也迎来了新的阶段。社交媒体平台通过复杂的传感系统与复杂的算法连接人与实体。本书重点研究的社交媒体包括抖音等短视频平台和微信。社交媒体让人与人、人与社群之间的沟通简化为电子与电子的交流，大幅度提高沟通效率，也让社会需求和社会诉求通过网络形式扩散与聚集。根据艾瑞咨询发布的《2021 年社交媒体趋势报告》，截至 2021 年底，中国社交媒体用户规模已经达到 10.93 亿，其中手机社交媒体用户规模达到 10.65 亿，占总用户数的 97.44%。根据中国互联网络信息中心的数据，截至 2021 年 12 月，中国互联网用户规模达到了 9.72 亿，互联网普及率达到了 69.1%，社交媒体用户普及率已经非常高。

微信是一款综合型的社交媒体平台。起初，微信是腾讯公司于 2011 年 1 月 21 日推出的一个为智能终端提供即时通信服务的免费应用程序，由张小龙所带领的腾讯广州研发中心产品团队打造。微信支持跨通信运营商、跨操作系统平台通过网络快速发送免费语音短信、视频、图片和文字，并提供了基于共享流媒体内容和地理位置设计的插件"摇一摇""朋友圈""公众平台""语音记事本"等。目前，微信已经从最早的即时通信工具发展成为综合型社交媒体平台，并且它还在持续增加各类服务功能，结合众多实体单位，构建在线社交网络空间。

抖音，是由字节跳动孵化的一款音乐创意短视频社交软件。该软件于 2016

年 9 月上线，是一个面向全年龄段的短视频社区平台，用户可以通过这款软件分享和观看短视频。整体而言，抖音 App 是一款社交类的软件，用户可以通过抖音分享生活，也可以在这里认识朋友，了解各种奇闻趣事。2021 年 3 月，抖音推出了"老友计划"，该计划致力于提升老年用户使用体验，丰富老年用户生活，还在产品和运营活动上推出以下举措：面向"银发族"，抖音已上线长辈模式功能，对多个使用场景、页面进行字体大小适配、对比度和触摸区域加强改造，解决老年人看不清、不好用等问题。2022 年 3 月，抖音青少年模式上线语音搜索、"自然"科普、百科等功能，助力青少年更加主动、系统化地学习知识。

根据中国市场公开资料，我们可以抓取国内主流社交媒体平台的月活跃用户人数数据。从存量角度看，超 12 亿人在使用微信，其成为社交赛道第一名，其次是抖音（月活 7 亿）、微博（月活 5.73 亿）、快手（月活 5.78 亿），这三个社媒平台在用户活跃度上处于绝对优势地位，同时"B 站"、小红书、知乎这三个社区平台近几年则从不同圈层用户入手，向外扩展，共同撑起社媒平台的第三流量阵营。综合对比主流社媒平台用户日均使用时长和日均访问次数，抖音、快手平台的用户黏性最高，平台与用户的关系最为紧密。其中，抖音的用户日均使用时长高达 144 分钟，用户日均访问次数达 20 次左右。截至 2023 年 3 月，即时通信、短视频、微博的行业使用次数（行业 App 打开次数）分别为 10636 亿次、2986.6 亿次、718.6 亿次。排名前三的应用软件分别为：微信、抖音、淘宝。2022 年 3 月至 2023 年 3 月微信和抖音月独立设备数情况如图 1-7 和图 1-8 所示。

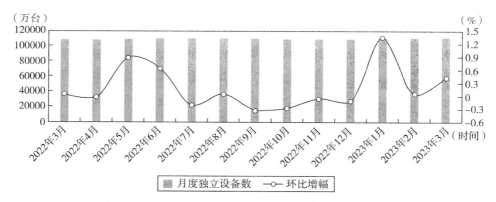

图 1-7　2022 年 3 月至 2023 年 3 月微信月独立设备数

资料来源：艾瑞咨询，https://index.iresearch.com.cn/new/#/app/list.

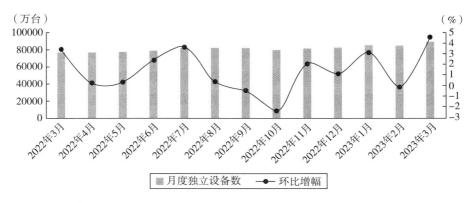

图 1-8　2022 年 3 月至 2023 年 3 月抖音月独立设备数

资料来源：艾瑞咨询，https：//index.iresearch.com.cn/new/#/app/list.

2. 数字技术的满足效用作用与公众心理健康

根据使用与满足理论和心流理论，互联网娱乐功能可以实现人们对信息获取、避免焦虑、娱乐消遣、情感支持等多种需求的满足，有利于增强个人的幸福感和自我效能感。使用与满足理论，是一种站在受众的立场上，通过分析受众对媒介的使用动机和获得需求满足考察大众传播给人类带来的心理和行为上的效用的理论。该理论认为，受众是有着特定需求的个体，他们积极地利用大众传媒，对大众传播起到能动的选择性作用，从而制约媒介的传播过程，受众对媒介的使用完全是出于个人的"满足"需求。随着互联网和移动通信技术的发展，斯塔福德等提出了互联网给人带来的三个维度的满足：过程体验、内容和社会性。Papacharissi 和 Rubin 提出了人们使用互联网的五个目的：人际交往、消遣时间、信息获取、便捷和娱乐。胡翼青提出了受众使用网络的四个目的：获取有用信息、宣泄情绪、情感交流和参与娱乐或打发时间。同时，心流理论指出一种将个人精神力完全投注在某种活动上的感觉，心流产生时同时会有高度的兴奋及充实感。心流理论是由心理学家米哈里·契克森米哈赖（Mihaly Csikszentmihalyi）于 1975 年提出的。他发现一些人在从事他们的工作或爱好时，会完全沉浸在活动本身，忘记时间和周围的环境，从活动过程中获得深沉的快乐和满足，这种状态就是心流。心流理论对于理解人类的创造力、幸福感、学习效果、工作效率等方面有重要意义。

但是，互联网娱乐功能也可能导致个人过度依赖网络，形成网络成瘾，影响个人的生活、学习、工作和健康。可能引发个人的社会性比较、自我评价和自尊心受损,导致个人出现焦虑、抑郁、孤独等负面情绪。因此,对于互联网娱乐功能对心理健康的影响,不能一概而论,需要根据个人的使用目的、方式、频率、时间等因素进行综合分析。同时,也需要注意培养良好的网络使用习惯,合理控制上网时间,保证足够的睡眠和运动,增强自我调节能力和抵御压力能力,以及在现实生活中建立良好的支持系统。现有研究发现,在危机情境中,大学生的媒介使用动机和错失焦虑会增强,还可能使社交媒体沉迷度加深。

3. 新媒体的社会联结构建作用与公众心理健康

连通性(Connectedness),或社会连通性,可以被定义为与朋友、家人及外部社区间的亲密关系或归属感(Baumeister 和 Leary,1995;Valkenburg 和 Peter,2009)[1]。目前已有大量的研究文献指出,社会连通性是心理健康的重要决定因素(Bekalu 等,2020;Winstone 等,2021;Hertz 等,2022)[2],较低的社会联系水平将可能引发心理健康问题。社会连通性能够通过个体间的社会支持实现转化(Fu 等,2021;Yu 等,2021)[3],社会连通性的缺乏与社交媒体的不当使用息息相关(Lin 等,2020)[4],且这种不当使用与嫉妒感和焦虑感的产生有关(Shaw 等,2015)[5]。

---

① Baumeister R. F. , Leary M. R. The need to belong:Desire for interpersonal attachments and fundamental motivation [J]. Psychological Bulletin, 1995, 117:497-529; Valkenburg P. M. , Peter J. Social consequences of the Internet for adolescents:A decade of research [J]. Current Directions in Psychological Science, 2009, 18 (1):1-5.

② Bekalu M. , McCloud R. , Minsky S. , Viswanath K. Association of social participation, perception of neighborhood social cohesion, and social media use with happiness:Evidence of trade-off (JCOP-20-277) [J]. Journal of Community Psychology, 2020, 49 (2):432-446; Winstone L. , Mars B. , Haworth C. , Kidger J. Social media use and social connectedness among adolescents in the United Kingdom:A qualitative exploration of displacement and stimulation [J]. BMC Public Health, 2021, 21 (1); Hertz M. , Kilmer G. , Verlenden J. , Liddon N. , Rasberry C. , Barrios L. , Ethier K. Adolescent mental health, connectedness, and mode of school instruction during COVID-19 [J]. Journal of Adolescent Health, 2022, 70 (1):57-63.

③ Fu C. , Wang G. , Shi X. , Cao F. Social support and depressive symptoms among physicians in tertiary hospitals in China:A cross-sectional study [J]. BMC Psychiatry, 2021, 21 (1):217; Yu M. , Tian F. , Cui Q. , Wu H. Prevalence and its associated factors of depressive symptoms among Chinese college students during the COVID-19 pandemic [J]. BMC Psychiatry, 2021, 21 (1):66.

④ Lin C. , Namdar P. , Griffiths M. , Pakpour A. Mediated roles of generalized trust and perceived social support in the effects of problematic social media use on mental health:A cross-sectional study [J]. Health Expectations, 2020, 24 (1):165-173.

⑤ Shaw A. , Timpano K. , Tran T. , Joormann J. Correlates of Facebook usage patterns:The relationship between passive Facebook use, social anxiety symptoms, and brooding [J]. Computers in Human Behavior, 2015, 48:575-580.

　　社交媒体使人们可以实现远距离的实时在线交流；在线交流的便捷性、实时性与连接性能够在一定程度上提升个体的信息分享欲（Desjarlais 等，2015）[①]。同时，社交媒体也能够帮助个体在更好的水平上发展社会适应（Yang 和 Lee，2018）[②]。社交媒体平台内的内容发布与分享有助于个体收获社会支持与新的友谊关系，进而增加社会连通，并改善心理健康（Thomas 等，2017）[③]。尽管有部分研究结果也认为，社交媒体的使用对幸福感并没有直接的重要影响，但它们仍指出了社交媒体的使用可以通过加强邻里的社会凝聚力进而对幸福感起到间接的引导作用（Apaolaza 等，2019）[④]。

　　根据技术的可供性（Technological Affordances）理论，数字技术由于某些天然的特征，而拥有左右人的认知、态度、情感乃至行为的特殊效应，这种效应在很多时候是主导性的。行动的可能性是从技术中逐渐浮现出来的，一方面，技术是功能性的，它赋予我们的行动以潜力；另一方面，技术又是关系性的，潜力的实现需要人与技术之间产生真正的关系。可供性的意义在于它突破了极端的技术决定论和社会建构论，并在“行动者”和“技术”之间寻找一个平衡：技术提供可能性，但它不直接创造结果；人负责实现结果，但需要在技术的限制之下。媒介技术可供性理论（Media Technology Affordance Theory）说明互联网的不同可供性会产生不同的影响（Bygstad 等，2016）[⑤]。用户的行为和表现会由于技术的功能和自身背景的差异有所不同（Sun 等，2019）[⑥]。这决定了即使具有社会联结性，社交媒体在社会公众各群体中起到的作用也是不一样的。不一样的使用行为、使用功能结合公众不一样的背景会对人们的心理健康产生不一样的影响。

[①]　Desjarlais M., Gilmour J., Sinclair J., Howell K., West A. Predictors and social consequences of online interactive self-disclosure: A literature review from 2002 to 2014 [J]. Cyberpsychology, Behavior, and Social Networking, 2015, 18 (12): 718-725.

[②]　Yang C., Lee Y. Interactants and activities on Facebook, Instagram, and Twitter: Associations between social media use and social adjustment to college [J]. Applied Developmental Science, 2018, 24 (1): 62-78.

[③]　Thomas L., Briggs P., Hart A., Kerrigan F. Understanding social media and identity work in young people transitioning to university [J]. Computers In Human Behavior, 2017, 76: 541-553.

[④]　Apaolaza V., Hartmann P., D'Souza C., Gilsanz A. Mindfulness, compulsive mobile social media use, and derived stress: The mediating roles of self-esteem and social anxiety [J]. Cyberpsychology, Behavior, and Social Networking, 2019, 22 (6): 388-396.

[⑤]　Bygstad B., Munkvold B. E., Volkoff O. Identifying generative mechanisms through affordances: A framework for critical realist data analysis [J]. Journal of Information Technology, 2016, 31 (1): 83-96.

[⑥]　Sun Y., Shao X., Li X., Guo Y., Nie K. How live streaming influences purchase intentions in social commerce: An IT affordance perspective [J]. Electronic Commerce Research and Applications, 2019, 37: 100886.

　　微信作为中国公众首选的社交媒介，除了其背后的技术因素推动，还与更深层次的文化因素有关。微信的一个显著特征在于它是基于熟人网络进行社会互动的工具，朋友圈所打开的更是一种典型的"圈子文化"。在中国的网络话语领域中，微信吸引人们进行的是小规模的交流和本地交流，而非社会层面的大范围讨论。在微信中，朋友圈发帖的对象往往是基于线下的熟人关系所带来的，所以个体朋友圈的分享发帖或互动行为也往往是面向那些他们在现实中认识，甚至是熟知的人和朋友。微信更是在发展中成为中国家庭不可或缺的交流与沟通工具。当前，各类社交媒体已经在全球范围内盛行，大量人口利用社交媒体与家人、朋友和社区等进行日常的沟通、交流和联系（Valkenburg 和 Peter，2009；Wittkower，2010）①②。微信作为我国流行的即时通信社交媒体平台，在这一方面发挥着显著作用，也因此会影响公众的心理幸福感或心理健康的方方面面。

　　4. 数字技术的社会支持作用与公众心理健康

　　数字技术使用与社会支持是一个有关新媒体对人们心理和社会的影响的话题。社会支持是指个体在遇到困难或压力时，从他人那里获得的情感、认知或行为上的帮助。数字技术使用可以增加个体的社会支持，从而提高个体的心理健康和生活满意度。比如，数字技术可以帮助个体扩大社交网络，结识更多的朋友，增加社交资源；数字技术可以帮助个体维持与亲友的联系，增进彼此的情感交流，增强亲密关系；数字技术可以帮助个体寻求和获得他人的建议、鼓励、安慰等，缓解压力和困境，增强自我效能感。数字技术使用也可能降低个体的社会支持，从而影响个体的心理健康和生活满意度。比如，数字技术使用可能导致个体忽视面对面的交流，削弱真实的社会联系，造成社交孤立；数字技术使用可能导致个体过度依赖虚拟的社会支持，忽视实际的社会支持，造成社会支持的失衡；数字技术使用还可能导致个体暴露于负面的信息和舆论中，受到他人的批评、攻击、歧视等，造成社会支持的缺失。新媒体使用对社会支持的影响关系到个体的心理健康和生活质量。社会支持是个体应对压力和困境的重要资源，能够缓解个体的负面情绪，提高个体的自尊和幸福感。新媒体使用如果能够增加个体的社会支持，就能够促进个体的心理健康和生活满意度；反之，如果会减少个体的社会支持，就可能导致个体的心理问题和生活困扰。

---

① Valkenburg P. M., Peter J. Social consequences of the Internet for adolescents: A decade of research [J]. Current Directions in Psychological Science, 2009, 18（1）: 1-5.

② Wittkower D. E. Facebook and philosophy: What's on your mind? [M]. Chicago: Open Court, 2010.

社会参与是非常重要的获取社会支持的途径。信息通信技术曾经被记录为阻止人们参与公民活动和损害社会资本的威胁①。比如，电视消费挤占了社会参与，互联网接入导致英国人的社会参与和社会资本显著下降。但是，随着互联网的发展，很多学者也发现互联网可以促进新形式的互动和社区参与，构建良好人际关系和社会网络，甚至对社会资本的某些特定维度存在明显的积极影响。虽然社会参与的概念目前在学术范围内还没有共同明确的界定，但我们可以大概认为社会参与是指公众对社会生活各方面（如政治、经济、文化等方面）的现状与活动的关心、了解与行为投入。现有研究一致认为，正式与非正式社会参与是影响公众心理健康的重要因素。通过社交媒体进行网络社区参与——作为一种非正式的社会参与可以带来更多的参与感和存在感，改善心理状态。社会学家兰德尔·柯林斯在互动仪式相关理论中指出社会动力的来源便是互动。个体与他人的社会互动逐渐塑造出个体在社会中所呈现的形象。同时，柯林斯总结出身体共同在场、相同的关注点和相同的情感体验都是互动仪式发生的基本要素。从这个角度来看，社交媒体的发布内容使用相当于"仪式"完成的过程，受众通过点赞、评论等不同方式参与仪式互动，在互动过程中，共享了同样的关注焦点和情感体验，这是用户体验到的与现实不一样的参与感和存在感。

新媒体使用与社会参与是一个有关新媒体对人们参与社会生活和社会治理的影响的话题。社会参与是指个体或群体在社会中扮演不同的角色，通过各种方式和渠道，表达自己的意见、诉求和利益，参与社会事务的决策、实施和评估的过程。根据现有研究，新媒体使用与社会参与之间存在着复杂的关系：一方面，数字技术使用可以促进个体或群体的社会参与，从而提高个体或群体的社会资本和自我认同。另一方面，数字技术使用也可能抑制或扭曲个体或群体的社会参与，从而影响个体或群体的社会资本和自我认同。

研究社会信息加工理论（Social Media Processing Theory）的社会学家一致认为，互联网的出现使人们能够接触到和感知到那些由于地理距离或在其他情况下不太可能遇见的人"外群体"。社会信息加工理论是一种用来解释这些互动性质的模型，根据这个理论，无论是什么媒介，人们被激发去发展人际关系，并且会制定策略来克服网络交际中明显缺乏非语言线索的问题。有社交障碍的人往往会错过别人通过工作、学校或社交环境形成的网络关系所感知到的社会线索。支持

① 罗伯特·帕特南. 独自打保龄 [M]. 北京：北大出版社，2011.

这一理论的研究表明，即使个人之间最初的接触是以任务为导向的，比如学校的在线小组项目，成员们也会及时发展出社会联系，但这些联系可能需要更长的时间发展。另外，超人际模型（Hyper-personal Model）是由学者 Joe Walther 提出的一种理论框架。Walther 将通过 E-mail 等形式的网络沟通看作一种不同于以往的非人际沟通、人际沟通等形式的一种新的沟通形式，即 Walther 所称的超人际交流。网络交流由于具有自己独特的社会规范，因此网络交流并非研究者们所认为的那样是反社会的，而是过度社会化的。我们并不能简单地用以往对人际沟通的分类标准衡量网络沟通的利弊。超人际交流理论可以说为分析网络时代的沟通提供了一种新的表达方式。Walther 基于网络沟通存在的一些特点，如沟通中的障碍更少受到如天气等客观因素的制约，提出了超人际交流的理论框架。他认为一个完整的超人际交流过程是由信息接收者、信息发送者、通道、反馈等沟通要素在网络沟通背景下构成不断螺旋式上升的回路。社会信息加工理论和超人际模型，都属于关注以计算机为中介的传播理论（Computer-Mediated Communication, CMC）。同主流的传播学研究把传播看作信息量的流通过程相比，人际传播更多受到哲学、语言学、符号互动理论、解释学、心理分析理论、社会文化现实理论、民俗学方法论、戏剧理论、批判理论、定性社会学的影响。它更强调传播是意义的产生、创造与流通过程。整体上，人际传播学理论表明如果有足够的互动时间，在线沟通的效果可以接近甚至超过面对面的交流（Walther，1996；Green 和 Clark，2015）[1][2]。这些理论都支持了社交媒体平台的使用给公众带来改善人际关系、积累社会资本、提高社会参与、获取社会支持的可能性。

5. 数字技术使用与公众健康行为

微信、微博、抖音、知乎等新媒体能为用户提供多元化的信息，也是健康信息传播的重要途径。根据现有研究，新媒体对公众健康行为的影响主要有以下几个方面：首先，新媒体可以促进公众的健康知识获取和健康意识提高，从而影响他们的健康行为选择。比如，在新媒体平台上可以看到各种关于饮食、运动、疾病预防等方面的健康信息，帮助用户了解健康的生活方式和习惯，激发他们改变不良的行为或坚持良好的行为。其次，新媒体也可能导致公众的健康行为受到负

---

① Walther J. B. Computer-Mediated communication：Impersonal，interpersonal，and hyperpersonal interaction［J］. Communication Research，1996，23（1）：3-43.

② Green M. C.，Clark J. L. Real or ersatz？ Determinants of benefits and costs of online social interactions［J］. The Handbook of the Psychology of Communication Technology，2015：247-269.

面影响，比如，新媒体上可能存在一些不科学、不准确或夸大的健康信息，误导用户采取错误或有害的行为；新媒体上可能存在一些与健康无关或不利于健康的信息，干扰用户关注和执行健康行为；新媒体上可能存在一些吸引力强、刺激性高或成瘾性强的信息，使用户沉迷于新媒体而忽视健康行为。最后，新媒体还可能通过社会认同、社会支持和社会压力等机制影响公众的健康行为。比如，在新媒体上可以看到其他用户分享或展示自己的健康行为，增强用户对这些行为的认同感和模仿欲；在新媒体上可以与其他用户交流或互动，获得他们对自己健康行为的支持或反馈；在新媒体上也可以感受到其他用户对自己健康行为的期待或评价，产生一定的压力或动力。综上所述，新媒体对公众健康行为的影响是复杂多面的，既有正面的也有负面的。我们应该合理使用新媒体，选择可靠的和科学的健康信息来源，避免受到不良信息的干扰和误导，同时利用新媒体与他人交流和互动，获得更多的支持和激励，优化自己的健康行为。

　　社交媒体也逐渐在健康信息的传播和健康社交的社会支持提供中扮演重要角色和发挥重要作用。以抖音为例，在抖音平台关注者数量超过一万的知识类账号中，健康科普类账号最受欢迎。2018年，知名健康传播主体"丁香医生""知了医生""BTV我是大医生官方""健康中国"（国家卫生健康委员会官方号）等纷纷入驻抖音平台，并获得用户广泛关注，抖音正发展成为健康传播的新平台。移动互联网时代，短视频平台逐步兴起，让知识的普惠、提升、分享与共创成为可能。与传统的文字、图片等静态信息媒介不同，短视频通过动态的、短时间的视频传播信息，并且可以在平台上实现互动，传播效果更为显著。例如，短视频的传播特点是通俗易懂、轻松有趣，而且平易近人。结合具体的传播内容，合理运用动画、漫画、动图、网络流行语、背景音乐、视频呈现技巧等多种方式，通过话题、舞蹈音乐创作等方式，调动受众的关注与参与度，努力使健康科普内容表达更加简单清晰、生动形象、吸引受众，确保专业健康知识用适合的形式通俗化呈现（王勇安和樊清丽，2019）①。以健身运动为例，居家运动打卡也成为当下运动健身的新形式。用户宅家时间过长，也激发了线上健身活动的需求。抖音也曾开启为期两周的"线上健身房"活动，邀请蒋梦婕、陈一冰等健身达人或明星，号召用户在家做运动。线上健身的互联网使用也于2022年正式进入中国

---

① 王勇安，樊清丽. 健康传播在抖音短视频平台中的问题和提升路径［J］. 长安大学学报（社会科学版），2019，21（6）：53-60.

互联网络信息中心统计范畴。健身作为非正式社会参与（Informal Social Engagement）方式之一对公众心理健康产生着积极影响。

此外，社会资本还是能够促进个人或集体行动并使其受益的存在于社会关系结构中的现实与潜在资源，比如信任和关系网络。学界将社会资本对健康的积极作用路径归结为提供健康信息并促进信息扩散，鼓励良好的健康行为，促进服务和设施可及，以及提供社会心理支持。但社会资本对健康也存在反向作用，如健康风险行为（吸烟、酗酒、吸毒等）的扩散或同伴效应，或社会资本构建与维系对个体产生的压力。人际关系的好坏、公众的信任程度都是很重要的社会资本体现。社交媒体平台为大众提供了交流的平台，跨越时间与空间，让社会网络构建途径越来越多元化，势必影响人际关系，公众的社会参与程度和社会资本累积状况也会受其影响，最终使心理健康发生变化。

第三节　补偿选择性优化使用

数字技术应用会对人们的心理健康产生显著影响，但这种影响具有复合性，存在积极的、正面的影响，也存在消极的、负面的影响。比如，新媒体可以提供一个社交支持和情感表达的平台，帮助人们缓解压力、增强自信、建立友谊、拓宽视野等。比如，英国皇家公共卫生协会（Royal Society for Public Health）和青年健康运动（Young Health Movement）对社交媒体平台与年轻人心理健康影响的关系进行了调查研究。结果表明，YouTube 被认为是对心理健康影响最积极的平台之一，因为它可以让人们观看有趣或有教育意义的视频，学习新的技能或知识，发现自己的兴趣或激情等。新媒体也可能导致一些心理问题，比如抑郁、焦虑、孤独、自卑、沉迷等。这些问题可能与新媒体上的内容、使用时间、使用方式等因素有关。同时，Instagram 被认为是对心理健康影响最负面的平台之一，因为它可能让人们过度关注外貌和形象，产生不切实际的期望和比较，感到不满足或嫉妒等。新媒体还可能影响人们的睡眠质量、注意力、记忆力、创造力等。比如，过度使用新媒体可能导致人们晚睡或失眠，影响生物钟和激素水平；在学习或工作时分心使用新媒体可能导致人们难以集中注意力或难以记住重要的信息；长时间接受新媒体上的现成信息可能导致人们缺乏主动思考或创造性解决问题的能力等。综上所述，新媒体对公众心理健康的影响是复杂多样的。那么，该如何合理利用数字技术改善自身心理健康呢？

理性人假设个体在经济社会生活中做决策时，基于自身禀赋与资源，做出最优化决策，实现自身的福祉最大化（亚当·斯密，2015；Hechter 和 Kanazawa，1997）①②。面对数字时代的革新，人们在日常起居、休闲活动和社会生活中，正在通过使用新媒体技术优化日常决定，提高个人福祉的策略。

沿着自限性禀赋资源约束下的理性人优化决策路径，选择补偿最优化理论模型（Selection Optimization Compensation Model，SOC）认为，人在生命各阶段中不但会面临各种资源禀赋的限制，而且也会遇到各种机遇，可通过选择、优化和补偿三种选择相互作用而得到调整适应。当人们选择的个人目标与其可用资源相匹配或可最优化时，就更有可能积极地应对和适应挑战（Baltes 和 Carstensen，1996；Lang，等，2002）③④。基于选择补偿最优化理论模型，老人面临选择（Selection），设定个人日常相关活动的目标并优先排序，通过有效地分配和提炼资源以便所选择目标得以实现，实现最优化（Optimization）。补偿（Compensation）体现在特定目标最优手段不再适用时，积极寻找替代方法、辅助技术和社会支持，以保持有效和令人满意的参与（Baltes，1997；Baltes 和 Baltes，1993；Freund 和 Baltes，2002）⑤⑥⑦。

老年人处于生命周期后期阶段，不可避免面对身体耐力、认知能力、经济资源的限制，选择工作场域和中青年的方式来获取社会参与和社会支持不再可取，保持幸福感和心理健康路径受限。他们自身禀赋资源变化与外部环境限制包括退

① 亚当·斯密. 国富论 [M]. 重庆：重庆出版社，2015.

② Hechter M. , Kanazawa S. Sociological rational choice theory [J]. Annual Review of Sociology, 1997, 23 (1):191-214.

③ Baltes M. M. , Carstensen L. L. The process of successful ageing [J]. Ageing and Society, 1996, 16 (4): 397-422.

④ Lang F. R. , Rieckmann N. , Baltes M. M. Adapting to aging losses: Do resources facilitate strategies of selection, compensation, and optimization in everyday functioning? [J]. J Gerontol B Psychol Sci Soc Sci, 2002, 57 (6): 501-509.

⑤ Baltes P. B. On the Incomplete architecture of human ontogeny: Selection, optimization, and compensation as foundation of developmental theory [J]. American Psychologist, 1997, 52 (4): 366-380.

⑥ Baltes P. B. , Baltes M. M. Successful aging: Perspectives from the behavioral sciences (Vol. 4) [M]. Cambridge University Press, 1993.

⑦ Freund A. M. , Baltes P. B. Life-management strategies of selection, optimization and compensation: Measurement by self - report and construct validity [J]. Journal of Personality and Social Psychology, 2002, 82 (4): 642-662.

休后工作场域的失去、失去配偶的孤独感和身体机能衰退等。由于老年人存在机能衰老、身体功能退化等特点，使他们相较其他群体呈现出对健康信息和知识具有更加强烈的需求（孙欣然等，2018；晏月平和李雅琳，2022）[1][2]；由于工作场合脱离和家庭结构变化，使增加社会参与成为积极老龄化的精髓和核心，加强社会联结成为老年人迫切的需求（方建移，2022；谢立黎等，2021）[3][4]。整体而言，结合生命阶段属性，老人积极老龄化需求目标包括健康（Demand of Physical Health）、联结（Demand of Social Connection）、情感（Demand of Emotional Satisfaction）、娱乐需求（Demand of Entertainment）和知识（Demand of Intellectuals）。

信息科技迅猛发展，技术门槛适老化降低，各类新媒体平台的涌现，为老年人群体提供了新的机遇。信息和通信技术的使用可以在一定程度上弥补与老龄化有关的变化和损失。根据媒介可供性理论（Media Affordance Theory），人作为主体，在实践中与技术互动，进而通过技术获取所需（Nagy 和 Neff，2015）[5]。综合现有文献，新媒体平台提供了信息生产、功能支持、情感表达、可评论参与、圈层构建、社交、移动性等的可供性（胡翼青和马新瑶，2022；彭兰，2022；潘忠党和刘于思，2017；喻国明和赵睿，2019；Schrock，2015；Zhang 和 Jung，2023）[6][7][8][9][10][11]。青年人群体，生活在互联网的一代，同样可以

① 孙欣然，孙金海，陈立富，刘丽娟. 老年人健康需求特点与健康管理对策 [J]. 中国老年学杂志，2018，38（21）：5364–5367.
② 晏月平，李雅琳. 健康老龄化到积极老龄化面临的挑战及策略研究 [J]. 东岳论丛，2022，43（7）：165–175+192.
③ 方建移. 积极老龄化离我们有多远——基于老年人精神需求的思考与探索 [J]. 浙江工商大学学报，2022（1）：126–136.
④ 谢立黎，王飞，胡康. 中国老年人社会参与模式及其对社会适应的影响 [J]. 人口研究，2021，45（5）：49–63.
⑤ Nagy P，Neff G. Imagined affordance：Reconstructing a keyword for communication theory [J]. Social Media Society，2015，1（2）：1–9.
⑥ 胡翼青，马新瑶. 作为媒介性的可供性：基于媒介本体论的考察 [J]. 新闻记者，2022（1）：66–76.
⑦ 彭兰. 新媒体技术下传播可供性的变化及其影响 [J]. 现代出版，2022（6）：60–73.
⑧ 潘忠党，刘于思. 以何为"新"？"新媒体"话语中的权力陷阱与研究者的理论自省——潘忠党教授访谈录 [J]. 新闻与传播评论，2017（1）：2–19.
⑨ 喻国明，赵睿. 媒体可供性视角下"四全媒体"产业格局与增长空间 [J]. 学术界，2019（7）：37–44.
⑩ Schrock A R. Communicative affordances of mobile media：Portability，availability，locatability，and multimediality [J]. International Journal of Communication，2015，9：18.
⑪ Zhang L.，Jung E. H. Time counts？A two-wave panel study investigating the effects of WeChat affordances on social capital and well-being [J]. Journal of Computer-Mediated Communication，2023，28（1）：zmac030.

通过互联网进行线上社交、学习、娱乐，对线下社交、学习、娱乐进行补偿性使用，这样的现象可归纳为线上线下补偿性使用。从理性优化选择出发，无论是老年人还是年轻人，在新媒体平台使用是为了更有效、更集中地利用有限资源，补偿性选择由于自身年龄阶段产生的缺失，在使用新媒体平台过程中针对性匹配目标需求，实现媒介可供性和自身需求的优化匹配，达到既定目标，培养积极情绪和心理健康。

比如，老人最为看重的健康需求，在新媒体使用中获取健康知识与同圈层分享健康体验，不仅有助于日常活动中做出理性优化选择养成健康习惯，还可以协调联动形成锻炼动机，促进线下锻炼活动的增加，最终实现既定目标。每一个老人剔除睡眠、饮食、休息的时间，每日可供日常活动时间 T 是有限的。假设老人面临的选择分为媒介使用时间 x 和其他活动时间 y，作为正常品（Normal Goods）两者之间影子价格相同[①]，那么他们面临的时间预算约束为 x+y=T（BC1）。根据理性行为选择理论（Varian，2014）[②]，满足"多比少好"，"平均比极端好"等理性人基础假设的老年人常态偏好（Well-behaved Preference）与时间预算线的切点为均衡情况下使效用水平最大化的媒介使用时间和其他活动使用时间的最优选择组合 E1（见图 1-9）。如果新媒体平台的补偿性优化选择使用产生了协同联动效应（如形成锻炼动机并增加线下锻炼活动时间），则可能体现在其他活动时间内部选择优化升级，也可能体现在预算约束线的外移（BC1->BC2），老人静态时间的减少，更积极地利用时间禀赋。与新的预算约束线相切的无差异曲线为代表更高的效用水平 I2，最优选择组合为 E2（见图 1-9）。

在选择补偿性优化理论模型中有一个基础假设就是人们在面对资源禀赋限制和做出调整决策面对挑战时是理性的，但是现实中这一假设常常被打破。随着社会结构日益复杂、信息源多元化，个体在经济社会生活中做决策时，受限于自身禀赋、认知局限、问题的可控性等，只能做出有限理性判断，选择寻求一个令人

---

① 影子价格（Shadow Price），20 世纪 30 年代末至 40 年代初由荷兰数理经济学、计量经济学创造人之一詹恩·丁伯根和苏联数学家、经济学家、诺贝尔经济学奖获得者康托罗维奇分别提出来的。在本书中指反映了老人处于某种最优福利状态下的两种活动在时间维度上的边际效用和相对于最终生理与心理健康情况的需求影响，影响着老年人时间资源在各类休闲活动中的最优配置。

② Varian H. R. Intermediate microeconomics with calculus：A modern approach. WW norton & company ［Z］. 2014.

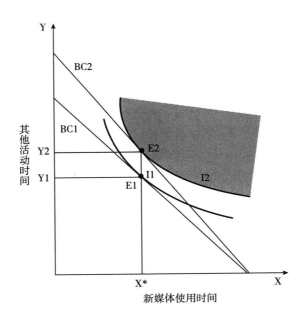

图 1-9   理性假设和常态偏好下的优化决策均衡

满意的而不是全局最优的解决方案（Gigerenzer 和 Selten，2002；Herbert，1995）①②。故而，因为个体在做决策的时候常带有情绪，自控力各异，决策依靠的信息集不完整（如信息茧房、过滤泡沫的现象），个体的决策有时会偏离理性假设，甚至会出现完全非理性的行为。如果老年人在新媒体平台使用过程中偏离了理性决策，很容易对新媒体平台产生沉溺性偏好，将很难实现媒介可供性和自身需求的优化匹配，甚至会出现逆向选择。在图 1-10 中基于理性假设的常态偏好不再存在，新媒体平台变成了成瘾品，即"平均比极端好"的凸假设（Convexity）被打破，无差异曲线凹向原点。老人的行为决策在成瘾程度加深的过程中，新媒体平台边际替代率递增，随着新媒体使用时间不断增加，减少了其他活动的时间，均衡点由 O1 点变为 O2。最终决策，出现了完全沉迷结果，其他活动时间被完全挤占，均衡点出现在端点 O2。具体体现为在新媒

---

①   Gigerenzer G. , Selten R. Bounded rationality：The adaptive toolbox［M］. MIT Press，2002.

②   Herbert A. A behavioral model of rational choice［J］. The Quarterly Journal of Economics（in English），1995，69（1）：99-118.

体平台的使用延长，挤占其他日常活动的时间，如线下社交与锻炼活动，甚至出现逆向选择。常见表现为在简单获取性和日益更新的算法推荐技术影响下，停留在短视频或网络游戏平台的时间会被拉长，甚至导致完全依赖成瘾。

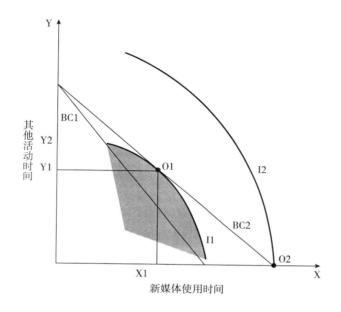

图 1-10　非理性假设和沉溺性偏好下的决策均衡演变

由此可知，补偿性选择优化决策并非新媒体行为使用的全部内涵（Schwaba 和 Bleidorn，2021）①。只有人们基于健康、社交、娱乐等具体目标设定的补偿选择性媒介融合使用才更能切实有助于他们重新参与有价值的生活活动，有助于改善其心理健康水平。基于以上理论分析，笔者归纳出以下理论模型框架，如图 1-11 所示。

① Schwaba T. , Bleidorn W. Log on and prosper? Little evidence for codevelopment between psychological adjust-ment and technology use in older adulthood ［J］. The Journals of Gerontology：Series B，2021，76（1）：67-77.

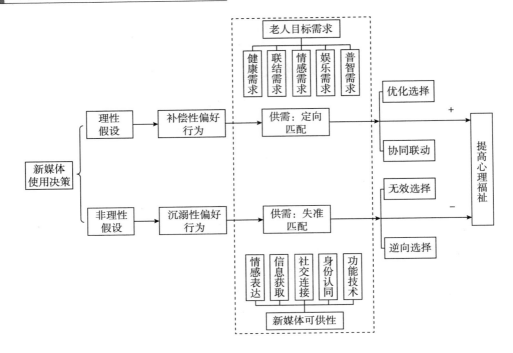

图 1-11　老年人新媒体使用决策模型

第二章 数字技术影响老年人心理福祉探索：
网络社交功能的重要性

　　现如今，人口老龄化和数字化已经成为两个普遍的社会现象。过去二十年，数字技术的广泛运用在支持改善老龄人口生活，提高老龄人口福祉方面逐渐发挥起关键作用。本章旨在检验数字技术影响老年人心理福祉的一般规律，所以笔者基于2014~2018年家户面板数据，追踪约5200个中国老年人跨越4年的网络使用状况和心理健康状况，实证检验了网络社交互动对老年人的主观幸福感的影响。实证结果支持网络社交互动可以改善我国老年人的生活满意度。面板固定效应模型和横截面跨时间结构方程模型的估计结果进一步表明网络社交互动通过提高老年人运动的概率、改善更健康的时间分配模式、提高人际信任、更积极参加非正式社交活动，以及减少孤独感等机制路径提高老年人心理福祉水平。研究还发现网络社交互动缩小了城市与乡村群体之间、不同社会地位的老年人群体之间的主观幸福感差距，在一定程度上有利于我国实现精神层面的共同富裕。此外，本章着重分析了不同在线活动的不同作用。综合比较表明，并不是所有的网络使用活动都对老年人的幸福感产生积极作用。数字技术的不同使用方式会产生不同的影响。研究结果重点强调了那些以社会社交功能为重点的公共数字化转型干预措施在改善老年群体的生活质量，提高他们的心理福祉水平方面最为有效。

　　当今世界正面临着两个极为重大的转变：老龄化和数字化。人口快速老龄化相关的社会和经济方面的挑战以及数字技术的发展带来的机遇与挑战是每个社会不可避免的重要问题（Baker 等，2018；He 等，2020）[1][2]。在全球范围内，据估计 65 岁及以上的人口约为 7.28 亿（联合国年度报告，2020）。在中国，老龄化加速问题也备受关注，同时也极具挑战（蔡昉，2021；He 等，2020；Lu 和 Kandilov，2021；Ren 和 Treiman，2015）[3][4][5]。2021 年，60 岁及以上的居民人口 2.67 亿，占全国人口的 18.9%，而 65 岁及以上的居民人口为 2.01 亿，占全国人口的 14.2%。老年人口占比规模庞大，提升老年群体的生活幸福感对提高社会福利具有重要意义，对社会的健康发展也具有重要意义。老吾老，以及人之老，幼吾幼，以及人之幼，天下可运于掌，提高老年人心理健康也是政策制定者当下最为关心的问题之一。由此可见，老龄化社会已经成为我国扎实推动共同富裕新征程的基本国情和现实挑战。实施积极应对人口老龄化国家战略，建立健全老年群体共同富裕的政策体系也包括精神层面的共同富裕。

　　世界面临的另一个极为重要的转变在于数字技术的进步，数字技术时代社会与经济各方面都面临着巨大挑战。2021 年 1 月，全球互联网普及率为 59.5%，全球目前有 46.6 亿用户使用互联网（Kemp，2022）[6]。在中国，截至 2021 年底有 10.32 亿互联网使用者，占人口总数的 73%。值得注意的是，老年网民的比例也有显著的增加（见图 2-1）。截至 2021 年 12 月，60 岁及以上的网民数量已达 1.19 亿，占中国网民总数的 11.5%，在全国总人口中的比例为 43.2%。超过 85% 的老年网民是社交网络使用者，这表明线上社交活动已成为许多老年人生活的重要组成部分。根据《中老年人短视频使用情况调查报告》，截至 2021 年 4 月，抖音 60 岁以上创作者累计创作超过 6 亿条视频，内容类型包括风采展示、

① Baker S., Warburton J., Waycott J., Batchelor F., Hoang T., Dow B., Ozanne E., Vetere F., Combatting social isolation and increasing social participation of older adults through the use of technology: A systematic review of existing evidence [J]. Australas Journal Ageing, 2018, 37 (3): 184-193.

② He T., Huang C., Li M., Zhou Y., Li S. Social participation of the elderly in China: The roles of conventional media, digital access and social media engagement [J]. Telematics and Informatics, 2020: 48.

③ 蔡昉. 中国老龄化挑战的供给侧和需求侧视角 [J]. 经济学动态, 2021, 719 (1): 27-34.

④ Lu H., Kandilov I. T. Does mobile internet use affect the subjective well-being of older Chinese adults? An instrumental variable quantile analysis [J]. Journal of Happiness Studies, 2021, 22 (7): 3137-3156.

⑤ Ren Q., Treiman D. J. Living arrangements of the elderly in China and consequences for their emotional well-being [J]. Chinese Sociological Review, 2015, 47 (3): 255-286.

⑥ Kemp S. Digital 2021: The latest insights into the "State of Digital" [Z]. Retrieved 23 April, 2022.

亲子互动、创意特效、美食美景、动植物养护等，累计获赞超过 400 亿次。因此，探索数字技术对老年人心理福祉的影响效果和机制具有重要意义。

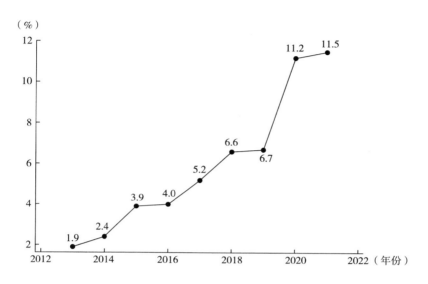

图 2-1　中国 60 岁及以上互联网用户的增长趋势

资料来源：中国互联网络信息中心。

　　本章具体内容在于采用连续面板数据实证检验不同功能的数字技术使用对老年人生活满意度的影响，特别聚焦的是网络社交互动（Online Social Interactions，OSIs）。本书为研究互联网应用对个人心理福祉的影响，特别是对老年人群的影响研究起到了一定的补充和完善作用。生活满意度，作为主观幸福感这一总体概念的重要指标，表明了人们对其生活总体质量的积极评价水平（Veenhoven，1996）[①]，也反映了老年人的心理健康状况。老年人更高的生活满意度不仅彰显了社会福利的改善，而且也有助于经济增长。Zhang 和 Lee（2003）指出，生活满意度通过提升储蓄率来提高物质资本的积累率；它有助于人力资本的积累，因为它提高了中位数选民投票支持提高税率以资助公共教育的意愿[②]。Murphy 和 Topel（2006）研究 2000 年的美国数据，发现 1900 年后和 1970 年后的老年人的

①　Veenhoven R. Developments in satisfaction-research ［J］. Social Indicators Research，1996：1-46.

②　Zhang J，Lee R. Rising longevity，education，savings and growth ［J］. Journal of Development Economics，2003，70（1）：83-101.

预期寿命的累积增长额带来的经济价值分别超过 120 万美元和 3.2 万亿美元，后一数字相当于美国国内生产总值的一半左右①。

迄今为止，现有研究针对数字技术对老年人心理福祉影响的发现并不一致。大量的文献发现互联网使用存在积极影响，包括减少孤独感（宋世杰等，2019；Cotten 等，2012；Erickson 和 Johnson，2011；Heo 等，2015）和提高的自我满意度评价，以及降低被孤立的可能性（Lelkes，2013）②③④⑤⑥。但也有研究表明互联网的使用和老年群体幸福感之间的关系并不显著（雷晓康和陈泽鹏，2023；Elliot 等，2014；Wong 等，2012）⑦⑧⑨。Choi 和 DiNitto（2013）的研究表明，老年群体的互联网使用可能与更高程度的焦虑和抑郁症状有关⑩。针对中国老人的研究方面，有两篇探讨互联网应用与老年人幸福感之间关系的文章与本书较为相关。它们分别为：Huang（2013）使用横截面数据展开实证检验，发现互联网的使用通过减少孤独感和促进参与志愿服务来增强幸福感⑪；Lu 和 Kandilov（2021）则是使用 2018 年 CFPS 这一横截面数据，发现手机上网有助于提高老年

---

① Murphy K M，Topel R H. The value of health and longevity［J］. Journal of Political Economy，2006，114（5）：871−904.

② 宋士杰，宋小康，赵宇翔，等. 互联网使用对于老年人孤独感缓解的影响——基于 CHARLS 数据的实证研究［J］. 图书与情报，2019，185（1）：63−69.

③ Cotten S. R.，Ford G.，Ford S.，Hale T. M. Ernet use and depression among older adults［J］. Computers in Human Behavior，2012，28（2）：496−499.

④ Erickson J.，Johnson G. M. Internet use and psychological wellness during late adulthood［J］. Canadian Journal on Aging/La Revue Canadienne du vieillissement，2011，30（2）：197−209.

⑤ Heo J.，Chun S.，Lee S.，Lee K. H.，Kim J. Internet use and well−being in older adults［J］. Cyberpsychology Behav Soc Netw，2015，18（5）：268−272.

⑥ Lelkes O. Happier and less isolated：Internet use in old age［J］. Journal of Poverty and Social Justice，2013，21：14.

⑦ 雷晓康，陈泽鹏. 促进还是抑制：互联网使用对老年人主观幸福感的影响研究［J］. 海南大学学报（人文社会科学版），2023：1−11.

⑧ Elliot A. J.，Mooney C. J.，Douthit K. Z.，Lynch M. F. Predictors of older adults' technology use and its relationship to depressive symptoms and well−being［J］. The Journals of Gerontology：Series B，2014，69（5）：667−677.

⑨ Wong C. K. M.，Yeung D. Y.，Ho H. C. Y.，Tse K. -P.，Lam C. -Y. Chinese older adults' internet use for health information［J］. Journal of Applied Gerontology，2012，33（3）：316−335.

⑩ Choi N. G.，DiNitto D. M. Internet use among older adults：Association with health needs，psychological capital，and social capital［J］. Journal of Medical Internet Research，2013，15（5）：e97.

⑪ Huang Y. Chinese middle−aged and older adults' internet use and happiness：The mediating roles of loneliness and social engagement［J］. Journal of Applied Gerontology，2013，40（12）：1846−1855.

群体的幸福感①。

　　整体上，大多数的研究都承认互联网与老年人幸福感之间的存在正相关性，但也呼吁未来的研究需要往前更进一步，即对已在横截面数据中证明的两者的相关性进行进一步的因果检验。缺乏因果证据的一个局限是现有研究大多只使用了横断面数据。纵向数据的缺乏使研究者无法控制个体层面的内生影响因素，从而进行因果推断。Szabo 等（2019）使用滞后期解释变量进行跨期的结构方程模型估计，评估了 2013 年受访者的不同网络使用行为对他们 2016 年幸福感的影响②。类似地，Hartanto 等（2019）采用了两轮横截面数据构建自变量滞后期融合的结构模型来评估中老年人电脑使用与健康、认知和社会福利之间的关系③。这两项研究都以美国老年人为研究对象，并试图通过跨期研究建立因果性关系。我们的研究贡献在于采用纵向面板数据，进行个人固定效应模型估计，消除了无法观测的个体内生因素可能导致的内生性偏差，比现有研究更为严谨。此外，现有研究主要使用互联网使用频率或互联网使用的虚拟变量指标，并没有细分不同的数字技术使用功能。我们的研究对不同的在线行为进行了比较分析，并探究潜在的影响机制，进一步补充了现有文献。

第一节　理论背景和研究假设

一、互联网发展与老人心理福祉文献发展脉络

　　随着世界范围内人口老龄化进程的加速，老年群体主观幸福感的决定因素成为众多研究人员和政策制定者的关注重点。因为老年人对新兴技术的使用和接纳程度在很大程度上滞后于年轻群体，所以在过去技术因素在老年群体社会幸福感

---

① Lu H., Kandilov I. T. Does mobile internet use affect the subjective well-being of older chinese adults? An instrumental variable quantile analysis [J]. Journal of Happiness Studies, 2021, 22 (7): 3137-3156.
② Szabo A., Allen J., Stephens C., Alpass F. Longitudinal analysis of the relationship between purposes of internet use and well-being among older adults [J]. The Gerontologist, 2019, 59 (1): 58-68.
③ Hartanto A., Yong J. C., Toh W. X., Lee S. T., Tng G. Y., Tov W. Cognitive, social, emotional, and subjective health benefits of computer use in adults: A 9-year longitudinal study from the Midlife in the United States (MIDUS) [J]. Computers in Human Behavior, 2019, 104: 106179.

中的作用常常被忽视。由于基于以互联网为主的信息和通信技术越来越普及，网络对人们生活越来越重要，融合越来越深度，加上数字技术本身的亲民属性，老年人对互联网的接受速度比以往任何类型的技术更快，限度更大。根据 2021 年网络使用数据，美国 65 岁及以上老年群体的互联网使用比率增长至 75%（Pew Research Center，2021）①。在学术领域，过去五年，关于互联网的使用和老年群体幸福感之间关系的研究也逐渐兴起，有越来越多的趋势。

早在 2002 年，Chen 和 Persson 对美国俄亥俄州西北部的 396 名年轻人和老年人进行调查，研究结果发现，在心理健康方面，互联网使用对年轻群体心理健康的消极影响，但使用互联网的老年人比不使用互联网的老年人有着更为积极的心理状态②。2007 年，Shapira 等设计了一项准实验研究，在以色列对 22 名老年人进行互联网使用培训，并与参照组的另外 26 名老年人进行了比较③。他们得出结论，互联网的使用可以通过改变人际交往、促进认知功能、促进自我控制来提高老年人的生活满意度。Mellor 等（2008）在澳大利亚开展了一个互联网培训项目，探究互联网的使用对 20 个老年人的幸福感的影响④。8 名参与者在 12 个月后报告了积极的结果，但另外 12 名参与者在 6 个月后便放弃参加实验。这些研究虽然采用实验方法对互联网使用和老年人幸福感两者的关系进行了因果性探索，但是由于样本量小，其研究结论缺乏外部有效性。

随着互联网技术的飞速发展，同时家庭层面的微观调查时开始在问卷设计过程中加入与互联网使用有关的问题，这让聚焦老年人和数字技术的后续研究人员的研究变得更加广泛和深入。Cotten 等（2012，2014）评估了互联网使用对美国老年退休群体抑郁程度的影响。两篇论文的结果均表明，互联网的使用可以减少抑郁症的发生⑤⑥。Lelkes（2013）采用欧洲多国横截面数据进行了实证研究，其

① Pew Research Center. Internet use by age ［R］. 2021, Retrieved 27 April, 2022.

② Chen Y., Persson A. Internet use among young and older adults：Relation to psychological well-being ［J］. Educational Gerontology，2002，28（9）：731-744.

③ Shapira N., Barak A., Gal I. Promoting older adults' well-being through Internet training and use ［J］. Aging & Mental Health，2007，11（5）：477-484.

④ Mellor D., Firth L., Moore K. Can the internet improve the well-being of the elderly？［J］. Ageing International，2008，32（1）：25-42.

⑤ Cotten S. R., Ford G., Ford S., Hale T. M. Internet use and depression among older adults ［J］. Computers in Human Behavior，2012，28（2）：496-499.

⑥ Cotten S. R., Ford G., Ford S., Hale T. M. Internet use and depression among retired older adults in the United States：A longitudinal analysis ［J］. The Journals of Gerontology：Series B，2014，69（5）：763-771.

中观测值超过 11000。研究结果表明，互联网的使用可能会减少孤独感，增强社会关系，从而提高老年人的幸福感[1]。Quintana 等（2018）也发现，互联网/电子邮件的使用与英国 50 岁以上群体的心理健康呈正相关关系[2]。Nakagomi 等（2012）以日本老年人为研究对象，发现 2016 年的互联网使用频率与他们 2019 年的健康表现和社会幸福感正相关[3]。范从波和温勇（2023）的研究发现，互联网使用对中老年人的"自评健康""心理健康""健康对生活的影响"都有显著的正向作用，且结果具有稳健性[4]。尽管如此，现有研究中针对互联网使用和老年人幸福感之间的正相关被多次论证，但因果性证据仍然较弱，需要更进一步的论证（Casanova 等，2021）[5]。

与此同时，部分研究结果表明，互联网使用和老年人健康结果之间没有直接联系。例如，Elliot 等（2014）在分析国家健康和老龄化趋势时发现，互联网的使用与抑郁症状、幸福感均没有关系[6]。Wong 等（2012）的研究也指出中国老年人的互联网使用频率与心理健康之间没有显著关系[7]。Huang（2012）和 Nie 等（2017）的研究甚至还发现互联网使用对老年人心理健康存在负面影响[8][9]。Choi 和 DiNitto（2013）的研究也表明，老年人的互联网使用与更多的焦虑和抑

[1] Lelkes O. Happier and less isolated：Internet use in old age ［J］. Journal of Poverty and Social Justice，2014，21：14.

[2] Quintana D.，Cervantes A.，Saez Y.，Isasi P. Internet use and psychological well－being at advanced age：Evidence from the English longitudinal study of aging ［J］. International Journal of Environment Research of Public Health，2018，15（3）：480.

[3] Nakagomi A.，Shiba K.，Kawachi I.，Ide K.，Nagamine Y.，Kondo N.，Hanazato M.，Kondo K. Internet use and subsequent health and well-being in older adults：An outcome-wide analysis.［J］. Computers in Human Behavior，2012：130.

[4] 范从波，温勇. 互联网使用对中老年人健康的影响研究 ［J］. 西北人口，2023：1－13.

[5] Casanova，G.，Zaccaria，D.，Rolandi，E.，Guaita，A. The effect of information and communication technology and social networking site use on older people's well-being in relation to loneliness：Review of experimental studies ［J］. Journal of Medical Internet Research，2021，23（3）：e23588.

[6] Elliot A. J.，Mooney C. J.，Douthit K. Z.，Lynch M. F. Predictors of older adults' technology use and its relationship to depressive symptoms and well－being ［J］. The Journals of Gerontology：Series B，2014，69（5）：667-677.

[7] Wong C. K. M.，Yeung D. Y.，Ho H. C. Y.，Tse K.-P.，Lam C.-Y. Chinese older adults' internet use for health information ［J］. Journal of Applied Gerontology，2012，33（3）：316-335.

[8] Huang C. Internet use and psychological well－being：A meta－analysis ［J］. Information Science Reference，2012，IGI Global.

[9] Nie P.，Sousa-Poza A.，Nimrod G. Internet use and subjective well-being in China ［J］. Social Indicators Research，2017，132（1）：489-516.

郁症状有关①。

现有文献结论不一致性主要与以下几个原因相关：第一，结论的不一致性可能与不同的个人特征、文化和信仰有关（Castellacci 和 Tveito，2018）②。第二，结论不一致也可能与现有研究多使用横截面数据并采用横截面的实证研究设计有关，往往横截面数据很难解决内生性的问题。如果没有不采用更好的面板数据、研究设计和识别策略，现存证据无法进一步阐明因果关系是否存在。第三，现有文献对互联网使用的度量指标大多是互联网的使用频率或是否使用互联网虚拟变量。事实上，互联网的运用方式丰富多彩，有不同的目的和功能，其中包括娱乐、社会交往、信息搜索、商业活动和教育等功能（van Boekel 等，2017；Zheng 等，2015）③④。不同的数字功能和数字平台的使用，不同的数字素养和使用方式，将对老年人产生不同的影响。本章将针对不同数字技术使用功能进行了全面的探究，并聚焦于网络社交互动对老年人主观幸福感的影响进行深入挖掘。在实证方面，我们采用面板数据，进行固定效应模型估计，同时使用滞后项融入的结构方程模型进行纵向研究，该方法在一定程度上缓解了个体内生性偏差和双向相关偏误，更为科学和严谨。

二、理论阐释与研究假设

1. 技术的可供性理论

数字技术作为一种新兴信息技术。根据技术的可供性（Technological Affordances）理论，数字技术由于某些天然的特征，而拥有左右人的认知、态度、情感乃至行为的特殊效应，这种效应在很多时候是具有主导性的。行动的可能性是从技术中逐渐浮现出来的。一方面，技术是功能性的，它赋予我们的行动以潜力；另一方面，技术又是关系性的，潜力的实现需要人与技术之间产生真正的关系。可供性的意义在于它突破了极端的技术决定论和社会建构论，并在"行动

---

① Choi N. G., DiNitto D. M. Internet use among older adults: Association with health needs, psychological capital, and social capital [J]. Journal of Medical Internet Research, 2013, 15 (5): e97.

② Castellacci F., Tveito V. Internet use and well-being: A survey and a theoretical framework [J]. Research Policy, 2018, 47 (1): 308-325.

③ van Boekel L. C., Peek S. T. M., Luijkx K. G. Diversity in older adults' use of the internet: Identifying subgroups through latent class analysis [J]. Journal of Medical Internet Research, 2017, 19 (5): e180.

④ Zheng R., Spears J., Luptak M., Wilby F. Understanding older adults' perceptions of internet use: An exploratory factor analysis [J]. Educational Gerontology, 2015, 41 (7): 504-518.

者"和"技术"之间寻找一个平衡：技术提供可能性，但它不直接创造结果，而人是负责实现结果的，但需要在技术的限制之下。媒介技术可供性理论（Media Technology Affordance Theory）说明互联网的不同可供性会产生不同的影响（Bygstad 等，2016）[①]。用户的行为和表现会由于技术的功能和背景的差异有所不同（Sun 等，2019）[②]。现有的文献认为，不同的媒体使用行为会导致不同的结果（Frison 和 Eggermont，2015）[③]，但相关的对老年人在线活动的研究调查相对较少（He 等，2020；Szabo 等，2019）[④][⑤]。Lifshitz 等（2018）调查了 306 名50 岁以上的网民，发现只有在线娱乐与较低的抑郁和较高的生活满意度有关，但社交和信息目的则并非如此[⑥]。Szabo 等（2019）发现，在美国，社会性、工具性和信息性的网络使用行为可以提升老年人的幸福感，不过是通过不同的媒介起作用的[⑦]。本章将对互联网不同使用功能展开详细异质性分析。

基于媒介可供性理论，我们假设：

H2-1：不同在线活动会对老年人的幸福感产生不同的影响。

2. 社会信息加工理论

这个理论与其他认为计算机媒介沟通会导致人格解体的模型形成对比。有社交障碍的人往往会错过别人通过工作、学校或社交环境形成的网络关系所感知到的社会线索。支持这一理论的研究表明，即使个人之间最初的接触是以任务为导向的，如学校的在线小组项目，成员们也会及时发展出社会联系，但这些联系可能需要更长的时间来发展。同时，一些研究表明，由此产生的情感和社会联系的重要性并不亚于在面对面互动中，人们通过肢体语

---

① Bygstad B., Munkvold B. E., Volkoff O. Identifying generative mechanisms through affordances：A framework for critical realist data analysis [J]. Journal of Information Technology，2016，31（1）：83-96.

② Sun Y., Shao X., Li X., Guo Y., Nie K. How live streaming influences purchase intentions in social commerce：An IT affordance perspective [J]. Electronic Commerce Research and Applications，2019，37：100886.

③ Frison E., Eggermont S. Exploring the relationships between different types of facebook use，perceived online social support，and adolescents' depressed mood [J]. Social Science Computer Review，2015，34（2）：153-171.

④ He T., Huang C., Li M., Zhou Y., Li S. Social participation of the elderly in China：The roles of conventional media，digital access and social media engagement [J]. Telematics and Informatics，2020，48.

⑤⑦ Szabo A., Allen J., Stephens C., Alpass F. Longitudinal analysis of the relationship between purposes of internet use and well-being among older adults [J]. The Gerontologist，2020，59（1）：58-68.

⑥ Lifshitz R., Nimrod G., Bachner Y. G. Internet use and well-being in later life：A functional approach [J]. Aging & Mental Health，2018，22（1）：85-91.

言、衣着或个人外表等非语言线索产生的线下关系。当然，在网络互动中，这些特定的非语言暗示并不存在，因此，人们制定了其他策略。在互联网上，诸如单词选择等因素，交流的频率、表情符号等可以提供关系本质的线索，帮助人们建立友谊。

根据社会信息处理理论，在线关系也可能比线下关系涉及更高程度的自我表露，一个原因是匿名的、在线的关系是低风险的；如果一个在线关系出了问题，它就不太可能影响到这个人的离线生活；在缺乏非语言提示的情况下，人们可能会在互联网上披露更多的信息，以促进人际关系的发展。一些研究还表明，人们不会自动在网上建立关系，而是他们的态度对媒介的态度将决定所形成的关系的水平。对计算机媒介传播持怀疑态度的人自然不会像对它持积极态度的人那样通过互联网建立联系，但使用网络进行社会信息处理可以帮助人们更好地相互理解和交流。

3. 超人际模型

网络交流由于具有自己独特的社会规范，因此网络交流并非研究者所认为的那样，是反社会的，而是过度社会化的。我们并不能简单地用以往对人际沟通的分类标准来衡量网络沟通的利弊。因此，新人类们最为常见的生活方式——沟网，并非意味着反社会性与违背社会规范，而仅仅是一种新的社会交流方式正在形成，研究者们却仍然停留在以往的衡量标准之上，从而形成了理论研究与实际生活的错位。超人际交流理论可以说为分析网络时代的沟通提供了一种新的表达方式。网络沟通存在的一些特点，如沟通中的障碍更少受到如天气等客观因素的制约，提出了超人际交流的理论框架。他认为一个完整的超人际交流过程是由信息接收者、信息发送者、通道、反馈等沟通要素在网络沟通背景构成不断螺旋式上升的回路。

社会信息加工理论和超人际模型，都属于关注以计算机为中介的传播理论。社会媒体（比方说社交网站）已经在世界范围内盛行，大量人口利用它们与家人、朋友等进行沟通和联系（Valkenburg 和 Peter，2009；Wittkower，2010）[1][2]。互联网的社交活动使用为老年人提供了更广泛的社会网络，帮助他们跟上社会发展的步伐，更好地与社会相连接。这种归属感对幸福感至关重要（Baumeister 和

---

① Valkenburg P. M., Peter J. Social consequences of the Internet for adolescents: A decade of research [J]. Current Directions in Psychological Science, 2009, 18 (1): 1-5.

② Wittkower D. E. Facebook and philosophy: What's on your mind? [C]. 2010.

Leary，1995）[1]。He 等（2020）和 Liu 等（2019）发现，中国的老人在线参与程度与他们在现实中的社会参与程度高度相关。在线参与可以通过增加现实社会参与和联系来提高幸福感，改善心理健康[2][3]。健康状况和社会隔离是老年群体幸福感的两个主要决定因素（Nemitz，2022）[4]。通过互联网建立联系不仅可以帮助老年人获得社会支持，还可以通过联系同龄人和同伴效应改变与健康有关的行为，如锻炼身体等（Carrell 等，2011）[5]。其他证据表明，社会媒体的使用也可以增加社会资本，影响社会信任（Phua 等，2017）[6]。

根据文献综述和上述讨论，我们假设：

H2-2：在线社会互动对老年人的幸福感有积极影响。

H2-3：在线社交互动可以通过减少孤独感、增加社会参与、增加有益健康的行为和增加信任来提升老年人的幸福感。

第二节　数据与研究方法

本节同样以中国家庭追踪调查（CFPS）的数据为基础，这是北京大学中国社会科学调查中心（ISSS）从 2010 年开始发起的一项具有全国代表性的大规模纵向调查项目。该调查采用内隐分层法和以人口比例为基础的多阶段概率

① Baumeister R. F.，Leary M. R. The need to belong：Desire for interpersonal attachments as a fundamental human motivation ［J］. Psychological Bulletin，1995，117（3）：497-529.

② He T.，Huang C.，Li M.，Zhou Y.，Li S. Social participation of the elderly in China：The roles of conventional media，digital access and social media engagement ［J］. Telematics and Informatics，2020，48.

③ Liu S.，Zhang W.，Wu L. - h.，Wu B. Contributory behaviors and life satisfaction among Chinese older adults：Exploring variations by gender and living arrangements ［J］. Social Science & Medicine，2019，229：70-78.

④ Nemitz J. Increasing longevity and life satisfaction：Is there a catch to living longer? Journal of population Economics，2022，35（2）：557-589.

⑤ Carrell S. E.，Hoekstra M.，West J. E. Is poor fitness contagious?：Evidence from randomly assigned friends ［J］. Journal of Public Economics，2011，95（7）：657-663.

⑥ Phua J.，Jin S. V.，Kim J. J. Uses and gratifications of social networking sites for bridging and bonding social capital：A comparison of Facebook，Twitter，Instagram，and Snapchat ［J］. Computers in Human Behavior，2017，72：115-122.

抽样法（Xie 和 Hu，2014)①。该调查分为县、社区（村）和家庭（个人）三个层面，收集了个人、家庭和社区层面的数据，旨在追踪中国社会、经济、人口、教育和健康等方面的改变。我们使用 2014 年、2016 年和 2018 年的 CFPS 数据来构建面板数据集，样本覆盖中国 29 个省（自治区、直辖市），目标样本量为 16000 户，实证样本包括在 1955 年及之前出生的人。在通过个人独特的识别编码和共同变量的保留，我们对各年度的数据进行匹配，构建了一个平衡的面板。这一面板数据包含 2014~2018 年追踪的约 5200 名老年人（年龄范围为 60~95 岁，均值为 68 岁，标准差为 5.91 岁；其中 50.9% 为女性）。老年人主观幸福感是通过自我报告的生活满意度来衡量的。在调查中，生活满意度直接通过问卷形式来询问。所有受访者从 1 到 5 给出他们的选择，数值越高表明他们对目前生活的满意度越高。2014~2018 年，老年人的生活满意度的平均值从 3.91 上升到 4.26。图 2-2 提供了 2014~2018 年老年人生活满意度的分布情况。

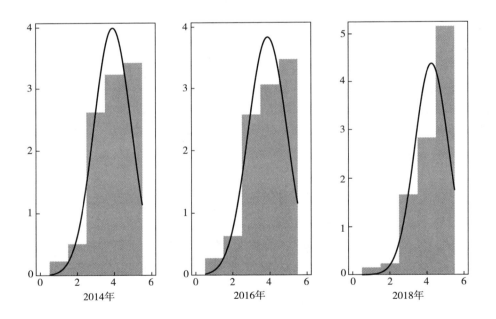

图 2-2   2014 年、2016 年、2018 年老年人生活满意度历年分布

① Xie Y., Hu J. An introduction to the China family panel studies（CFPS）[J]. Chinese sociological review, 2014, 47（1）：3-29.

　　我们感兴趣的解释变量是在线社交互动（OSIs）。在进行调查的三个年份中，在线社交互动的频率均被直接、持续地调查。在线社交互动的频率与用于社交网站（如 Facebook、QQ 空间、豆瓣网站）、即时通信（如微信、QQ）的手机或个人电脑的使用有关。它是一个普通变量：0 代表从不使用；1 代表几个月一次；2 代表每月一次；3 代表每月 2~3 次；4 代表每周 1~2 次；5 代表每周 3~4 次；6 代表每天。老年人使用互联网进行社交活动的比例从 1.5% 增加到 7.6%。而其中每天进行在线社交互动最频繁的群体比例，从 2014 年的 0.7% 增加到 2018 年的 4.5%。尽管老年人在线社交、学习、娱乐和商业活动比年轻人少，但他们的使用量均随着时间的推移而增加，这与老年网民总数的增长趋势相一致（见图 2-1）。在线教育是一种相对自我驱动的在线活动，从 2014 年的 0.11 增加到 2018 年的 0.18。老年人最不常使用的功能是在线商业活动，而老年人最经常使用的功能是在线娱乐活动。在线娱乐活动（指在线游戏、视频观看、听音乐等）频率的平均值，从 2014 年的 0.13 增加到 2018 年的 0.39。我们比较了这些不同的互联网使用行为，以提供更为直观全面的展现。基于新媒体的可供性理论，考虑不同的可供性，我们可以用其他网络行为进行安慰剂测试，并为在线网络社交和老年人幸福感之间的因果关系提供了有力的研究。

　　在我们的数据中，我们考虑了提高生活满意度的几个不同的 OSIs 的影响渠道。第一，调查问卷询问受访者在过去一周内参加过多少次体育活动，包括公共广场舞、太极拳和一般的体育运动。积极参加体育活动，不仅有利于健康，还是一种非正式的社会参与活动，可以扩展社交范围，维持与外界的联系，有利于发展健康的心态。由统计数据可知，老年人每周平均锻炼次数从 2014 年的 2.7 次增加到 2018 年的 3.6 次。第二，该问卷三轮数据都调查了老年人在看电视和家庭陪伴上的时间分配。这是两者不同的时间分配方式，看电视为一种独立的自我娱乐活动，而家庭陪伴则是获得心理支持，减少社会隔离的重要途径。第三，我们还可以通过给网友打电话、与网友见面或建立线下关系来测试将线上社交拓展到现实社交的潜力。回归样本的统计描述如表 2-1 所示。

表 2-1　回归样本的统计描述

变量	样本数	平均值	标准差	最小值	最大值
生活满意度：1~5 分别代表满意度从低到高					
	15386	4.022	1.000	1	5
在线行为：0 代表从不使用；1 代表几个月内一次；2 代表每月一次；3 代表每月 2~3 次；4 代表每周 1~2 次；5 代表每周 3~4 次；6 代表每天。					
在线社交互动	15386	0.234	1.106	0	6
在线教育	15386	0.137	0.830	0	6
在线商务	15386	0.041	0.409	0	6
在线娱乐	15386	0.256	1.142	0	6
锻炼：过去一周内各种户外锻炼的总次数					
	15379	3.116	3.658	0	50
看电视和电影的时间：分钟/周					
	15357	13.938	12.125	0	154
阅读：0~1 变量，代表过去一年中是否阅读过纸质书籍或电子书籍					
	15383	0.116	0.321	0	1
人际信任：度量受访者对陌生人和邻居的信任，单维取值范围为 0~10，变量取值 0~20					
	15279	8.729	3.345	0	20
家庭共进晚餐的频率：次/周					
	14480	6.568	1.533	0	7
当地社会地位：1~5 分别代表由低到高					
	15386	3.220	1.119	1	5
自感健康状况：1~5 分别代表由最差到最好					
	15386	2.498	1.211	1	5
婚姻状况：1 单身 2 结婚 3 同居 4 离婚 5 丧偶					
1	15386	0.008	0.090	0	1
2	15386	0.822	0.383	0	1
3	15386	0.004	0.062	0	1
4	15386	0.010	0.099	0	1
5	15386	0.156	0.363	0	1
频率：0~5 依次代表从没有到经常					
同网友打电话	15386	0.005	0.117	0	5
与网友见面	15386	0.004	0.093	0	5
成为真正的朋友	15386	0.005	0.104	0	5

在估计之前，我们对面板数据的随机效应和固定效应进行了一系列的 Hausman 检验（$\chi^2 = 199.61$，$p = 0.000$）和 Sargan-Hansen 检验（$\chi^2 = 179.628$，$p = 0.000$）。所有的检验结果都适用个体固定效应模型，拒绝随机效应模型。我们的实证模型设定如下：

$$\text{Life Satisfaction}_{iot} = \alpha + \lambda_i + \beta_1 \text{OSI}_{it} + \varphi X_{it} + \psi_0 \varepsilon_{it} \qquad (2-1)$$

其中，o 表示省份，i 表示个体，t 表示调查年份。λ_i 代表个体固定效应，ψ_0 代表省份固定效应。X_{it} 是由控制变量组成的向量，包括当地社会地位、健康状况和婚姻状况。OSIs 的系数 β_1 预计为正，该参数表明剔除了向量 X 中的控制变量的影响和个人非观测到的特征（外向性或内向性）的影响后，OSIs 对生活满意度水平的影响。我们利用的面板数据包含 3 个时间点，时间跨度较短。在此期间，社会环境是稳定的，没重大的事件、政策或经济衰退。特别值得注意的是，本数据未受到突发公共事件影响，反映出更为普遍、使用的数字技术影响老年人心理福祉的规律。因此，我们在估计模型中没有控制时间效应。相反，我们对年份变量和 OSIs 之间的相互作用进行了额外的回归分析，以探究这种效应如何随着时间变化。同时，由于老年人使用互联网的可能性低于年轻人，互联网使用习惯较为固化，他们的 OSIs 随时间的变化相对较小，如果在估计模型中引入时间虚拟变量意义不大。

除了将 OSIs 作为一个连续变量处理，在稳健性检验中，首先，我们用分组虚拟变量，不同 OSIs 的使用程度和是否使用该网络社交功能的虚拟变量来衡量。类似地，我们也以同样的方式处理其他控制变量。例如，健康状况和社会地位用分组虚拟变量来度量。其次，我们分别使用了具有不同时间跨度的子样本面板数据（只含两轮）来排除未观察到的个人重大生活事件带来影响的可能性。最后，我们研究了不同年龄段的子样本（超过 60 岁组、65 岁以上组、70 岁以上组、75 岁或 80 岁以上组）、不同受教育程度、不同社会地位群体中的异质性影响。此外，我们还对性别和城乡差异进行异质性分析。

第三节　实证研究结果

一、OSIs 对中国老年群体幸福感的影响

研究的主要结果如表 2-2 所示。老年人的心理福祉，即总体生活满意度，作

为实证研究的因变量。在第（1）列回归中，我们首先控制个人固定效应进行一个短回归，随后在第（2）列中添加控制省级固定效应，第（3）列中通过控制当地社会地位、健康状况和婚姻状况进行进一步的长回归分析。在短回归中 OSIs 的系数为 0.036，表明 OSIs 对生活满意度的影响是积极的。在回归（2）中，控制了省级固定效应后，系数保持不变。回归（3）引入个体不同特征的变量控制，包括社会地位、健康状况和婚姻状况，系数缩小到 0.034，但仍显著为正。回归（4）和回归（5）分别使用不同时间跨度的两波 CFPS 构建面板数据，估计值仍保持正值；且与完整面板的结果相比，数值更大。在第（6）列回归中，我们引入了时间与 OSIs 的交互项进行回归。我们可以发现，三个交叉项的估计系数相较唯有 2018 年的系数显著，可见反映出显著的影响主要来自 OSIs 较为普遍的 2018 年，各类网络社交软件更加普遍。这些结果支持假设 H2-2，并表明频繁的网络社交互动确实能拓展到现实世界，并提升了中国老年人的主观幸福感。这与 Erickson 和 Johnson（2011）[①] 对加拿大老年人进行研究所得出的结论相一致。此外，控制变量的估计结果表明，更高的当地社会地位和健康状况有助于提高老年人的生活满意度。

表 2-2　网络社交对我国老年人幸福感的影响

因变量	生活满意度							
	(1) 14-18	(2) 14-18	(3) 14-18	(4) 14&18	(5) 14&18	(6) 14-18		
OSIs	0.036*** (0.010)	0.036*** (0.010)	0.034*** (0.010)	0.040*** (0.012)	0.047*** (0.014)	OSIs * 2018	0.046***	(0.011)
						OSIs * 2016	0.0005	(0.015)
常数	4.014*** (0.007)	4.099*** (0.555)	3.012*** (0.586)	2.009*** (0.534)	2.865*** (0.728)	OSIs * 2014	0.020	(0.025)
						常数	2.844***	(0.240)
控制变量	没有	没有	是	是	是	控制变量	是	
省份固定效应	没有	是	是	是	是	省份固定效应	是	
个人固定效应	是	是	是	是	是	个人固定效应	是	
样本数	15499	15493	15386	10030	10118	样本数	15386	
R-square	0.503	0.504	0.539	0.629	0.648	R-squared	0.539	

注：括号内报告的稳健标准误差。***代表 1% 水平的显著性；**代表 5% 水平的显著性；*代表 10% 水平的显著性。下列表格均保持相同的格式和控制变量。控制因素包括婚姻状况、社会地位和健康状况。

---

① Erickson J., Johnson G. M. Internet use and psychological wellness during late adulthood [J]. Canadian Journal on Aging/La Revue Canadienne du vieillissement, 2011, 30 (2): 197-209.

二、异质性分析

通过观察老年人的整体样本，我们可能会忽视老年人之间也可能因为各自所属的社会阶层和教育水平等存在重要差异，即在不同的老年人群体中，OSIs 的影响可能具有异质性。因此，我们需要进一步分别探究不同的老年人群体：男性和女性、农村和城市、不同的教育水平、不同社会地位水平、不同的年龄阶段和不同的地理区域。我们使用这些不同子样本重新估计基准方程。图 2-3 中报告了95% 置信区间下的 OSIs 估计值，表 2-3 和表 2-4 中列出了回归结果。样本首先按普通老年人口、超老年人口划分（60/65/70/75/80 岁及以上组）。结果表明，网络社交的积极作用随着年龄的增长而增加。由于 80 岁以上样本较少，该群体用网络的比例甚低，OSIs 对 80 岁及以上的群体来说影响并不显著。不显著的原因除了可能是因为样本量小，还可能是因为较为年长的群体在使用互联网时有认

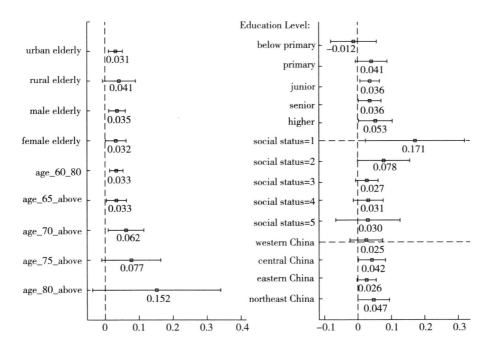

图 2-3　根据性别、居住地、年龄跨度、社会地位、教育和地区的不同，
OSIs 对中国老年人生活满意度的不同影响

注：其他控制变量与表 2-2 相同，社会地位的分组回归中排除控制社会地位。图中报告了 95% 置信区间下的 OSIs 估计值。回归的详细结果如表 2-3 和表 2-4 所示。

表 2-3　异质性分析和敏感性检测

因变量	生活满意度								
	城市	农村	男性	女性	60 岁以上	65 岁以上	70 岁以上	75 岁以上	80 岁以上
OSIs	0.031***	0.041*	0.035***	0.032**	0.032***	0.033**	0.062**	0.077*	0.152
	(0.011)	(0.025)	(0.013)	(0.016)	(0.010)	(0.015)	(0.027)	(0.044)	(0.096)
社会地位	0.187***	0.242***	0.226***	0.213***	0.221***	0.219***	0.225***	0.163***	0.140***
	(0.013)	(0.012)	(0.012)	(0.013)	(0.009)	(0.011)	(0.016)	(0.024)	(0.046)
健康状况	0.051***	0.053***	0.067***	0.040***	0.055***	0.051***	0.047***	0.044*	0.076
	(0.014)	(0.013)	(0.013)	(0.014)	(0.009)	(0.012)	(0.017)	(0.026)	(0.048)
常数	2.826***	2.693***	2.841***	3.197***	2.666***	2.324***	3.167***	3.340***	2.512***
	(0.604)	(0.319)	(0.585)	(0.622)	(0.697)	(0.514)	(0.344)	(0.467)	(0.764)
样本量	6951	7994	7865	7513	15788	9128	4483	1793	568
R^2	0.555	0.536	0.563	0.517	0.553	0.553	0.542	0.550	0.506

注：其他控制变量与表 2-2 相同。

表 2-4　教育与社会地位不同的异质性分析

因变量	生活满意度				
	(1)	(2)	(3)	(4)	(5)
教育分组	小学以下	小学	初中	高中	高等教育
OSIs	-0.012	0.041*	0.036**	0.036**	0.053**
	(0.035)	(0.024)	(0.015)	(0.017)	(0.026)
社会地位	0.225***	0.215***	0.207***	0.231***	0.029
	(0.013)	(0.018)	(0.021)	(0.035)	(0.066)
健康状况	0.053***	0.052***	0.042*	0.098**	0.104
	(0.014)	(0.019)	(0.022)	(0.040)	(0.066)
常数	3.185***	3.195***	3.178***	2.946***	3.609***
	(0.053)	(0.074)	(0.088)	(0.148)	(0.285)
样本量	6913	3791	2641	1085	371
R^2	0.507	0.557	0.621	0.584	0.555
因变量	生活满意度				
社会地位分组	1	2	3	4	5
OSIs	0.171**	0.078*	0.027	0.031	0.030
	(0.075)	(0.040)	(0.017)	(0.023)	(0.049)

续表

因变量	生活满意度				
	（1）	（2）	（3）	（4）	（5）
社会地位分组	1	2	3	4	5
常数	2.915***	3.457***	3.702***	4.129***	4.711***
	（0.179）	（0.113）	（0.049）	（0.070）	（0.083）
样本量	489	774	4446	1625	1102
R^2	0.654	0.651	0.569	0.601	0.508

因变量	生活满意度				
区域	西部	中部	东部	东北	全国
OSIs	0.025	0.042**	0.026*	0.047**	0.034***
	（0.025）	（0.021）	（0.015）	（0.024）	（0.010）
常数	2.412***	3.176***	2.706***	3.385***	3.012***
	（0.396）	（0.458）	（0.647）	（0.672）	（0.586）
样本量	3742	3777	5488	2348	15387
R^2	0.540	0.521	0.561	0.512	0.539

注：其他控制变量与表 2-2 相同，社会地位的分组回归中排除控制社会地位。

知困难。在性别差异方面，两者的系数均显著为正。无论男性还是女性，老年人都可以从网络社交的过程中获得积极影响。虽然老年女性群体看起来从 OSIs 中受益相对较少（男性为 0.035，女性为 0.032），但系数大小差异不显著。

　　无论是城市还是农村，数字技术的网络社交运用都可以提高老龄人的心理福祉。与城市老年群体的结果相比，OSIs 对农村老年人的积极影响更显著。潜在的原因可能与农村老年人的家庭隔代教育责任更重、休闲娱乐方式更少，所以网络社交保持与家人、朋友的联系，获取更多的社会支持对提升农村地区老年群体的幸福感更有帮助。自 2019 年以来，农村和城市之间的数字鸿沟已经开始缩小，但在全国范围内，农村地区的互联网普及率依然相对低于城市地区（见图 2-4），城乡数字鸿沟在老年人口中还是较为严重。根据我们样本的基本统计数据显示，只有 4%的农村老年人曾使用在线社交互动，而城市老年群体中这一比例为10.2%。同时，统计结果显示，农村老年人的主观幸福感水平也相对低于城市。由于农村老年人面临的数字鸿沟问题更大，而且社会幸福感更低，因此，根据本书的研究，在农村地区进行更多的数字培训和数字基础设施投资可以更好地促进城乡心理福祉公平，实现精神层面共同富裕。

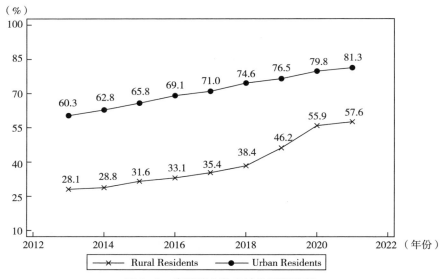

图 2-4　我国城乡数字鸿沟时间趋势

　　表 2-4 中，我们分别根据受教育程度、社会地位及中东西部地区进行分组子样本回归。我们分析了教育和社会地位水平的异质效应。大多数老年人没有完成小学教育。这一弱势群体约有 2304 名老年人，只有 4% 的人使用互联网进行社交，由此估计，他们无法从 OSIs 中获益。受过高等教育的老年人可以从 OSIs 中获得比受过高中和初中教育的老年人更大的积极作用。估计参数显示，受教育程度越高的群体更容易从数字技术中获取积极影响，网络社交功能也是如此，但又不是一个简单的随教育水平提高而变化的线性关系。提供的互联网培训干预措施应侧重于受教育程度低、障碍多、缺乏自学能力的老年人。对不同社会地位群体的估计表明，OSIs 的影响呈下降的线性关系，系数仅在底部尾部显著。社会地位最低的群体的影响最大，地位低的组别却更容易通过网络社交功能来提高自己的生活满意度。前者体现的是数字技术的掌握程度，后者体现的是生活需求的低成本。从某种程度来说，通过数字技术的良好掌握进行网络社交，保持社会参与是一种低成本的、便捷的提高心理福祉的方式，这与社会阶层无关。与 Hargittai 和 Dobransky（2017）① 在美国的研究结果不同，OSIs 有助于缩小中国城乡地区和社

---

① Hargittai E., Dobransky K. Old dogs, New clicks：Digital inequality in skills and uses among older adults ［J］. Canadian Journal of Communication，2017，42（2）：195-212.

会地位群体中老年人的心理福祉的社会不平等。

最后，我们将老年群体的样本进一步按照地理区域划分。在地域差异方面，我们观察到，使用互联网进行社会交往的最多的是生活在东部地区的老年人，然后依次是东北地区、中部地区，西部地区最少（见图 2-5）。各区域城市老年群体比例也呈现了相似的结果。网络社交、互联网使用与经济发展水平呈现正相关。然而，更多的互联网使用并不意味着老年人有更高的幸福感。生活在东部地区的老年人对生活的满意度最低，其次是西部地区、东北地区，中部地区老年人生活满意度最高。如图 2-3 和表 2-4 所示，我们发现 OSIs 对生活满意度的影响

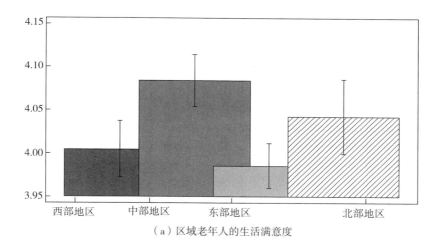

（a）区域老年人的生活满意度

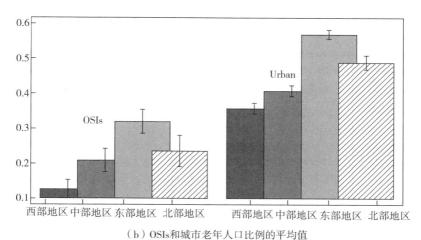

（b）OSIs 和城市老年人口比例的平均值

图 2-5　区域老年人的生活满意度及 OSIs 和城市老年人口比例的平均值

在东北地区和中部地区比在东部地区强。然而，在老年群体网上进行社交互动最少的西部地区（仅有 2.4% 的人线上进行社交互动），没有证据表明西部地区老年人 OSIs 对提升老年人幸福感有显著效果。

三、对影响机制的探究

为了了解网络社交是如何对老年人主观生活满意度产生积极影响的，我们进一步探究了网络社交功能和机制变量之间的关系。首先，如果该机制变量是一个有效的机制渠道，那么我们通过固定效应模型回归的结果则应该显示该影响机制渠道变量可以显著影响老年人生活满意度，即回归模型（2-2）中的 β_2 显著。其次，如果该机制渠道连通了 OSIs 和老年人心理福祉，是有效机制的话，那么 OSIs 应该可以显著影响该机制变量，即回归模型（2-3）中 β_3 应该是显著的。在实证操作上，我们将单独探讨每个机制是否均对老年人的生活满意度有直接影响，为此我们做出以下模型设定：

$$\text{Life Satisfaction}_{iot} = \alpha + \lambda_i + \beta_2 \text{Mechanism}_{it} + \varphi X_{it} + \psi_0 + \varepsilon_{it} \tag{2-2}$$

这里的 Mechanism_{it} 分别代表不同的机制变量，包括过去一周内花在各种户外运动和家庭晚餐上的时间、吸烟和阅读行为、花在电视和电影上的时间，以及人际信任。同时，我们通过以下设定来探究 OSIs 是否与我们所探讨的机制相关。

$$\text{Mechanism}_{it} = \alpha + \lambda_i + \beta_3 \text{OSI}_{it} + \varphi X_{it} + \psi_0 + \varepsilon_{it} \tag{2-3}$$

根据经验来看，如果一个机制能够解释老年人的 OSIs 和 SWB 之间的关系，那么 β_2 和 β_3 的估计值都应该在统计学意义上显著。换句话说，如果有特定的机制起作用，它应该显著影响生活满意度水平，且应该受到 OSIs 的显著影响。两个回归模型的估计结果如表 2-5 所示。为了简洁起见，我们只报告感兴趣的变量。

表 2-5　OSIs 对老年人幸福感的影响机制探究

A 组	(1)	(2)	(3)	(4)	(5)	(6)	(7)	(8)	(9)
因变量	锻炼身体	吸烟	看电视和电影的时间	阅读	与家人共进晚餐的时间	和网友打电话	与网友见面	网友成为现实朋友	人际信任
OSIs	0.095***	0.000	−0.318***	0.006**	0.007	0.008***	0.007***	0.006***	0.069**
	(0.035)	(0.002)	(0.109)	(0.003)	(0.016)	(0.001)	(0.001)	(0.001)	(0.033)
样本量	15382	15389	15359	15386	14380	15389	15389	15389	15274
R-squared	0.557	0.874	0.618	0.638	0.496	0.549	0.505	0.526	0.550

续表

B 组	因变量：生活满意度								
	（1）	（2）	（3）	（4）	（5）	（6）	（7）	（8）	（9）
机制变量	锻炼身体	吸烟	看电视和电影的时间	阅读	与家人共进晚餐的时间	和网友打电话	与网友见面	网友成为现实朋友	人际信任
OSIs	0.014***	0.043	0.003***	0.058*	0.004	−0.024	0.006	−0.016	0.023***
	(0.003)	(0.042)	(0.001)	(0.035)	(0.006)	(0.086)	(0.103)	(0.094)	(0.003)
样本量	15379	15386	15356	15383	14379	15386	15386	15386	15272
R−squared	0.540	0.538	0.539	0.538	0.538	0.538	0.538	0.538	0.542

注：括号内报告的是稳健标准误。***代表在1%的水平下显著；**代表在5%的水平下显著；*代表在10%的水平下显著。其他控制变量与表2-2相同。

由于在线活动的多样性，数字技术的使用可能对老年人的幸福感产生积极和消极的影响。网络社交作为一种特定的线上活动，的确改变了人们的时间使用方式。花在 OSIs 上的时间越多可能会挤出花在其他有利于提升幸福感的活动上的时间，产生挤出效应。例如，Moreno 等（2013）发现，互联网的使用显著减少了年轻人参加户外体育运动的次数①。根据回归结果表 2-5 上半部分显示，如果网络社交的频率提高，老年人的锻炼活动也会显著增加，然而在电视、电影上花的时间会显著下降，阅读行为的概率也会显著提高。这些证据并不支持挤出效应的存在。这与 DiNardi 等（2019）的研究结论是一致的，他们发现增加宽带有助于促进男性运动次数，不过他们也发现增加宽带互联网接入会增加用户的体重②。同时，这也与 Carrell 等（2011）的观点一致，即在线网络可以通过同伴效应（Peer Effect）促进人们更多地参与锻炼。同伴效应是指年龄和背景等相似的人群之间互相影响③。老年人，使用社交媒体交流，在邻居群、小区微信好友群或拥有共同兴趣的小组中进行更多的沟通，互相一起相互帮扶和鼓励，可以在极大程度上激励人们参与同龄人的共同活动，进行更多的户外

① Moreno M. A., Jelenchick L. A., Christakis D. A. Problematic internet use among older adolescents：A conceptual framework ［J］. Computers in Human Behavior, 2013, 29（4）：1879-1887.
② DiNardi M., Guldi M., Simon D. Body weight and Internet access：Evidence from the rollout of broadband providers ［J］. Journal of Population Economics, 2019, 32（3）：877-913.
③ Carrell S. E., Hoekstra M., West J. E. Is poor fitness contagious?：Evidence from randomly assigned friends ［J］. Journal of Public Economics, 2011, 95（7）：657-663.

活动，减少社交隔离。

另外，老年人可能通过社交媒体获得更多健康信息和健康知识。例如，他们的朋友可以通过社交媒体分享健康贴士或健康风险信息。当老年人对健康问题有了更多的理解、更多的重视，于是增加了他们的锻炼次数，从而获取更多体育运动的益处，从而提升了生活满意度。社交互动在很大程度上减少了老年人每周独自看电视或电影的时间，并略微增加了过去一年阅读纸质书或电子书籍的概率。此类行为属于有利于健康和身心修养的类型。同时，OSIs 并不影响家庭聚餐，这意味着它不会挤占家人之间相处的时间（见 A 组的回归（4））。此外，实证结果还表明，OSIs 与自我报告的健康状况、吸烟行为和个人体重增加没有显著关系。结合 OSIs 对老年人时间分配的影响结果，本章研究发现老年人进行网络社交不可能导致更多的久坐（更少的身体活动和更多的屏幕时间）。一个可能相关的因素是大多数老年人使用移动互联网而不是电脑（Lu 和 Kandilov，2021）[1]，而大多数 OSIs 是通过移动互联网实现的。

户外锻炼是一种有利于健康的非正式的社会参与，有助于减少社会隔离、提高幸福感。阅读也是幸福的决定因素之一（Baines，2009）[2]。更多的社会参与和社群活动（Ihm 和 Hsieh，2015；Kim 等，2017；Levasseur 等，2010；Satariano 等，2014）[3][4][5][6]，以及社群意识的增强，是互联网使用影响老年人心理福祉的重要渠道。由于受到 OSIs 的影响，老年人在锻炼和阅读上的花费时间较多，在电视上的时间较少，即老年人的时间分配呈现出一种有利于健康的模式，这对提升幸福感大有裨益。在面板 B 中，估计参数结果表明更多地参加体育活动和阅读活动有助于提高生活满意度（0.014 和 0.058）。花更多时间看电视和电影也有助

① Lu H., Kandilov I. T. Does mobile internet use affect the subjective well-being of older chinese adults? An instrumental variable quantile analysis [J]. Journal of Happiness Studies, 2021, 22（7）：3137-3156.

② Baines L. Reading & happiness [J]. Phi Delta Kappan, 2009, 90（9）：686-688.

③ Ihm J., Hsieh Y. P. The implications of information and communication technology use for the social well-being of older adults [J]. Information, Communication & Society, 2015, 18（10）：1123-1138.

④ Kim J., Lee H. Y., Christensen M. C., Merighi J. R. technology access and use, and their associations with social engagement among older adults：Do women and men differ? [J]. The Journals of Gerontology：Series B, 2017, 72（5）：836-845.

⑤ Levasseur M., Richard L., Gauvin L., Raymond É. Inventory and analysis of definitions of social participation found in the aging literature：Proposed taxonomy of social activities [J]. Social Science & Medicine, 2010, 71（12）：2141-2149.

⑥ Satariano W. A., Scharlach A. E., Lindeman D. Aging, place, and technology：Toward improving access and wellness in older populations [J]. Journal of Aging and Health, 2014, 26（8）：1373-1389.

于提升生活满意度（0.003）。由此可见，时间分配模式和社会参与是网络社交功能影响老年人心理福祉的重要机制渠道之一。

此外，本章探究了网络社交是否能真正改变老年人的生活态度、扩大社交圈，以及探讨在线友谊是否可以拓展为线下社交。根据现有文献，人际信任的提高往往与更高的幸福感直接相关，特别是对老年人来说（Poulin 和 Haase，2015；Nizeyumukiza 等，2020；Vieira 等，2021）[1][2][3]。在中国，受儒家文化和道德体系的影响，相比于相信陌生人，中国人传统上更倾向于信任那些和自己有人际关系（亲属关系或准亲属关系）的人。这与现代西方慈善事业的"陌生人伦理"的精神不同（Weber 和 Gerth，1953；Yang 等，2020）[4][5]。本章研究实证结果发现表明，网络社交有助于改变老年人的传统态度，让他们拥有更高水平的人际信任度。回归（9）的估计结果显示，在线互动显著提升了他们对邻居/陌生人的信任（0.069）。人际信任被证明有助于提高老年人的心理福祉，并且提升显著有益（0.023）。由此可见，人际信任，作为一种社会资本，也是网络社交影响老年人心理福祉的重要影响机制之一。

此外，回归（5）和回归（7）的实证结果表明，在线互动增加了线上交流，提高了给网友打电话的概率（0.008）、与网友线下见面概率（0.007），或是与网友成为现实世界中的真正的朋友（0.006）的可能性。虽然系数很小，影响不大，但它们对未来具有极为重要的积极意义，表明了在线链接具有可以延伸到线下的微妙潜力。这一发现与 Winstead 等（2012）关于社会网络增强的结论一致[6]。社会网络的扩大可以减少由物理隔离引起的孤独感。与此

---

① Poulin M. J., Haase C. M. Growing to trust：Evidence that trust increases and sustains well-being across the life span [J]. Social Psychological and Personality Science，2015，6（6）：614-621.

② Nizeyumukiza E., Cilik Pierewan A., Ndayambaje E., Ayriza Y. Trust and well-being：Evidence from Indonesia [J]. Asian Social Work and Policy Review，2020，14（3）：148-157.

③ Vieira P. D. S., Dias M. D. O., Lopes R. D. O. A., Cardoso J. Literature review on trust, psychological well-being, and leadership applied to the workplace commitment [J]. British Journal of Psychology Research，2021，9（2）：20-37.

④ Weber M., Gerth H. H. The religion of China, confucianism and taoism [J]. Philosophy，1953，28（105）：509.

⑤ Yang Y., Shi Y., Zhang, D. Intergenerational effects on individual charitable donation：An innovative study on philanthropy in China [J]. The Journal of Chinese Sociology，2020，7（1）：22.

⑥ Winstead V., Anderson W. A., Yost E. A., Cotten S. R., Warr A., Berkowsky, R. W. You can teach an old dog new tricks：A qualitative analysis of how residents of senior living communities may use the web to overcome spatial and social barriers [J]. Journal of Applied Gerontology，2012，32（5）：540-560.

同时，B组的实证结果表明，与网友打电话、见面或成为线下朋友的可能性大小并不直接影响老年人的心理福祉。一种解释是，不同于年轻群体，对于老年人这一群体来说，他们很少在线下与网友见面，或者与网上认识的人发展成线下的朋友。但是随着老年人在线社交活动的增加，这可能在未来成为一个行之有效的作用机制。

四、影响机制之孤独感减少

如前文所述，在线社交互动可以通过减少孤独感，进而改善老年人心理福祉（Cotten等，2013；Erickson和Johnson，2011；Heo等，2015）[1][2][3]。由于2014～2018年CFPS的问卷问题和答案设计有所不同，并没有统一的孤独感变量，我们无法直接使用固定效应模型探究这一机制，故而在本节，我们采用滞后项融入横截面数据探讨中介机制的结构模型方程，进一步分析如果一个老年人在2016年使用互联网社交功能，如何影响其2016年的孤独感程度进一步影响2018年的心理福祉。在滞后项横截面结构方程中充分了解孤独感这一影响机制起作用的路径，并避免逆向相关。换句话说，这种方法使我们能够就过去的网络社交情况与现在的老年人主观幸福感之间的关系做出探究，并通过结构方程模型探究孤独感降低所起到的中介效应。基本思路在于，虽然2016年的在线社交互动与2018年的生活满意度没有直接关系。但是，它可以通过2016年的孤独感为中介，进一步作用于2018年的生活满意度。如图2-6所示，尽管老年人网络社交对其生活满意度没有显著的直接影响，但网络社交功能能通过减少孤独感，进而提高他们的生活满意度。在这个横断面分析中，我们没有发现网络社交对与家人共进晚餐的时间以及人际信任存在显著影响。不过，在我们的面板数据分析中，后者的中介效应被强烈证实。我们的结论主要基于纵向研究，该研究解决了横截面研究中对个人内生性偏差的担忧。本部分内容主要聚焦孤独感这一渠道。

① Cotten S. R., Anderson W. A., McCullough B. M. Impact of internet use on loneliness and contact with others among older adults: Cross-sectional analysis [J]. Journal of Med Internet Research, 2013, 15 (2): e39.

② Erickson J., Johnson G. M. Internet use and psychological wellness during late adulthood [J]. Canadian Journal on Aging/La Revue canadienne du vieillissement, 2011, 30 (2): 197-209.

③ Heo J., Chun S., Lee S., Lee K. H., Kim J. Internet use and well-being in older adults [J]. Cyberpsychol Behav Soc Netw, 2015, 18 (5): 268-272.

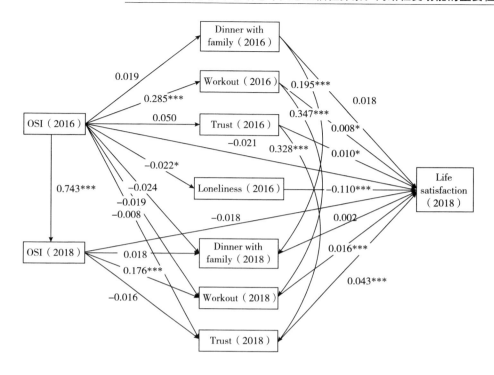

图2-6　含滞后项横截面中介效应结构方程模型

注：路径图中报告的模型系数是标准化的；为简洁起见，报告的是所关注的主要中介变量，以及农村/城市、性别、年龄和婚姻状况等控制变量。稳健的模型拟合指数：N = 4637，χ^2 = 126.2，df = 22，CFI = 0.977，TLI = 0.916，RMSEA = 0.032，SRMR = 0.016. * 表示p<0.1， * * 表示p<0.05， * * * 表示p<0.01。

综上所述，社交网络功能对老年人存在潜移默化的影响，这里面存在同伴效应，伴随着这一过程，改善时间分配模式、增加体育锻炼、提高人际信任、减少久坐时间和孤独感，对老年人群的生活满意度产生积极影响。根据现有研究，老年人的社会参与可以分为：一是正式的劳动市场参与和公共事务参与，如老年人继续参加可获得劳动报酬的生产劳动或者退休以后继续进行有酬工作；二是非正式参与，参与一切社会的活动，包括参与非官方经济发展活动、社会文化活动、人际交往活动等。本章证实的这些有效路径，在增加非正式的社会参与和减少社会隔离上都有积极作用，本章的假设 H2-3 得以证明。

五、关于不同数字技术功能的讨论

数字技术进步从根本上改变了我们的世界。工作、教育、休闲、社交和许多其他活动都发生在数字空间。数字技术功能有众多体现，但是并非每一种形式的在线参与都会对老年人主观幸福感产生显著的、积极的影响。即使有影响，其作用方式通常也不尽相同。为了充分探究数字技术使用的影响，本章在研究中对不同的在线活动进行了回归分析，包括在线教育、在线娱乐和在线商务（见表 2-6）。如前文所述，在线学习是一种由老年人自行决定并参与的活动，是一种较少与他人联系、鲜少有社会互动的在线行为。而网络社交活动度量的则是老年人使用社交网站（如 Facebook、QQ 空间、豆瓣网站）、即时通信（如微信、QQ）的情况。在线娱乐活动指的是使用互联网听音乐、看视频等。由于其娱乐本质，在线娱乐活动可以带来更多的快乐，促进产生即时满足感，进而提高生活满意度。网上娱乐的系数显著为正，为 0.028，与之相比，OSIs 的系数明显更大。这与使用与满足理论一致，也与消费者理论基本论述一致。

表 2-6 不同的在线活动与老年人心理福祉

因变量	(1) 生活满意度	(2) 锻炼	(3) 看电视和电影的时间	(4) 与家人共进晚餐的时间	(5) 阅读	(6) 人际信任
在线教育	0.016 (0.014)	0.053 (0.050)	−0.095 (0.153)	0.034 (0.023)	0.024*** (0.004)	0.041 (0.046)
常数	3.184*** (0.036)	2.274*** (0.129)	14.314*** (0.399)	6.726*** (0.060)	0.099*** (0.010)	7.610*** (0.120)
样本数	15386	15382	15359	14380	15386	15274
R-squared	0.538	0.557	0.617	0.496	0.639	0.550
因变量	(1) 生活满意度	(2) 锻炼	(3) 看电视和电影的时间	(4) 与家人共进晚餐的时间	(5) 阅读	(6) 人际信任
在线商务	0.021 (0.024)	0.021 (0.085)	−0.027 (0.262)	−0.085** (0.039)	−0.006 (0.007)	0.066 (0.079)
常数	3.185*** (0.036)	2.280*** (0.129)	14.303*** (0.398)	6.735*** (0.060)	0.103*** (0.010)	7.612*** (0.120)
样本数	15386	15382	15359	14380	15386	15274
R-squared	0.538	0.557	0.617	0.496	0.638	0.550

续表

因变量	（1）生活满意度	（2）锻炼	（3）看电视和电影的时间	（4）与家人共进晚餐的时间	（5）阅读	（6）人际信任
在线娱乐	0.028***	0.028	−0.115	0.010	0.006**	0.018
	(0.010)	(0.036)	(0.112)	(0.016)	(0.003)	(0.034)
常数	3.179***	2.274***	14.334***	6.728***	0.101***	7.611***
	(0.036)	(0.129)	(0.399)	(0.060)	(0.010)	(0.121)
样本数	15386	15382	15359	14380	15386	15274
R-squared	0.539	0.557	0.618	0.496	0.638	0.550

注：其他控制变量与表2-2相同。

实证结果表明网络社交活动在提高老年人的幸福感方面是最有效的。这两种在线活动通过不同的方式影响中国老年人的心理福祉。在线娱乐活动对锻炼时长、花在电视或电影上的时间以及人际信任没有产生显著的影响，而它却增加了阅读的可能性。由此可见，在线娱乐可以促进更高的生活满意度，但是与网络社交发挥作用方式不同。同时，我们发现在线教育（包括搜索学习资料或参加在线课程等）和在线商业活动（如在线购物、使用网银等）对老年人的生活满意度没有显著影响。同时，实证结果表明，在线教育和在线商业活动并不会影响前文检验的所有网络社交影响中国老年人心理福祉的有效机制变量。具体而言，在线学习与在线商业活动的增加并没有显著增加锻炼活动、减少看电影和电视的时间，或增进人们对陌生人或邻居的信任。但在线教育与阅读行为呈正相关，这可能是提升生活满意度的路径所在。尽管如此，在线教育对生活满意度的总体影响并不够显著。同时，我们还发现在线商业活动显著减少了与家人共进晚餐的时间。总而言之，并不是全部的数字技术功能都会积极影响老年人的心理福祉，不同的在线活动也以不同的方式和途径作用于老年人的幸福感。因此，假设H2-1得到了证明。此外，在线教育和在线商业活动这两种在线活动的检验可以作为安慰剂测试，间接地支持网络社交和老年人心理福祉之间的因果关系。

六、稳健性检验

在以上主要分析中，我们将网络社交活动作为一个连续变量进行处理，为了进行更多稳健性检验，我们采用不一样的测量方法。指标一代表老年人是否使用互联网进行社会交往的虚拟变量，指标二采用分组虚拟变量来区分 OSIs 的不同使用频率。实证方法与主表相同，具体回归结果如表 2-7 所示。实证结果表明，前文结论稳健，即网络社交活动有助于老年人提高生活满意度。这种提升作用可能是通过增加有利于健康的行为，改善时间分配模式（例如：减少在电视前的时间，增加阅读时间与体育活动时间）以及增加人际的信任来实现。不仅如此，网络社交活动也增加了与在线朋友的离线联系。我们期望密集的在线社会活动可以创造离线社会资本，在未来这一渠道将改善老年人口的心理福祉。而不同频率分组的回归，显示网络社交活动的影响主要作用于那些较为频繁进行 OSIs 的用户。

表 2-7　稳健性检验

因变量	生活满意度	锻炼	看电视和电影的时间	每周的家庭聚餐	同网友打电话	与网友见面	网友成为现实朋友	阅读	人际信任
A 组	(1)	(2)	(3)	(4)	(5)	(6)	(7)	(8)	(9)
OSIs	0.187***	0.473**	-1.733***	0.017	0.051***	0.046***	0.046***	0.035**	0.325*
	(0.052)	(0.187)	(0.574)	(0.085)	(0.006)	(0.005)	(0.005)	(0.015)	(0.173)
常数	3.178***	2.260***	14.380***	6.729***	-0.002	-0.002	0.000	0.101***	7.601***
	(0.036)	(0.129)	(0.399)	(0.060)	(0.004)	(0.003)	(0.004)	(0.010)	(0.120)
样本数	15386	15382	15359	14380	15389	15389	15389	15386	15274
R-squared	0.539	0.557	0.618	0.496	0.550	0.506	0.528	0.638	0.550
B 组	(1)	(2)	(3)	(4)	(5)	(6)	(7)	(8)	(9)
基础组	从不使用								
1. 数月一次	0.276	0.435	-0.858	-0.052	0.040	0.039*	0.039	0.204***	0.531
	(0.238)	(0.854)	(2.630)	(0.400)	(0.028)	(0.023)	(0.025)	(0.068)	(0.788)
2. 每月一次	0.253	0.206	-2.397	-0.007	0.038	0.038	0.036	-0.043	0.200
	(0.242)	(0.869)	(2.678)	(0.397)	(0.028)	(0.023)	(0.025)	(0.069)	(0.803)
3. 每月 2~3 次	0.076	0.713	-1.620	0.172	0.027	0.027	0.114***	0.168***	-0.434
	(0.178)	(0.638)	(1.966)	(0.312)	(0.021)	(0.017)	(0.019)	(0.051)	(0.592)
4. 每周 1~2 次	0.168	-0.035	-1.948*	-0.078	0.094***	0.097***	0.100***	-0.021	0.225
	(0.104)	(0.373)	(1.151)	(0.171)	(0.012)	(0.010)	(0.011)	(0.030)	(0.345)
5. 每周 3~4 次	0.164	0.457	-1.116	-0.185	0.105***	0.078***	0.081***	-0.051*	0.132
	(0.109)	(0.391)	(1.205)	(0.177)	(0.013)	(0.010)	(0.011)	(0.031)	(0.361)
6. 每天	0.204***	0.624***	-1.870***	0.096	0.026***	0.025***	0.012*	0.058***	0.498**
	(0.064)	(0.230)	(0.708)	(0.105)	(0.007)	(0.006)	(0.007)	(0.018)	(0.213)

续表

因变量	生活满意度	锻炼	看电视和电影的时间	每周的家庭聚餐	同网友打电话	与网友见面	网友成为现实朋友	阅读	人际信任
B 组	(1)	(2)	(3)	(4)	(5)	(6)	(7)	(8)	(9)
样本数	15386	15382	15359	14380	15389	15389	15389	15386	15274
R-squared	0.539	0.557	0.618	0.496	0.553	0.509	0.532	0.639	0.550

注：其他控制变量与表 2-2 相同。

第四节 影响规律探索与政策启示

数字技术进步和人口老龄化两大趋势正在全球范围内迅速融合。这个现象预示着社会经济格局和跨部门商业模式将发生巨大的变化。老龄化是生命的必然阶段，因此，探究数字技术影响老年人福祉的规律，为今世后代创造一种健康、积极的老龄化体验十分必要。

本章通过使用具有全国代表性的面板数据，检验了数字技术使用方式与中国老年人的心理福祉之间的关系。与已有文献相比，我们通过固定效应估计和含滞后项的结构方程模型进行因果推断，提供了一个纵向的研究。不仅如此，我们在度量上有了更细分的互联网指标，没有采用以往研究中常用的互联网使用的一般指标，而是采用了更具体的互联网使用功能类型指标，更细致和全面地探究互联网使用对老年人幸福感的影响。在我们的主要结果中，我们重点分析在线社交互动的影响，并将这一功能与其他在线活动功能进行比较。研究结果表明，在线社交活动可以通过减少孤独感、促进非正式的社会参与（参加户外体育活动）、增加有利于健康的时间分配、增进人际信任来改善中国老年人的生活满意度。然而，通过对不同在线活动的比较，我们可以看出，上网并不一定会使老年人的幸福感受提升。例如，在线商业活动和在线教育并不能提高老年人的生活满意度。总体来看，在线社会互动是提高他们幸福感的一个宝贵工具。

我们的研究结果对致力于运用数字技术提升老年人健康和幸福的政策制定者和第三方组织都具有重要启示。2020 年突发性公共卫生事件的发生等因素导致了全球数字化转型进一步加快，我国也是如此。老年人口的数字技术应用水平也得到了显著提高，新媒体的使用对老年人的生活也发挥着重要的作用。自 2021 年以来，在中央政府的大力倡导下，中国地方政府不断改造互联网应用程序，使其适合老年人使用，并推动落实互联网支持服务，以帮助老年人。当下，为了解决老年人在使用智能技术时遇到的困难，已经实施了一些举措。这些措施可以帮助老年人克服数字鸿沟的障碍，帮助老年人分享数字产业的成果。总体上，在社会参与层面，政府、家庭、社区与公益组织等多方主体应协同参与，努力提升老年人的数字技术使用意愿、应用能力和总体素养水平。同时，当政府和从业人员寻求提高老年人幸福感的干预措施时，首先可以考虑推动互联网社交功能的使用。相较于其他数字技术功能，网络社交改变了时空的概念，不仅让老人更多地与外界交流，与家人保持联系，还能通过网络空间的拓展延展到线下，带领老年人积极参与到非正式社会活动中去，进而改善自我身心健康。数字技术对实现社会包容日益重要，数字无障碍化应该能够帮助老年人与家人和朋友保持密切联系，克服社会孤立和孤独感。

其次，将老年人充分纳入数字时代，就必须推行符合老年人需求的数字技术和数字技能，使数字无障碍化。在数字无障碍要求下，应创建包容性强、适合老年人的数字环境和社区发挥重大作用。目前，对于老年人来说，卫生服务领域最为成熟，然而，休闲和娱乐等其他许多领域仍有待发展。凭借电子卫生与健康应用程序，老年人能够管理自己的健康并保持独立。网络娱乐和网络购物等功能产品，应该"适老化"优化，从产品设计、内容建设和用户服务等方面展开。比如，抖音等短视频 App 上线长辈模式等改良是很好的探索，本书后面部分章节笔者聚焦抖音等短视频 App 的使用。

最后，在本章研究中我们主要利用现有的微观调查数据，得益于其在全国范围内的取样，但也受到了其调查设计的限制。例如，调查问卷中只有一个直接和简单的生活满意度测量结果。每个在线活动都没有问及具体的内容，例如没有具体的在线教育内容或查看的信息种类。受限于信息的可获得性，我们只检验了网络社交活动、在线教育活动、在线商业活动和在线娱乐活动的频率对老年人生活满意度的影响。在未来的研究我们将对不同功能的具体内容以及更多的机制渠道（例如，正式的社会参与）进行分析探究。另外，我们已经考虑了时间不变的内生因素，但随着时间变化因素有可能会影响参数估计。如果可能的话，需要更高级的研究设计来进一步探究因果关系，例如在控制外部环境不变的条件下，探究纵向研究中不同方法的差异。

第三章　2018~2020 年老年人孤独感变化和互联网调节作用

在本章内容中，我们聚焦老龄人口心理健康变化和新媒体支持作用展开深入研究。目前，大多数相关研究集中在发达地区和西方国家，而研究发展中国家老年人相对较少。本章实证检验了 2018~2020 年中国老年人孤独感、互联网使用和家庭交往的变化，挖掘数字技术运用在缓解孤独感方面的作用。具体实证方法上，首先，我们基于 2018 年和 2020 年两轮中国家庭面板数据研究调查涵盖的约 4944 名 60 岁及以上的受访者进行了个人固定效应回归模型估计中国老年人孤独感、互联网使用和家庭交往状况在 2018~2020 年产生的变化，并通过结构方程模型进一步检验了网络使用和社交媒体使用对孤独感影响并挖掘社会连通性在其中的中介作用。其次，我们将样本根据性别、城乡等进行细分，检验影响的异质性。固定效应估计结果表明，2018~2020 年老年人孤独感增加，家庭接触减少，主动或被动的更多使用互联网。无论是面板数据固定效应估计模型，还是横截面结构方程模型估计，结果一致地证实，2018~2020 年，老年人使用互联网有助于与子女进行更多的接触和会面，并因此减轻孤独感。老年人的数字化融入有助于改善精神健康，缓解孤独感。公共部门需要考虑以有针对性的方式加快数字化，以缩小年龄群体间、城乡地区间的数字鸿沟。

　　避免社会孤立（Social Isolation）是老年人福祉和健康老龄化的重要决定因素。而社会孤立加剧和日常正常生活功能中断对老年人十分不利。相较于年轻人，他们承担着更高的社会孤立风险（Cudjoe 和 Kotwal，2020）①。但值得注意的是，这一期间数字技术的使用有助于拉近社交距离、弥合社交孤立，提高老年人的心理福祉，改善其心理孤独状态。

　　众所周知，老年人和青年人之间存在显著的代际数字鸿沟，然而 2020 年我国老年人使用网络的比例明显提高，代际数字鸿沟呈现一定程度的缩小。代际数字鸿沟是数字鸿沟的一种，即横亘于上一代人与下一代人之间的数字鸿沟，指老龄群体与年轻群体之间由于数字化能力的差别而造成的信息落差、行为阻隔和代际进一步隔阂的趋势。2020 年，各类数字化应用加速普及，如二维码、在线购物以及智能手机的广泛使用，代际数字鸿沟现象以及由此带来的矛盾和冲突也越来越多，越来越引人注目。与年轻人不同，老年人对新技术的接受程度低，使用程度低，受益于数字技术的概率也往往较低。在美国，年龄最大（65 岁以上）和年龄最小（18~29 岁）的成年人在互联网使用方面的差距在 2012 年为 56%，而 2021 年这一差距为 21%（Auxier 和 Anderson，2021）②。2020 年，发展中国家年轻人（15~24 岁）互联网连接的可能性是其他年龄人口的 1.32 倍（International Telecommunication Union，2021）③。在中国，截至 2020 年底，中国老年人口占比为 18.7%，但 60 岁及以上互联网用户占总网络用户的比例仅为 11.2%（Bao 等，2021，Liu 等，2022）④。

　　2020 年初，中国出色地利用数字技术追踪日常生活并遏制了传染疾病的传播，移动互联网技术在此期间发挥了不可替代的作用。比如，人们需要二维码才能乘坐公共交通工具、寻求医疗保健和进入超市或其他公共场所（Tai 等，2021；

①　Cudjoe T. K.，Kotwal A. A. "Social distancing" amid a crisis in social isolation and loneliness ［J/OL］. Journal of the American Geriatrics Society，2020，68（6）：E27.

②　Auxier B.，Anderson M. Social media use in 2021 ［C］. Pew Research Center，1，2021：1-4.
　　Allison P. D. Fixed effects regression models ［M］. SAGE Publications，2009.

③　International Telecommunication Union. Measuring ditigal development facts and figures 2021 ［EB/OL］. https：//www. itu. int/en/ITU-D/Statistics/Pages/facts/default. aspx.

④　Bao B.，Wu Y.，Shi X.，Rong D.，Zhu L.，Wang Y. The influence analysis of public health emergencies on mood fluctuations of depression and related factors in the elderly in Shanghai ［J］. Chinese Journal of Geriatrics，2021：227-231；Liu J.，Kwan C.，Deng J.，Hu Y. The mental health impact of the COVID-19 pandemic on older adults in China：A systematic review ［J］. International Journal of Environmental Research and Public Health，2022，19（21）：14362.

Wang 和 Jia，2021)[1][2]。这些措施加速了老年人口的数字化，有利于缩小代际数字鸿沟。60 岁及以上互联网用户的比例从 2019 年的 6.7%增加到 2020 年的 11.2%。尽管许多年长的中国成年人在二维码、移动支付和数字化信息这些陌生领域中仍然面临着相当大的困境，但此期间这种意想不到的数字包容会让他们受益吗？强制性数字使用政策是否产生额外的外溢效应？我们的第二个目标是检验老年人互联网采纳的影响和探讨互联网是否影响社交疏离进而改善老年人的心理健康状况。

通过纵向研究设计，本章研究检验 2018~2020 年老年人心理健康的变化以及数字技术使用的影响，并进一步探讨了潜在的社会连通机制。本章研究从以下三个方面对文献做出了贡献：第一，考虑到发展中国家和发达国家之间的社会经济发展阶段的差异，多影响因素作用下健康状况也会存在差异，本章的研究是有必要的。第二，现有研究，多为横截面设计或小样本的研究设计，存在一定限制，很难阐明因果关系。据我们所知，采用面板数据检验此研究问题的现有文献有限，针对中国的研究更是空白。第三，现有研究中，聚焦研究探讨互联网使用能否缓冲改善 2020 年老年人心理健康负面状况的实证研究更是凤毛麟角。在此次事件中，老年人在保持社交距离时，更多地使用数字技术保持社交联系。对此展开研究，提供更多的经验证据十分必要。我们的研究结果将有助于政策制定者和从业者制定战略，以减轻社会变化造成对老年人的不利影响，也有助于缓解老年人日益普遍的社会孤立现象。

第一节　理论背景

一、老年人心理健康影响研究

根据现有文献，健康状况和社会隔离是老年群体幸福感的两个主要决定因素

① Tai Z．，Yu X．，He B. Locked down through virtual disconnect：Navigating life by staying on/off the health QR code during COVID-19 in China［J］. Convergence，2021，27（6）：1648-1662.
② Wang T．，Jia F. The impact of health QR code system on older people in China during the COVID-19 outbreak［J］. Age and Ageing，2021，50（1）：55-56.

（Nemitz，2022）①。首先。社交隔离，剥夺了个人的社会资源，并可能导致个人医疗健康需求无法得到直接满足（Coyle 和 Dugan，2012）②。其次，社交活动的减少，居家生活增加，导致孤独感的增加，进而可能导致更严重的抑郁和焦虑症状（Santini 等，2020）③。关于孤独感对心理福祉的影响，Hamermesh（2020）指出，当独处的时间越多，人们的生活满意度就越低④。孤独会影响神经内分泌功能，并与不良的睡眠习惯有关。孤独的人更有可能有着其他更糟糕的健康行为，例如不良的生活方式，更多的吸烟和饮酒行为，以及极少进行体育锻炼等，从而可能导致心血管疾病和精神健康方面的问题（Davies 等，2021）⑤。再次，老年人的认知功能可能会受到影响。Cai（2022）强调社交活动对老年人的认知功能的改善有着显著的积极影响⑥，而保持社交距离或居家隔离等政策会直接导致社交互动的减少和孤独感的增加，因而可能会对老年人认知功能产生负面影响。不仅如此，Kessler 和 Staudinger（2007）曾建议，对于老年人来说，与青少年互动可以缓解因为年龄原因导致的认知行为和认知情绪上的健康问题，帮助老年人更好地改善认知功能，并帮助他们提高情绪调节的能力⑦。在居家隔离的相关社会政策影响下代际交往受到了显著的影响。此外，健康经济学家发现，在降低人们幸福感的众多健康因素之中，心理健康问题起着最为严重的负面作用（Ásgeirsdóttir 等，2020；Graham 等，2011；Howley，2017；Powdthavee 和 Van

① Nemitz J. Increasing longevity and life satisfaction：Is there a catch to living longer？［J］. Journal of Population Economics，2022，35（2）：557-589.

② Coyle C E，Dugan E. Social isolation，loneliness and health among older adults［J］. Journal of Aging and Health，2012，24（8）：1346-1363.

③ Santini Z I，Jose P E，Cornwell E Y，et al. Social disconnectedness，perceived isolation and symptoms of depression and anxiety among older Americans（NSHAP）：A longitudinal mediation analysis［J］. The Lancet Public Health，2020，5（1）：62-70.

④ Hamermesh D S. Life satisfaction，loneliness and togetherness，with an application to Covid-19 lock-downs［J］. Review of Economics of the Household，2020，18（4）：983-1000.

⑤ Davies K，Maharani A，Chandola T，et al. The longitudinal relationship between loneliness，social isolation，and frailty in older adults in England：A prospective analysis［J］. The Lancet Healthy Longevity，2021，2（2）：70-77.

⑥ Cai S. Does social participation improve cognitive abilities of the elderly？［J］. Journal of Population Economics，2022，35（2）：591-619.

⑦ Kessler E M，Staudinger U M. Intergenerational potential：Effects of social interaction between older adults and adolescents［J］. Psychology and aging，2007，22（4）：690.

Den Berg，2011)①②③④。据此，笔者预测此次突发事件和社会变化恶化了老年人的身心状况，降低了老年人的生活满意度。

尽管许多人认为患有慢性病和缺乏技术设施的老年人可能会不成比例地遭受孤独感的折磨，但事实上，他们在此期间通过其独特的适应机制表现出了很大的韧性，应对各种社会变化，以保持自我的身心健康（Minahan 等，2021)⑤。现存文献聚焦不同年龄群体，提供了很多基于横截面数据的实证设计得出的研究结论。有部分研究发现与年轻群体相比，老年人群体自我汇报的与流行病相关的压力更少，生活变化更少，社会隔离更少（Birditt 等，2021；Yong 等，2021)⑥⑦。部分研究聚焦老年人口，比如，Macdonald 和 Hülür（2021）针对瑞士 99 名老年人的微观纵向研究显示，老年人的情绪和孤独感受到了显著的负面影响⑧；Krendl 和 Perry（2021）对 120 名老年人进行了小样本研究，发现老年人在流行病暴发后呈现了更高程度的抑郁和孤独感，并且社会连通和紧密程度与这一变化显著相关⑨。也有部分研究提供了不一样的结论，如孤独感并未受到影响（Lu-

① Ásgeirsdóttir T L，Birgisdóttir K H，Henrysdóttir H B，et al. Health-related quality of life and compensating income variation for 18 health conditions in Iceland［J］. Applied Economics，2020，52（15）：1656-1670.

② Graham C，Higuera L，Lora E. Which health conditions cause the most unhappiness？［J］. Health economics，2011，20（12）：1431-1447.

③ Howley P. Less money or better health？Evaluating individual's willingness to make trade-offs using life satisfaction data［J］. Journal of Economic Behavior & Organization，2017，135：53-65.

④ Powdthavee N，Van Den Berg B. Putting different price tags on the same health condition：Re-evaluating the well-being valuation approach［J］. Journal of health economics，2011，30（5）：1032-1043.

⑤ Minahan J.，Falzarano F.，Yazdani N.，Siedlecki K. L. The COVID-19 Pandemic and Psychosocial Outcomes Across Age Through the Stress and Coping Framework［J］. The Gerontologist，2021，61（2）：228-239.

⑥ Birditt K. S.，Turkelson A.，Fingerman K. L.，Polenick C. A.，Oya，A. Age Differences in Stress，Life Changes，and Social Ties During the COVID-19 Pandemic：Implications for Psychological Well-Being［J］. The Gerontologist，2021，61（2）：205-216.

⑦ Yong J. H.，Mainprize J. G.，Yaffe M. J.，Ruan Y.，Poirier A. E.，Coldman A.，et al. The impact of episodic screening interruption：COVID-19 and population-based cancer screening in Canada［J］. Journal of medical screening，2021，28（2）：100-107.

⑧ Macdonald B.，Hülür，G. Well-being and loneliness in Swiss older adults during the COVID-19 pandemic：The role of social relationships［J］. The Gerontologist，2021，61（2）：240-250.

⑨ Krendl A. C.，Perry B. L. The impact of sheltering in place during the COVID-19 pandemic on older adults' social and mental well-being［J］. Journals of Gerontology Series B：Psychological Sciences and Social Sciences，2021，76（2）：e53-e58.8.

chetti 等，2020；Peng 和 Roth，2021）①②。这些不一致的发现可能与他们的研究方法和样本量有关。国内研究此次突发事件对老年人心理健康影响的研究不多。薛桂娥等（2021）和王梦雨等（2020）通过问卷调查的方式，研究中老年人心理健康状况发现中老年人在这两年较过往更易出现心理健康问题，并且身体健康情况差者心理健康问题更明显③④。在过去的二十年里，世界经历了几次大规模的突发公共卫生事件，包括严重急性呼吸系统综合征（SARS）、禽流感（H5N1）、猪流感（H1N1）、脑膜炎、埃博拉。在全球发展历史上来看，这些传染病已经威胁到全球的公共卫生、经济发展、生活质量等（Adda，2016；Almond，2006；Bennett 等，2015；Kelly，2011）⑤⑥⑦⑧。当下全球老龄化进程逐步深化，老年群体的幸福感变得越来越重要。

二、互联网使用与老年人的心理健康

大量现有传播学和社会学文献已经提供证据表明和支持互联网使用与老年人的心理健康呈显著正相关（Nakagomi 等，2022；Xu 和 Huang，2021）⑨⑩。在现有文献中，老年人的精神健康常常用孤独感、抑郁症状和焦虑来度量（Lampinen

---

① Luchetti M., Lee J. H., Aschwanden D., Sesker A., Strickhouser J. E., Terracciano A., Sutin A. R. The trajectory of loneliness in response to COVID-19 [J]. American Psychologist, 2020, 75 (7): 897.

② Peng S., Roth A. R. Social isolation and loneliness before and during the COVID-19 pandemic: A longitudinal study of U. S. adults older than 50 [J]. Journals of Gerontology Series B: Psychological Sciences and Social Sciences, 2021, 61 (7): 334-335.

③ 薛桂娥，李金秀，陈诗韵，曹蒙蒙，娄信. 新型冠状病毒肺炎疫情下老年人心理健康状况及影响因素分析 [J]. 饮食保健，2021 (36): 110.

④ 王梦雨，刘小蕾，郭虹，范宏振，姜荣环，谭淑平. 新型冠状病毒肺炎疫情下中老年人的心理健康状况 [J]. 中华老年多器官疾病杂志，2020, 19 (4): 241-245.

⑤ Adda J. Economic activity and the spread of viral diseases: Evidence from high frequency data [J]. The Quarterly Journal of Economics, 2016, 131 (2): 891-941.

⑥ Almond D. Is the 1918 influenza pandemic over? Long-term effects of in utero influenza exposure in the post-1940 US population [J]. Journal of political Economy, 2006, 114 (4): 672-712.

⑦ Bennett D, Chiang C F, Malani A. Learning during a crisis: The SARS epidemic in Taiwan [J]. Journal of Development Economics, 2015, 112: 1-18.

⑧ Kelly E. The scourge of asian flu in utero exposure to pandemic influenza and the development of a cohort of british children [J]. Journal of Human resources, 2011, 46 (4): 669-694.

⑨ Nakagomi A., Shiba K., Kondo K., Kawachi I. Can online communication prevent depression among older people? A longitudinal analysis [J]. Jounal of Applied Gerontology, 2022, 41 (1): 167-175.

⑩ Xu Y., Huang Y. Chinese middle-aged and older adults' internet use and happiness: The mediating roles of loneliness and social engagement [J]. Jounal of Applied Gerontology, 2021, 40 (12): 1846-1855.

等，2006）①。老年人经常使用互联网与家人或朋友联系，加强家庭联系，提高社会参与度，获取社会支持，进而增进福祉（Barbosa 等，2018；Szabo 等，2019）②③。根据大多数现有的研究提供的经验证据，互联网的使用被证明有助于缓和社会孤立状况和缓解孤独感。但也有一部分研究表明，互联网的使用对老年人心理幸福感不存在显著影响（Elliot 等，2014；Slegers 等，2008）④⑤。Choi 和 DiNitto（2013）甚至发现，老年人使用互联网可能与更高水平的焦虑程度和更严重的抑郁症状显著相关⑥。Huang（2010）和 Nie 等（2016）在他们针对整体人口的研究分析中也发现互联网使用对老年人心理健康的负面影响⑦⑧。这些不一致、矛盾的研究发现可能归因于他们使用的方法问题或研究对象存在的社会差异。由于缺乏面板数据，互联网使用与老年人幸福感之间的因果关系远未建立（Casanova 等，2021）⑨。值得注意的是，社会隔离加剧的 2020 年，数字技术成为一个重要的工具与世界连接，与人交流，进行社会参与，避免社交孤立。

三、大规模公共卫生事件、互联网使用与心理健康

数字技术最直接，也是最重要的功能是可以低成本地让人们保持信息和联

① Lampinen P. , Heikkinen R. L. , Kauppinen M. , Heikkinen E. Activity as a predictor of mental well-being among older adults ［J］. Aging and mental health, 2006, 10 (5): 454-466.

② Barbosa Neves B. , Fonseca J. R. , Amaro F. , Pasqualotti A. Social capital and Internet use in an age-comparative perspective with a focus on later life ［J］. PloS one, 2018, 13 (2): e0192119.

③ Szabo A. , Allen J. , Stephens C. , Alpass F. Longitudinal analysis of the relationship between purposes of internet use and well-being among older adults ［J］. The Gerontologist, 2019, 59 (1): 58-68.

④ Elliot A. J. , Mooney C. J. , Douthit K. Z. , Lynch M. F. Predictors of older adults' technology use and its relationship to depressive symptoms and well-being ［J］. Journals of Gerontology Series B: Psychological Sciences and Social Sciences, 2014, 69 (5): 667-677.

⑤ Slegers K. , van Boxtel M. P. J. , Jolles J. Effects of computer training and internet usage on the well-being and quality of life of older adults: A randomized, controlled study ［J］. Journals of Gerontology Series B: Psychological Sciences and Social Sciences, 2008, 63 (3): 176-184.

⑥ Choi N. G. , Dinitto D. M. Internet use among older adults: Association with health needs, psychological capital, and social capital ［J］. Journal of Medical Internet Research, 2013, 15 (5): e97-e97.

⑦ Huang C. Internet use and psychological well-being: A meta-analysis ［J］. Cyberpsychology, behavior, and social networking, 2010, 13 (3): 241-249.

⑧ Nie J. , Zhang W. , Chen J. , Li W. Impaired inhibition and working memory in response to internet-related words among adolescents with internet addiction: A comparison with attention-deficit/hyperactivity disorder ［J］. Psychiatry Research, 2016, 236: 28-34.

⑨ Casanova G. , Zaccaria D. , Rolandi E. , Guaita A. The effect of information and communication technology and social networking site use on older people's well-being in relation to loneliness: Review of experimental studies ［J］. Journal of Medical Internet Research, 2021, 23 (3): e23588-e23588.

系。同上所述，越来越多的学者开始研究互联网使用与心理健康问题的关联，但是大多数研究并未聚焦老年人人口（Gao 等，2020）[1]。Chu 等（2021）在一项为期 21 天的研究中，研究了香港老年人的信息搜索模式，发现从更多来源获得信息会让他们变得更加担忧[2]。Nimrod（2022）在 2020 年对 60 岁及以上的以色列互联网用户进行了 ICT（信息和通信技术）引发的相关压力调查发现压力水平增加[3]。老年人群体与其他群体之间的数字资本差异，也可能会让那些很少使用互联网的老年人产生严重的担忧（Yoon 等，2020）[4]。他们可能会变得更加孤立，导致精神状况更糟糕和身体健康状况恶化。

四、本章研究内容

在本章的研究中，我们从老年人孤独感切入，研究老年人的心理健康。孤独感是当个人与他人的关系不符合他或她的期望时会产生的一种情绪感受（Russell 等，1980）[5]。社会连通（Social Contact）是一种与他人感觉亲近和紧密联系的感觉体验。这种经历涉及被爱、被关心和被重视的感觉，并构成人际关系的基础（Baumeister 和 Leary，2017、1995）[6][7]。学者们很早便提出了社会交往、社会联系与孤独感之间的关系（Perlman 和 Peplou，1981）[8]。尽管

---

[1] Gao J., Zheng P., Jia Y., Chen H., Mao Y., Chen S., Wang Y., Fu H., Dai J. Mental health problems and social media exposure during COVID-19 outbreak [J]. PloS one, 2020, 15 (4): e0231924-e0231924.

[2] Chu D. K., et al. Introduction of ORF3a-Q57H SARS-CoV-2 variant causing fourth epidemic wave of COVID-19, Hong Kong, China [J]. Emerging Infectious Diseases, 2021, 27 (5): 1492.

[3] Nimrod G. Technostress in a hostile world: Older internet users before and during the COVID-19 pandemic [J]. Aging & Mental Health, 2022, 26 (3): 526-533.

[4] Yoon H., Jang Y., Vaughan P. W., Garcia M. Older adults' internet use for health information: Digital divide by race/ethnicity and socioeconomic status [J]. Jounal of Applied Gerontology, 2020, 39 (1): 105-110.

[5] Russell D., Peplau L. A., Cutrona C. E. The revised UCLA Loneliness scale: Concurrent and discriminant validity evidence [J]. Journal of Personality and Social Psychology, 1980, 39 (3): 472.

[6] Baumeister R. F., Leary M. R. The need to belong: Desire for interpersonal attachments as a fundamental human motivation [J]. Interpersonal Development, 2017: 57-89.

[7] Baumeister R. F., Leary M. R. The need to belong: Desire for interpersonal attachments as a fundamental human motivation [J]. Psychological Bulletin, 1995, 117 (3): 497-529.

[8] Perlman D., Peplau L. A. Toward a social psychology of loneliness [J]. Personal Relationships, 1981, 3: 31-56.

Routasalo 等（2006）澄清了孤独感和社交孤立（缺乏社交联系）是不同的概念[1]，但许多证据表明，与他人的联系给自身提供了保护和支持，而缺乏社交联系会导致孤独（Cacioppo 和 Hawkley，2009）[2]。Pinquart 和 Sorensen（2001）在他们一项综合分析中证实与家庭成员的接触为老年人摆脱孤独提供了必要的支持[3]。

本章首先基于突发公共卫生事件作为背景，检验其直接影响老年人跟外界的联系的状况，可以推断这些社会变迁要素对社会连接造成负面影响。其次在此期间互联网的使用作为社会接触和社会交往的重要工具。特殊时期，新媒体发挥着比正常社交更重要的作用，理应缓解任何社会联结受损下的负面影响。但是互联网使用与老年人心理健康之间的因果关系尚未确定。

第二节　研究数据和设计

我们的实证研究样本来自中国家庭面板调查数据库。这是一项针对全国居民具有代表性的调查数据。该调查数据的首轮调查时间是在 2010 年，每隔两年进行一次，并持续到现在，并采用了具有隐式分层的多级分层抽样程序。我们使用 2018 年和 2020 年两轮数据，重点关注 60 岁及以上的受访者，聚焦研究 2018~2020 年老年人口心理健康水平的变化。通过受访者独一无二的序列号，我们可以识别并匹配数据，构建平衡面板。因为问卷设计有所变化，我们进一步保留了两轮数据中的共同变量和样本，共含 4944 名老龄受访者。

1. 变量和度量

孤独感（loneliness）：笔者通过受访者每周感到孤独的频率来衡量孤独感水平，受访者的答案采用 1 到 4 分制。1：过去一周从没感觉到孤独，或者感觉到孤独的频率不到一天；2：过去一周有时会感觉到孤独，或者感觉到孤独的频率

① Routasalo P. E.，Savikko N.，Tilvis R. S.，Strandberg T. E.，Pitkälä K. H. Social contacts and their relationship to loneliness among aged people-a population-based study [J]. Gerontology，2006，52（3）：181-187.
② Cacioppo J. T.，Hawkley L. C. Loneliness. In M. R. Leary & R. H. Hoyle. Handbook of individual differences in social behavior [M]. The Guilford Press，2009：227-240.
③ Pinquart M.，Sorensen S. Influences on loneliness in older adults：A meta-analysis [J]. Basic and Applied social Psychology，2001，23（4）：245-266.

为 1~2 天；3：过去一周常常会感觉到孤独，或者感觉到孤独的频率为 3~4 天；4：过去一周大多数的时间都会感觉到孤独，或者感觉到孤独的频率为 6~7 天。孤独感是一种封闭心理的反应，是感到自身和外界隔绝或受到外界排斥所产生出来的孤伶苦闷的特殊情感。一般而言，短暂的或偶尔的孤独不会造成心理行为紊乱，但长期或严重的孤独感可引发某些情绪障碍，降低人的心理健康水平。孤独感还会增加与他人和社会的隔膜与疏离，而隔膜与疏离又会强化人的孤独感，久而久之势必导致疏离的个人体格失常。

会面和联系（Meet and Contact）：我们创建了两个与家庭联结相关的中介变量。在问卷数据收集的过程中，问卷会有针对性地咨询老年人，他们每个孩子与他们交流、见面的具体情况："在过去的半年里，你与孩子（具体孩子的名字）见面的频率是多少？""在过去的半年里，你多久通过电话、短信、信件或电子邮件等联系一次孩子（具体孩子的名字）？"受访者有可能没有孩子，也有 1 个或 1 个以上的孩子。他们的回答按孩子的出生顺序分别给出。具体答案按以下等级评分：0（从不）；1（半年 1 次）；2（2~3 个月 1 次）；3（每月 1 次）；4（每月 2~3 次）；5（每周 1~2 次）；6（每周 3~4 次）。我们根据每个受访者的全部答案，进行归纳总结，并将各孩子的回答加总，构造出两个变量会面和联系。根据统计结果显示，见面和联系两个变量的取值从 0 到 12，取值越高表示家庭联结越紧密。

互联网使用：我们使用了一个虚拟变量来衡量受访者是否使用互联网，1（通过手机或电脑使用互联网）和 0（从不使用）。相较 2020 年开始上网的老年人群体，2018 年已经上网的老年群体有更多的数字技术经验。因此我们生成一个相应的有序变量来度量受访者掌握的数字技能：2（2018 年已经使用互联网），1（2020 年开始使用互联网）和 0（从未使用）来表示差异。中国越来越多的老年互联网用户正在使用社交网络，特别是使用微信（CNNIC，2022）。2020 年的 CFPS 调查了受访者是否使用微信。微信作为一种多用途社交媒体、消息和支付应用程序，对中国社会产生了深远的影响。现有研究表明老年人可以利用在线社交功能获得社会支持，尤其是与家人和朋友保持联系，但社交网络使用、幸福感和认知功能之间的关系尚不明确（Leist，2013；Newman 等，2021；Zhou 等，2022）[1][2][3]。我们创建了 SNS 变量度量是否使用社交媒体功能，其中数值 1 代表使用和数值 0 代表从不使用。通过将 SNS 引入估计方程，我们可以度量网络社交在老年人心理福祉中所起的作用。

其他控制变量： 根据现有文献，我们在结构方程模型估计中控制了一系列人口特征和经济特征变量：性别（1＝男性，0＝女性）、居住地（1＝城市，0＝农村）、感知社会地位（从最低到最高评分 1~5）、年龄（以年为单位）、婚姻状况（1＝已婚/同居，0＝单身/丧偶/离婚）、教育水平（1~7 分，从文盲到高等教育分类）和自我评估健康状况（1~5 分，从最差到最好）。

2. 实证方法设计

在实证研究过程中，我们首先采用面板数据的固定效应估计模型，比较同一个受访者 2018~2020 年的状况变化。我们可以通过进行固定效应回归来控制个人不随时间变化的特征，计算个人层面的情绪变化（Allison，2009；Peng 和 Roth，2022）[4][5]，这样可以部分排除个人层面未观察到的特征带来的偏误（例如，人口统计学和遗传学上涉及的隐性因素）。在估计之前，我们进行了豪斯曼检验（$\chi^2 = 31.72$，p<0.001），检测结果支持选择固定效应模型和拒绝随机效应模型。在确定了老年人孤独感、网络使用、社会联系的基本变化之后，本章进一步使用不同的模型设定研究互联网使用对孤独感和家庭联系的影响，并分性别、城乡居民和不同年龄组进行异质性检验。

最后，本章使用含滞后项的结构方程模型来研究网络使用如何通过家庭联结对孤独感产生作用。在所有回归中，我们控制了年龄、性别、居住地区、社会地位、婚姻状况、受教育程度和健康状况。通过采用互联网使用滞后项的结构方程进行分析，有利于解决潜在的反向相关性问题，获取较为稳健的网络使用、网络技能和社交网络使用对孤独感的直接和间接影响。本章使用 Stata 16

① Leist A. K. Social media use of older adults：A mini-review ［J］. Gerontology，2013，59（4）：378-384.

② Newman L.，Stoner C.，Spector A. Social networking sites and the experience of older adult users：A systematic review ［J］. Ageing & Society，2021，41（2）：377-402.

③ Zhou D.，Xu Y.，Ai P. The effects of online social interactions on life satisfaction of older Chinese adults：New insights based on a longitudinal approach ［J］. In Healthcare. MDPI，2022，10（10）：1964.

④ Allison P. D. Fixed effects regression models ［M］. SAGE Publications，2009.

⑤ Peng S.，Roth A. R. Social isolation and loneliness before and during the COVID-19 pandemic：A longitudinal study of U. S. adults older than 50 ［C］. Journals of Gerontology Series B：Psychological Sciences and Social Sciences，2022.

计量软件进行分析。

第三节 实证分析结果

表3-1汇报了平衡面板数据所有变量的描述性统计数据。2018年受访者平均年龄为68岁，随后2020年平均年龄上升为70岁。其中50%为男性，48%的受访者生活在城市地区。2018年使用网络的比例为13.9%，随后2020年上升到16.8%。在2020年，在使用互联网的老年人群体中有89.8%的人使用微信。2020年在婚有配偶的老年人比例下降了12个百分点。教育和健康程度没有明显变化。我们对2018年和2020年的关键变量（孤独感、与孩子见面、联系的频率、使用互联网的比例）取了均值差异并进行检验。T检验统计数据显示，2018~2020年，孤独感平均值有了显著的上升、与家人见面和接触的频率则显著下降了，互联网使用的比例显著上升。

表3-1 平衡面板的描述性统计

变量名称	2018 年			2020 年			差异	T 值
	N	Mean（%）	标准差	N	Mean（%）	标准差		
孤独感（1-4）	3986	1.444	0.810	3986	1.504	0.843	0.06***	3.252
会面（0-12）	4944	5.973	4.415	4944	5.029	4.961	-1.012***	-11.166
联系（0-12）	4944	6.237	4.227	4944	5.349	4.473	-0.888***	-10.148
网络使用	4944	13.88	0.005	4944	16.8	0.005	0.030***	4.103
年龄（60-97）	4944	67.78	5.964	4944	69.78	5.966		
男性	4944	50.4	0.50	4944	50.4	0.50		
社会地位	4762	3.045	1.194	4762	3.232	1.155		
婚姻状态	4944	82.49		4944	70.29			
教育（1-7）	4944	2.022	1.120	4944	2.077	1.151		
健康（1-5）	4944	2.520	1.243	4944	2.570	1.263		
城市居民	4918	47.74	0.500	4907	48.14	0.500		

注：* 表示 p<0.05，** 表示 p<0.01，*** 表示 p<0.001。

1.2018~2020 年老年人孤独感、家庭联结和互联网使用变化

如图 3-1 所示，采用固定效应模型估计出来的结果表明 2018~2020 年老年人孤独感、家庭联结和互联网运用的变化与 T 检验的检测结果一致。老年人经历此次突发事件及其相关政策后孤独感显著上升，B = 0.060，SE = 0.016，p < 0.001，95%CI = ［0.030，0.090］。家庭内部老人与孩子的联系和接触显著减少了：与孩子们会面为因变量的估计结果，B = -1.012，SE = 0.066，p < 0.001，95%CI = ［0.030，0.090］；与孩子们联系为因变量的估计结果，B = 0.888，SE = 0.066，p < 0.01，95%CI = ［-1.141，-0.883］。同时，老年人使用互联网的比例也显著增加，B = 0.030，SE = 0.005，p < 0.001，95%CI = ［0.021，0.039］。

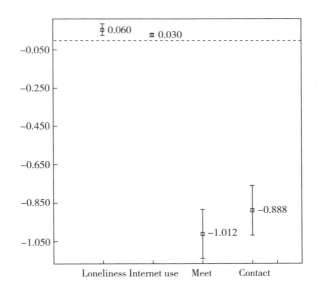

图 3-1　面板数据个体固定效应模型估计结果系数

注：图中为面板数据固定效应模型估计结果，误差条上下表示 95%置信区间。

在图 3-2 展示了检验联网使用对老年人孤独感和家庭联结影响的估计结果。互联网使用可以轻微缓解孤独感，B = -0.039，SE = 0.044，p = 0.38，95%CI = ［-0.126，0.048］。互联网使用对家庭接触有显著的正面影响，比如与孩子见面 B = 1.026，SE = 0.199，p < 0.001，95%CI = ［0.636，1.416］，与孩子联系，B = 1.328，SE = 0.200，p < 0.001，95%CI = ［0.935，1.721］。具体图 3-2 和图 3-3 的估计结果如表 3-2 所示。在图 3-3 和表 3-3 中，我们进行了不同群体之间的

异质性检验。由图 3-3 和表 3-3 可知，2018~2020 年，75 岁及以上的老年人口和居住在农村地区的老年人的孤独感提升较其他组别的老年人更为严重。男性和女性老年人之间孤独感不存在显著差异。

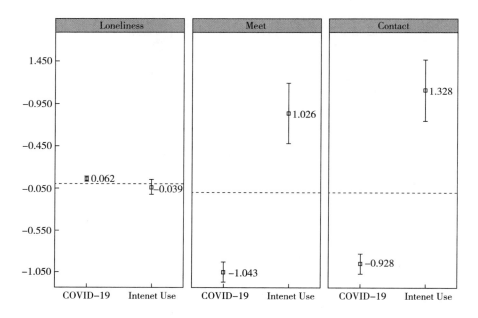

图 3-2　互联网使用减少老年人孤独感和增加家庭接触的实证证据

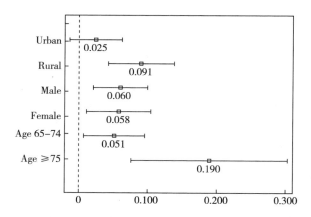

图 3-3　不同性别、居住地和年龄组的老年人孤独感影响的异质性检验

表 3-2 面板固定效应模型估计结果

	（1） 孤独感	（2） 互联网使用	（3） 见面	（4） 联系	（5） 孤独感	（6） 见面	（7） 联系
2020 年	0.060*** （0.016）	0.030*** （0.005）	-1.012*** （0.066）	-0.888*** （0.066）	0.062*** （0.016）	-1.043*** （0.066）	-0.928*** （0.066）
常数	1.444*** （0.011）	0.139*** （0.003）	5.973*** （0.047）	6.237*** （0.047）	1.450*** （0.013）	1.026*** （0.119）	1.328*** （0.200）
互联网使用					-0.039 （0.044）	5.831*** （0.054）	6.053*** （0.054）
固定效应	Y	Y	Y	Y	Y	Y	Y
观察值	7972	9888	9888	9888	7972	9888	9888
受访者	3986	4944	4944	4944	3986	4944	4944
R^2	0.647	0.791	0.740	0.716	0.648	0.742	0.719
F	14.978	40.260	237.201	179.552	7.879	132.521	112.518

注：括号为稳健标准错误；＊表示 p<0.1，＊＊表示 p<0.05，＊＊＊表示 p<0.01。

表 3-3 异质性分析估计结果

	孤独					
	65~74 岁	75 岁及以上	男性	女性	城市	农村
2020 年	0.049** （0.016）	0.190*** （0.058）	0.060*** （0.020）	0.058** （0.024）	0.025 （0.020）	0.091*** （0.024）
常数	1.434*** （0.012）	1.504*** （0.041）	1.389*** （0.014）	1.505*** （0.017）	1.370*** （0.014）	1.519*** （0.017）
固定效应	Y	Y	Y	Y	Y	Y
观察值	6666	770	4144	3824	3806	3946
受访者	3333	385	2072	1912	1903	1973
R^2	0.654	0.629	0.657	0.636	0.673	0.627
F	8.733	10.778	8.999	5.953	1.605	13.895

注：括号为稳健标准错误；＊表示 p<0.1，＊＊表示 p<0.05，＊＊＊表示 p<0.01。

2. 互联网使用中介效应的含滞后项的 SEM 分析

接下来我们利用 2018 年和 2020 年数据进行了含滞后项的横截面结构方程模型估计。采用 2018 年的互联网使用对 2020 年的孤独感进行估计，这一做法从另一侧面检验互联网使用对孤独感产生的单向线性影响。模型拟合指数显示出良好的拟合程度：$\chi^2 = 192.57$，$df = 40$，$\chi^2/df = 4.8$，CFI $= 0.959$，TLI $= 0.939$，RMSEA $= 0.033$，SRMR $= 0.017$。纵向中介路径分析表明，老年人 2018 年使用互联网与 2020 年的孤独感有显著的负向相关性：$B = -0.05$，$p = 0.001$，95% CI $= [-0.08, -0.02]$。其中，互联网使用可以通过增加老年人与孩子的会面和联系以有效缓解孤独感，$B = 0.08$，$p = 0.001$，95% CI $= [-0.047, 0.104]$。

含互联网滞后项的横截面结构方程模型估计结果如图 3-4 所示。

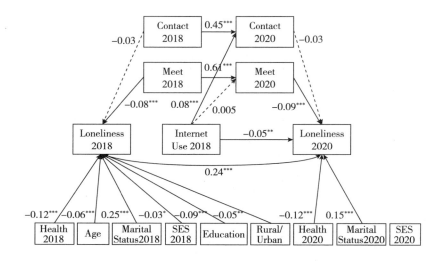

图 3-4　含互联网滞后项的横截面结构方程模型估计结果

注：路径图中报告的模型系数是标准化的；稳健模型拟合指数：$N = 3796$，$\chi^2 = 192.57$，$df = 40$，$\chi^2/df = 4.8$，CFI $= 0.959$，TLI $= 0.939$，RMSEA $= 0.033$，SRMR $= 0.017$；图中仅汇报显著的人口、经济、社会统计变量。$*$ 表示 $p < 0.1$，$**$ 表示 $p < 0.05$，$***$ 表示 $p < 0.01$。

除了互联使用，我们还在结构方程模型分别使用 2020 年互联网技能和 SNS 使用两个变量分析数字技术可能产生的影响。在使用互联网技能为解释变量的结构方程模型估计中，模型拟合指数为：$\chi^2 = 42.22$，$df = 10$，$\chi^2/df = 4.2$，CFI $= 0.964$，TLI $= 0.914$，RMSEA $= 0.028$，SRMR $= 0.013$。在使用 SNS 变量为解释变量的结构方程模型估计中，模型拟合指数为：$\chi^2 = 24.38$，$df = 13$，$\chi^2/df = 1.87$，CFI $= 0.962$，TLI $= 0.929$，RMSEA $= 0.028$，SRMR $= 0.02$。这两个模型都显示出良好的拟合程度。互联网技能在预测 2020 年老年人孤独感方面具有显著的间接作用，B=-0.009，p=0.007，95%CI=[-0.020，-0.003]。技术越熟练的老年人用户可以通过使用互联网提高与孩子之间的联系。使用SNS的老年人在使用过程中可以直接缓解孤独感，B=-0.081，p=0.004，95%CI=[-0.136，-0.026]，但似乎社交媒体的使用并没有通过家人联结这一间接途径产生效应，或许使用SNS可以提供额外的社会支持，这一点有待未来的研究进行考证（见表3-4）。

表3-4　2020年互联网技能和SNS使用的效应分解

影响路径	模型1：互联网技能（N=3978）		模型2：SNS使用（N=1117）	
	β	95%置信区间	β	95%置信区间
互联网技能/SNS→联系	0.192***	[0.162，0.222]	0.050	[-0.009，0.108]
互联网技能/SNS→满足	0.052*	[0.020，0.083]	-0.022	[-0.080，0.036]
互联网技能/SNS→孤独感（直接效应）	-0.015	[-0.050，0.019]	-0.081**	[-0.136，-0.026]
互联网技能/SNS→孤独感（间接效应）	-0.009**	[-0.020，-0.003]	0.001	[-0.022，0.028]
通过会面路径	-0.005**	[-0.010，-0.002]	0.003	[-0.014，0.030]
通过联系路径	-0.004	[-0.012，0.002]	-0.002	[-0.014，0.004]
互联网技能/SNS→孤独感（总效应）	-0.024	[-0.072，0.012]	-0.080**	[-0.321，-0.057]

注：表中汇报了标准化回归系数（β）和95%置信区间；回归模型中如图3-5控制所有人口、经济、社会统计变量；＊表示p<0.1，＊＊表示p<0.05，＊＊＊表示p<0.01。

第四节　探讨与思考

身体健康和避免社会孤立是老年人心理福祉提高、健康老龄化的两个主要决定因素。人们非常担心这些被动式保持社交距离的政策会增加大众的孤独感，影响老年人生活质量（Galea等，2020）[①]。

---

① Galea, S., Merchant, R. M., Lurie, N. The mental health consequences of COVID-19 and physical distancing: The need for prevention and early intervention [J]. JAMA Internal Medicine, 2020, 180 (6): 817-818.

　　通过纵向研究设计和使用具有全国代表性的面板数据样本，我们的研究为2020年受社会变化影响导致60岁及以上的中国老年人的孤独感显著增加提供了更有力的证据。基于固定效应模型，本文发现75岁及以上的老年人比其他群体更明显地感到孤独，同时农村老年人比城市老年人孤独感更明显。高龄老年人和农村老年人可能更多地依赖家庭联系，与社会外界的往来相对少一些（Cornwell和Waite，2009；Chou，2011；Liu等，2020）[1][2][3]。2020年老年人现有社会隔离状态和心理福祉较2018年有了显著的变化。

　　我们的研究另一个重要贡献在于我们实证评估了通过数字接触保持家庭联结可以缓解老年人孤独感的假说。实证结果表明使用互联网可以促进老年人与自己的孩子会面和交流。老年人在开始上网时会寻求孩子或其他年轻人的帮助，网络使用可以为他们带来社会支持（Francis等，2018）[4]。含滞后项的结构方程模型估计表明，互联网使用对老年人孤独感水平既有间接影响，也有直接影响，数字技能发展可以有助于心理福祉提高。基于2020年的数据，我们检验网络社交的影响，SEM估计表明SNS的使用对缓解孤独感有显著影响。尽管老年人群体中使用微信也只能使用其中一小部分功能，如聊天和看视频，但SNS为他们提供了一种与他人分享生活和意见的方式，让他们接触外界，并允许老年人访问广泛的学习材料以供个人使用（Zeng等，2016）[5]。社交媒体传播直接与更多的社交联系和社会支持相关，这有助于降低老年人的孤独感（Zhang等，2020）[6]。与现有

① Cornwell E. Y., Waite L. J. Measuring social isolation among older adults using multiple indicators from the NS-HAP study [J]. Journals of Gerontology Series B: Psychological Sciences and Social Sciences, 2009, 64（suppl_1）: i38-i46.

② Chou R. J. A. Perceived need and actual usage of the family support agreement in rural China: Results from a nationally representative survey [J]. The Gerontologist, 2011, 51（3）: 295-309.

③ Liu D., Xi J., Hall B. J., Fu M., Zhang B., Guo J., Feng X. Attitudes toward aging, social support and depression among older adults: Difference by urban and rural areas in China [J]. Journal of Affective Disorders, 2020, 274: 85-92.

④ Francis J., Kadylak T., Makki T. W., Rikard R. V., Cotten S. R. Catalyst to connection: When technical difficulties lead to social support for older adults [J]. American Behavioral Scientist, 2018, 62（9）: 1167-1185.

⑤ Zeng Z., Liu L., Han Y., Liu Z. Understanding Mobile Sns Usage for Aging People in China: A Perspective from Motivations, Trust and Attitude. In International Conference on Human Aspects of IT for the Aged Population [M]. Springer Cham, 2016: 256-265.

⑥ Zhang K., Burr J., Kim K., Silverstein N., Song Q. Social Media Use and Loneliness Among Older Adults: The Mediating Role of Social Contact and Perceived Social Support [J]. Innovation in Aging, 2020, 4（1）: 321.

研究发现一致，我们的研究结果表明，互联网的使用可以成为老年人减轻孤独感的一种支持来源。与非互联网用户相比，数字化带来的收益远远超过数字化给老年人带来的挑战。根据现有数据，在世界任何国家中老年人社交孤立和孤独感呈现上升趋势，且越来越大，我们的研究结果为实现成功老龄化的数字化相关政策设计提供了线索。

第五节　结论与启示

老人在面临突发事件和社会变迁的情况都较为脆弱，容易发生危险，身心健康极容易受到显著影响。研究突发事件给老年人心理福祉带来的影响和机制渠道具有重要的人道和社会意义。社会变化与发展的过程中，社会和政府需要给予老人群体更多的关爱与照顾。在本章，笔者结合最近的突发事件，使用中国家庭问卷调查2018~2020年的面板数据，研究突发事件和社会变化对老年群体整体生活满意度的影响，并探究这一影响背后的作用机制。我们的研究结果表明，中国老年群体的生活满意度在近期突发事件中受到了一定的负面影响，健康风险程度越高的地区老年人的心理福祉水平越低。也就是说，面临社会变化，老年人身体健康和心理健康水平的下降是影响其心理福祉的主要因素。在健康风险程度高的地方，存在更多的传染疾病感染案例，这里的老年人更有可能遭受慢性病、失眠、其他疾病的困扰，健康且自主地完成生活各项事件较为困难。无论是社会组织，还是政府政策制定者都应充分考虑突发事件和社会变迁期间的各类福利侵损，尤其是老年人的心理福祉的影响，才能并从中汲取更好的政策制定经验。社会隔离政策和代际数字鸿沟将会同时影响老年人的心理福祉（Cheshmehzangi 等，2022）[①]。农村和老年人等弱势群体更有可能被排除在数字技术的积极影响范畴之外，这可能导致心理健康问题。具体而言，我们的研究结果凸显了老年人数字包容的重要性。我们的研究对未来政策设计提供经验证据，实施封锁政策或社交隔离需要考虑其老年人心理健康的负面冲击，以及考虑代际数字鸿沟和数字技术

[①]　Cheshmehzangi A. , Chen H. , Su Z. , Zou T. , Xiang Y. T. , Dawodu A. How does the COVID-19 fuel insomnia? [J]. Brain, Behavior, & Immunity-Health, 2022, 100426.

的亲民设计。

根据公共卫生管理领域的研究，世界各国民众在应对突发公共卫生事件的过程中普遍会产生心烦、难过、焦虑等情绪状态。此次病毒暴发属于世界范围的突发公共卫生事件，此次新型的传染病毒或将与人类长期共存，社会焦虑的产生和缓解值得深入了解，同时也应该对公众心理问题进行一定的干预和指导。老年人属于最为脆弱的群体，在较长的时间内有高概率被感染，甚至重复感染，面临较高的身体健康风险，因此也会产生较多心理健康问题。由此可知，了解和面对突发公共卫生事件所引起的社会焦虑心理，急迫且重要。突发公共事件社会心理干预机制的构建，有助于当事人处理迫在眉睫的问题，恢复心理平衡，安全度过重大事件后的危险期。

近年来加速了老年人的数字融入，老年人使用互联网的概率几乎翻了一番。互联网使用的普遍化鼓励老年人保持数字连接，也增加家庭联系。决策者应考虑将数字包容举措作为减少对老年人心理健康影响的干预措施。另外，社会应考虑到老年人数字技术的障碍，如实现数字扫盲的技能不足；应做出额外努力，通过培训计划支持老年人利用数字技术（Cotten 等，2017）[1]。除了无线设施外，程序和移动应用程序的用户界面也可以设计为适合老年人使用的类型（PRNewswire，2021）[2]。

我们的研究也面临一些局限性。首先，由于我们使用的是现有公开的调查数据，受益于其大样量和全国随机抽样的优势，也受限于其问卷设计的局限。比如，孤独感和自我报告的健康状况是通过单一问卷问题来度量。互联网使用主要是通过受访者是否使用互联网来测量，但无法提供互联网使用的频率和不同功能使用的详细信息。我们未来的研究可以通过自我的问卷设计，使用更全面的测量方法来进行进一步检验。其次，需要考虑不同国家不同政策和相关数字包容和数字技能的情况。最后，中国老年人中的互联网用户比例相对较小。随着新一代老龄化，互联网的老年用户占比也将逐渐提高，研究数字技术影响健康老龄化的规律在未来会更重要。

---

[1] Cotten S. R. , Yost E. A. , Berkowsky R. W. , Winstead V. , Anderson W. A. Designing technology training for older adults in continuing care retirement communities ［M］. CRC Press, 2017.

[2] PRNewswire. Senior－friendly apps：Making technology more accessible ［EB/OL］. https：//www. prnewswire. com/news－releases/senior－friendly－apps－making－technology－more－accessible－301203293. html, 2021.

第四章　短视频平台使用对老年人抑郁水平影响研究

　　社交网络的使用可以帮助老龄人口一定程度缓解孤独感和健康老龄化。老年人口作为弱势群体，认知能力的下降使他们在新技术接纳上具备天生的抵抗性。对于老年人来说，很多社交媒体平台应用其实不太容易使用。抖音、快手等短视频平台的使用较为简单，属于老年人友好型社交媒体平台。本章基于4791名中国60岁及以上老年受访者，检验2020年老年人短视频观看行为对其心理健康的影响，并探讨该影响过程中减少物理和心理层面社交疏离方面起到的中介机制路径作用。本章心理健康选用的指标为综合性的抑郁症状指标，不局限于孤独感这一单一情绪。结构方程估计结果表明控制了一系列人口经济变量后，短视频观看行为与老年人抑郁症状并没有显著直接相关；非正式社会参与（锻炼活动）和社会联结（人缘关系）对降低老年人抑郁程度有直接的预测作用，并在短视频观看和老年人心理健康关系中起到显著的积极中介作用。研究发现数字技术社会的支持作用对改善老年人心理健康具有重要意义。

第一节　研究背景

　　在前文曾多次提及，人口老龄化和数字化转型是当今社会面临的两大挑战（Baker 等，2018；He 等，2020）[1][2]。2021 年，我国 60 岁及以上人口 26736 万人，占全国人口的 18.9%；65 岁及以上的人口 2.01 亿人，占全国人口的 14.2%。中国人口已经进入老龄化阶段。根据第七次全国人口普查数据，老年人口高龄化趋势日益明显：80 岁及以上高龄老人正以每年 5% 的速度增加。联合国报告显示，到 2050 年，全球老年人口预计将达到 21 亿，是增长最快的群体，人口老龄化问题在 21 世纪几乎会影响社会的所有部门。2020 年 1 月，世界卫生组织认为这一时期的一些变化，将对全球各国社会稳定、经济发展乃至人民生命安全造成重大影响。一方面，线上交流和数字化管理成为一种普遍的生活方式，而这需要一定的技术使用门槛。由于老年人在新技术上的接受程度远远落后于年轻人，代际数字鸿沟显著，数字技术在提高老年人福祉中发挥的作用往往被忽视。例如"老年人不会用手机支付"等的相关词条一度成为新闻媒体的高频词汇，这使老年群体成为数字社会的"失语者"。另一方面，老年群体在数字社会中的缺位使他们的信息获取渠道狭窄，对相关政策指令的接收都相对滞后，对社会的变化也不够及时。但老年人的福祉与社会可持续发展、高质量发展息息相关。

　　然而，在人口老龄化和媒介数字化的语境下，我国人口老龄化与媒介数字化的学术考察刚刚起步，对相关问题的研究几乎处于缺席状态（周裕琼，2018）[3]，而社会存在的大量信息传播和焦虑恐慌，在一定程度上带来社交疏离和孤独感，影响着老年人作为高危人群和数字弱势群体的主观幸福感及心理

① Baker S，Warburton J，Waycott J，et al. Combatting social isolation and increasing social participation of older adults through the use of technology：A systematic review of existing evidence ［J］. Australasian journal on ageing，2018，37（3）：184-193.

② He T，Huang C，Li M，et al. Social participation of the elderly in China：The roles of conventional media，digital access and social media engagement ［J］. Telematics and Informatics，2020，48：101347.

③ 周裕琼. 数字弱势群体的崛起：老年人微信采纳与使用影响因素研究 ［J］. 新闻与传播研究，2018，25（7）：66-86+127-128.

健康。同时，研究表明由于老年人存在机能衰老、身体功能退化等特点，相比较其他群体，老年群体对健康信息具有更加强烈的需求（孙欣然等，2018）[1]。进入老龄期，很多老年人经历了社会角色的丧失、终身伴侣的丧失以及身体和精神能力的丧失等生活变化带来的压力（Thomas，1996）[2]。新旧媒体铺天盖地，存在着大量真假难辨的健康资讯和信息，带来了更多焦虑感和恐慌感。同时老年人因为身体因素如果无法像往日那样参加广场舞、合唱团等群体性社交活动，长期的居家时间也给老年人带来孤独感、恐惧感和焦虑感（胡珊，2020）。

幸运的是，社会的不断发展推进着老年群体的数字化进程。随着数字技术的发展，其应用设计越来越简单和丰富，老年人网民数量开始上升。老年群体数字设备拥有率及接触率不断提升，也为老人融入数字社会提供了基础条件。尤其是在 2019 年开始，我国老人数字化程度越来越高。2021 年 12 月，我国 60 岁及以上老年网民人数为 1.19 亿，占网民总数的 11.5%，同时 60 岁及以上老年人口互联网普及率占比 43.2%（中国互联网络信息中心，2022）[3]。事实上，不仅年轻人热衷于刷视频，不少中老年人也将其当作一种重要的休闲方式。比如，"时尚奶奶"分享日常生活，介绍化妆技巧，参与公益活动；"小顽童爷爷"通过拍摄和观看短视频缓解抑郁症状；短视频有便于他们关注朋友动态，与朋友和子女交流互动。在这样的背景下，研究互联网使用对老年人的影响，对积极应对老龄化，让老人能够共享数字时代成果十分必要。

同时，随着移动媒介技术的发展，短视频应用自 2017 年起进入爆发式增长期。短视频应用是伴随 4G 技术出现的新兴媒介，学界和业界目前尚无权威定义。结合移动互联网产业权威机构"艾媒咨询"对短视频的定义，对短视频应用做出概念界定。"短视频应用"即用户使用移动终端能够快速拍摄、剪辑并且上传至短视频平台供其他用户观看、分享的新型社交客户端应用。短视频应用根据其不同的功能和定位，传播特色也有着鲜明的差别。主

① 孙欣然，孙金海，陈立富，刘丽娟. 老年人健康需求特点与健康管理对策 [J]. 中国老年学杂志，2018，38（21）：5364-5367.

② Thomas W H. Life worth living：How someone you love can still enjoy life in a nursing home：The Eden Alternative in action [M]. Publisher：Vander Wyk & Burnham，1996.

③ 中国互联网络信息中心. 第 50 次中国互联网发展状况统计报告 [EB/OL]. （2022-08-31）[2023-01-31]. http：//cnnic. cn/NMediaFile/2022/1020/MAIN16662586615125EJOL1VKDF. pdf.

要来说，以抖音（包括海外版 TikTok）和快手为代表的短视频平台（Short-form Video Platforms）快速兴起，成为全世界互联网用户的重要娱乐渠道（Kennedy 等，2022）①。根据第 50 次《中国互联网络发展状况统计报告》，截至 2022 年 6 月，我国短视频用户达 9.62 亿，占网民整体的 97.7%。同时《2021 年中国网络视听发展研究报告》显示，截至 2021 年 3 月，中国短视频用户的日均使用时长为 125 分钟，53.5% 的短视频用户每天都会看短视频节目。目前，针对短视频观看行为对心理健康的影响研究主要集中于青年女性群体。比如，一方面，有学者发现观看短视频显著增加了青年人的抑郁风险，机制路径包括加剧晚睡程度、延长上网时间、减少锻炼频率（姚敏等，2022）②。另一方面，优质短视频观看行为加强了大学生与外界的联系，有利于拓展人际关系，开阔了大学生的眼界，同时短视频创作激发大学生的创新意识和想象力（刁佳玺等，2020）③。另外，梁晓燕等（2020）④ 对女大学生展开的相关研究发现，短视频使用不仅对女大学生抑郁有直接预测作用，还能通过身体满意度的单独中介作用以及自我客体化和身体满意度的链式中介作用影响其心理健康。

　　基于此，本章主要结合传播学的媒体依赖理论、健康传播学的知信行模型以及社会联结和社会互动的相关理论，研究老年人观看短视频的行为与其心理健康的关系，并以健康行为与社会联结为中介变量，解释老年人观看短视频如何通过减少物理层面社会隔离和心理层面的社会隔离进而影响其抑郁程度。

---

① Kennedy K E R, Bastien C H, Ruby P M, et al. Nightmare content during the COVID-19 pandemic: Influence of COVID-related stress and sleep disruption in the United States [J]. Journal of Sleep Research, 2022, 31 (1): e13439.

② 姚敏, 李凌鸥, 陈新力. 观看短视频对青年人心理健康的影响——基于 2020 年中国家庭追踪调查数据的分析 [J]. 当代青年研究, 2022 (5): 74-82+118.

③ 刁佳玺, 黄省舟, 杨柯. 短视频对大学生心理健康的影响及其应对 [J]. 新课程研究, 2020 (12): 85-87.

④ 梁晓燕, 郭晓荣, 赵桐. 短视频使用对女大学生抑郁的影响: 自我客体化和身体满意度的链式中介作用 [J]. 心理科学, 2020, 43 (5): 1220-1226.

第二节　理论与假设

一、短视频平台使用对老年人心理健康的影响研究

短视频平台的使用技术门槛较低，并且内容丰富，可以满足不同年龄和群体的信息、娱乐和社交需求。并且智能手机的普及和短视频的兴起，使曾经不触网的老年人开始刷短视频，并使一些人严重沉迷于此。同时随着新媒体在老年人口的逐渐普及和老年人身体不便带来的居家休养，短视频 App 起到了缓解老年人焦虑情绪的娱乐作用，能够提高老年人主观幸福感，因此短视频平台使用逐渐成为老年人生活中的重要部分。老年人热衷于手机短视频已成为一种社会现象。这对于丰富老年人精神生活、排解老年人孤独情绪、弥合两代人或多代人之间的信息鸿沟等，都有一定的积极作用。

首先，认知能力是指人类大脑储存、加工和提取信息的能力，是人们对事物的构成、属性与他物的内在联系、发展的动力以及基本规律的把握能力（Solso 等，2005）[①]。人的认知能力会随着年龄的增长而逐渐下降，老年人处于认知能力的低谷期，在面对新事物时会产生抵触感和恐惧感。在心理需求方面，老年人面对身体的衰老、社会价值的丧失和子女的远离，或多或少都会产生失落感和孤独感。心流理论最早是 1975 年 Csikszentmihalyi 提出的一个认知心理学概念，Csikszentmihalyi 认为，一个人投入某种活动当中，心流产生的时候会有高度的愉悦感和充实感（Nakamura 和 Csikszentmihalyi，2009）[②]。在早期模型阶段，Csikszentmihalyi 将挑战和技能分为九个等级，他认为心流体验就发生在挑战和技能逐渐提升的过程当中。心流理论继续发展，1985 年提出修正后的心流理论模型，中级模型认为心流理论必须在挑战和技能到达平衡，并且具有一定的强度时，心

[①]　Solso R L, MacLin M K, MacLin O H. Cognitive psychology [M]. Pearson Education New Zealand，2005.

[②]　Nakamura J, Csikszentmihalyi M. Flow theory and research [J]. Handbook of Positive Psychology，2009，195：206.

流特征才会被显现出来（Chang，2013）①。心流理论的最终模型由马尔西尼与卡里在中级模型的基础上对技能和挑战进行梳理而得到。自心流理论提出以来，受到了各个领域的关注及运用，以下这几个领域为主要应用领域：一是运动领域：可调节运动员的心理状态，提高比赛成绩；二是教育领域：可帮助学生发现他们的天赋、开发他们的技能，并从学习中获得乐趣；三是艺术创作领域：研究人员用心流理论研究过大众艺术教育，提出心流理论的应用可以提高社区大众学习艺术的参与；四是 IT 领域：如人机互动类游戏、网页设计、在线购物、学校等。心流理论在与 App 结合方面的研究与应用较少，近年来才鲜有涉及。经文献研究发现，目前在设计学方面，老年人现有手机界面多采用心流的设计理念，通过化简、自主掌控、情感吸引、技能获得、沉浸式体验、听觉视觉反馈几个方面进行心流体验要素的设计，满足老年群体的心理需求（王炯炯，2019）②，使老年群体适应以及享受手机和短视频应用的乐趣。

其次，从需求满足的理论视角来看，Katz（1959）提出，传播学研究不仅应该关注于"媒体对人们做了什么"，还应该仔细地研究"人们对媒体做了什么"③，其提出了使用与满足理论（Use and Gratifications，U&G）。此前的研究效果主要是从传播者或传媒的角度出发，考察传媒是否达到了预期目的或者对受众产生了什么影响。而"使用与满足"研究则是从受众角度出发，通过分析受众的媒介接触动机以及这些接触满足了他们的什么需求，来考察大众传播给人们带来的心理和行为上的效用。在 20 世纪六七十年代，U&G 研究在传播学领域越来越流行。有两个事件代表了 U&G 路径在传播学研究中的制度化（Institutionalization）（陆亨，2011）④。第一个事件是 Blumler 和 Katz（1974）编辑的《大众传播的使用：满足研究的当前视角》一书的出版⑤。这本书涵盖了理论、方法和实证，第一次为 U&G 路径研究提供了全面的梳理。将"使用满足研究"的基本逻辑概括为：具有社会和心理根源的需求，引起期望，即大众媒介和其他信源（的

---

① Chang C C. Examining users' intention to continue using social network games：A flow experience perspective [J]. Telematics and Informatics，2013，30（4）：311-321.

② 王炯炯. 面向心流体验的老年人手机界面设计研究 [J]. 工业设计，2019（8）：78-80.

③ Katz E. Mass communications research and the study of popular culture：An editorial note on a possible future for this journal [J]. Departmental Papers（ASC），1959：165.

④ 陆亨. 使用与满足：一个标签化的理论 [J]. 国际新闻界，2011，33（2）：11-18.

⑤ Blumler J G，Katz E. The Uses of mass communications：current perspectives on gratifications research [M]. Sage Annual Reviews of Communication Research Volume III，1974.

期望），它导致媒介披露的不同形式（从事其他活动），结果是需求的满足，和其他或许大都是无意的后果（麦奎尔和温德尔，1997）[1]。第二个事件是《传播研究》（Communication Research）杂志在 1979 年 1 月出版了关于 U&G 路径研究的专刊。根据使用和满足理论与用户感知价值理论，对短视频的浏览、互动和创造行为会影响用户的感知价值，即功能价值和情感价值：前者是指用户在使用短视频社交应用时所获得的信息价值、学习价值以及社交价值；后者是用户在移动短视频应用中获得的一种情感体验，良好的感知价值可以提高用户满意度和满足感（Katz 等，1973；Stafford 等，2004）[2][3]。老人们接触使用短视频平台可以直接满足其情感体验，可改善老年人的精神状态和心理健康。观看短视频的过程相互评论、点赞的行为会让用户放松和愉悦（Wang 等，2019）[4]。

因此，在老年人面对亲人和朋友的距离隔绝所产生的孤独感之后，拥有了特定的"需求"，可以把他们的媒介接触活动看作基于特定的需求动机来"使用"媒介，从而使这些需求得到"满足"的过程。这些需求包括娱乐化需求、社交性需求、沉浸式需求，甚至是某种个性化的需求，所以当老人积极使用短视频平台的时候，专注会让他们的忧虑感消失，不容易陷入负面情绪。本章据此提出如下假设：

H4-1：观看网络短视频能够显著地预测老人良好的心理健康状况，即减少抑郁症状。

二、健康行为的中介作用：减少物理层面社会隔离

党的十九大报告将"实施健康中国战略"作为国家发展基本方略中的重要内容，关注健康、促进健康行为成为国家、社会、个人及家庭的共同责任。科学有效的健康传播是建设健康中国、提升国民健康素养的重要路径。随着人口老龄化的不断加剧，老年群体成为健康传播的重点受众群体，提升老年群体的健康素

---

① 丹尼斯·麦奎尔，斯文·温德尔. 大众传播模式论［M］. 上海：译文出版社，1997.

② Katz E，Blumler J G，Gurevitch M. Uses and gratifications research［J］. The Public Opinion Quarterly，1973，37（4）：509-523.

③ Stafford T F，Stafford M R，Schkade L L. Determining uses and gratifications for the Internet［J］. Decision Sciences，2004，35（2）：259-288.

④ Wang R，Chen H，Liu Y，et al. Neighborhood social reciprocity and mental health among older adults in China：The mediating effects of physical activity，social interaction，and volunteering［J］. BMC Public Health，2019，19：1-10.

养成为实现健康中国的重要环节（任航和孙一萍，2022）①。当下我国比较成熟的短视频平台包括抖音、快手、微信视频号、火山小视频等。在移动终端的广泛普及与 5G 技术飞速发展的背景下，传输速率的提升带动了视觉语言范式的崛起。短视频平台成为健康传播视域下信息传播的重要渠道。各类媒介平台上，尤其是短视频平台，涉及养生保健、老年人医疗护理等内容的报道和宣传剧增，使短视频成为很多老年人获取信息的重要渠道。

知信行模式是英国人柯斯特于 20 世纪 60 年代提出的行为改变理论。"知信行"就是知识、信念、行为的简称，这一系列认知行为包括：信息接收到理解信息、相信信息到产生信念、尝试行为到确定行为。根据知信行健康传播理论模型（Knowledge，Attitude，Belief and Practice model，KABP model 或 KAP model）所述，个人知识和信念可以进一步影响和改变健康行为。知识是行为改变的基础，信念和态度是行为改变的动力。该理论将人类行为的改变分为获取知识（Knowledge）、产生信念（Attitude）和形成行为（Practice）三个连续过程（Cleland，1973；Dhooria 等，2017）②③。其中，健康信息来源的权威性、健康传播产生的行为效果可以有效调节老年群体的健康行为。可以说，知信行模式是践行老年人健康传播活动的重要工具，可以健康传播视域下运用知信行模式来分析老年群体在接触短视频时的健康传播行为。

短视频作为新媒体时代健康传播的重要手段在老年群体中发挥着不可忽视的作用。观看短视频可以帮助老人更新知识储备和信息储备，不仅在日常生活中帮助他们不被排除在对话之外（Shutsko，2020）④，实现其重新社会化，还可以进一步改变他们的态度，促使他们加强防疫措施，积极参加锻炼活动。现有研究也曾证明了其他社交媒体能够通过提供健康信息、社群互动等功能促进积极的健康

① 任航，孙一萍. 健康传播视域下老年群体短视频接触研究 [J]. 传媒，2022（6）：57-59.

② Cleland J. A critique of KAP studies and some suggestions for their improvement [J]. Studies in Family Planning，1973，4（2）：42-47.

③ Dhooria S，Sehgal I S，Agarwal R，et al. Knowledge，attitudes，beliefs and practices of physicians regarding idiopathic pulmonary fibrosis and the impact of a continuing medical education program [J]. J Assoc Physicians India，2017，65（11）：30-36.

④ Shutsko A. User-generated short video content in social media. A case study of TikTok [C] //Social Computing and Social Media. Participation，User Experience，Consumer Experience，and Applications of Social Computing：12th International Conference，SCSM 2020，Held as Part of the 22nd HCI International Conference，HCII 2020，Copenhagen，Denmark，July 19-24，2020，Proceedings，Part II 22. Springer International Publishing，2020：108-125.

行为改变（Korda 和 Itani，2013；Yang 等，2017；Goodyear 等，2021）①②③。在老年人的"行为"层面，从"尝试接收健康信息行为—开始健康行动—坚持健康行为—确认健康行为"，健康行为的产生与延续是老年健康传播的重要目标。短视频作为老年受众主体与传播内容客体之间的桥梁，对其健康行为的产生与延续起着重要的作用。在健康传播视域下，短视频作为新媒体形式之一不仅为老年群体提供了丰富生活、寄托情感、缓解焦虑的场域，更是成为促进老年群体主动健康、塑造自主自律健康行为的优良传播渠道。

以抖音为例，在抖音平台中，关注者数量超过一万的知识类账号中，健康科普类账号最受欢迎④。2018 年，知名健康传播主体"丁香医生""知了医生""BTV 我是大医生官方""健康中国"（国家卫生健康委员会官方号）等纷纷入驻抖音平台，并获得用户广泛关注，抖音正发展成为健康传播的新平台。移动互联网时代，短视频平台逐步兴起，让知识的普惠、提升、分享与共创成为可能。与传统的文字、图片等静态信息媒介不同，短视频通过动态的、短时间的视频传播信息，并且可以在平台上实现互动，传播效果应更为显著。例如，短视频的传播特点是通俗易懂、轻松有趣，而且平易近人。具体来说，就是结合具体的传播内容，合理运用动画、漫画、动图、网络流行语、背景音乐、视频呈现技巧等多种方式，通过话题、舞蹈音乐创作等方式，调动受众的关注与参与度，努力使健康科普内容表达更加简单清晰、生动形象、吸引受众，确保专业健康知识用适合的形式通俗化地呈现（王勇安和樊清丽，2019）⑤。这就使老年人通过短视频观看新闻、健康资讯类视频，可以接触和获取知识讯息，提高了他们的健康风险感知。在依赖短视频累积健康认知的过程中，会对信息进行积极思考，产生强烈的信念。积极对待的健康态度

---

① Korda H，Itani Z. Harnessing social media for health promotion and behavior change［J］. Health promotion practice，2013，14（1）：15-23.

② Yang M，Mei J，Ji H，et al. Identifying and tracking sentiments and topics from social media texts during natural disasters［C］//Proceedings of the 2017 conference on empirical methods in natural language processing，2017：527-533.

③ Goodyear V A，Boardley I，Chiou S Y，et al. Social media use informing behaviours related to physical activity，diet and quality of life during COVID-19：A mixed methods study［J］. BMC Public Health，2021，21：1-14.

④ 清华大学新闻与传播学院，中国科学报社. 字节跳动. 知识的普惠———短视频与知识传播研究报告［EB/OL］.（2019-01-10）［2019-06-10］. http：//www. 199it. com/archives/819073. html.

⑤ 王勇安，樊清丽. 健康传播在抖音短视频平台中的问题和提升路径［J］. 长安大学学报（社会科学版），2019，21（6）：53-60.

与信念进一步影响他们的行为，积极主动参加锻炼活动。

大健康时代已经来临，越来越多的健康行业入驻短视频领域，诸如食品、运动、中医等。目前来看，健康类短视频主要分类为健康食品、健康科普和健身运动（韩雨薇，2020）[①]。以健身运动为例，居家运动打卡也成为当下运动健身的新形式，也激发了线上健身活动的需求。抖音也曾开启为期两周的"线上健身房"活动，邀请蒋梦婕、陈一冰等健身达人或明星，号召用户在家做运动。在体育健身领域，运动意愿对个人健身行为起到关键作用（范卉颖等，2019）[②]，甚至是最基础的要素（Ajzen，1991）[③]，它并非直接作用于行为，而是引导个人调整锻炼计划（包括运动时间和地点）来影响行为的改变过程（Bandura，2004）[④]。此外，锻炼活动是老年人重要的非正式社会参与（Informal Social Engagement）方式之一。更多参与户外锻炼活动，有利于老年人提高社会参与，减少社会隔离，获取更多的社会认同（Social Identity），促进其心理健康。DiNardi等（2019）[⑤] 和 Carrell 等（2011）[⑥] 的研究表明互联网的使用和在线社交会通过同伴效应（Peer Effect）促进民众更积极地参加锻炼活动。户外锻炼更是有益于结识邻居或共同兴趣伙伴的，激发同伴效应和社会认同，减轻老人的社会孤立状况。本章据此提出如下假设：

H4-2：锻炼活动在观看网络短视频与老人心理健康之间起到了中介作用。老人观看短视频（因积累健康知识和感知健康风险而改变行为）增加他们的锻炼活动频率进而减少他们的抑郁特征。

三、社会联结的中介作用：减少心理层面社会隔离

媒介依赖理论（Media Dependency Theory）被认为是理解个体受众与特定媒

---

① 韩雨薇. 短视频中的健康传播探析 [J]. 新闻传播，2020（18）：56-58.

② 范卉颖，唐炎，张加林，胡月英. 我国青少年运动意愿及影响因素研究 [J]. 中国体育科技，2019，55（6）：35-45+58.

③ Ajzen I. The theory of planned behavior [J]. Organizational Behavior and Human Decision Processes，1991，50（2）：179-211.

④ Bandura A. Swimming against the mainstream：The early years from chilly tributary to transformative mainstream [J]. Behaviour Research and Therapy，2004，42（6）：613-630.

⑤ DiNardi M，Guldi M，Simon D. Body weight and Internet access：evidence from the rollout of broadband providers [J]. Journal of Population Economics，2019，32：877-913.

⑥ Carrell S E，Sacerdote B I，West J E. From natural variation to optimal policy? The Lucas critique meets peer effects [R]. National Bureau of Economic Research，2011.

介之间依赖关系的经典理论（Ball-Rokeach，1985、1998；Loges，1994）①②③。为了能够更好地理解个人对媒介的依赖，媒介依赖理论对个体受众的动机目标进行了综合界定，将个人的媒介行为按照不同动机分为理解型、趋向型和娱乐型三类诉求，而每种类型又可以依据不同的侧重点进一步细分为自我和社交两种。因而，媒介依赖理论将个人媒体依赖诉求具体分成了六种：自我理解、社交理解、行动趋向、互动趋向、自我娱乐和社交娱乐（Ball-Rokeach，1985、1998）。虽然人们未必能够清楚地反馈其媒介依赖情况，但是人们通常可以清晰地表述驱动他们媒介行为的不同诉求。随着媒介系统中新的信息传播技术的日渐融合和集成，媒介依赖诉求的相关研究也日渐丰富（蒋俏蕾等，2019）④。尽管同为基于受众心理诉求的传播学经典理论，但与使用与满足理论不断丰富更新的满足感诉求不同，媒介依赖理论通过反复测量这六种媒介依赖诉求为进行不同媒介之间的比较分析提供了基础，例如关于电视（Skumanich 和 Kintsfather，1998）⑤、互联网（Jung，2008；Leung，2010）⑥⑦、社交媒体（Kim 和 Jung，2017）⑧、智能手机（Ahn 和 Jung，2016）⑨ 的媒介依赖研究中测量的都是六种同样的媒介依赖诉求。因而，媒介依赖理论指导下的研究通过分析人们的媒介依赖诉求，可以得到比传统单纯分析人口统计变量和单个心理因素更加丰富而具体的发现。

根据媒体依赖理论（Individual Medium Dependency Theory）所陈述，媒介在

① Ball-Rokeach S J. The origins of individual media-system dependency：A sociological framework ［J］. Communication Research，1985，12（4）：485-510.

② Ball-Rokeach S J. A theory of media power and a theory of media use：Different stories，questions，and ways of thinking ［J］. Mass Communication and Society，1998，1（1-2）：5-40.

③ Loges W E. Canaries in the coal mine：Perceptions of threat and media system dependency relations ［J］. Communication Research，1994，21（1）：5-23.

④ 蒋俏蕾，郝晓鸣，林翠绢. 媒介依赖理论视角下的智能手机使用心理与行为——中国与新加坡大学生手机使用比较研究 ［J］. 新闻大学，2019（3）：101-115+120.

⑤ Skumanich S A，Kintsfather D P. Individual media dependency relations within television shopping programming：A causal model reviewed and revised ［J］. Communication Research，1998，25（2）：200-219.

⑥ Jung J Y. Internet connectedness and its social origins：An ecological approach to postaccess digital divides ［J］. Communication Studies，2008，59（4）：322-339.

⑦ Leung L. Effects of Internet connectedness and information literacy on quality of life ［J］. Social Indicators Research，2010，98：273-290.

⑧ Kim Y C，Jung J Y. SNS dependency and interpersonal storytelling：An extension of media system dependency theory ［J］. New Media & Society，2017，19（9）：1458-1475.

⑨ Ahn J，Jung Y. The common sense of dependence on smartphone：A comparison between digital natives and digital immigrants ［J］. New Media & Society，2016，18（7）：1236-1256.

特定社会环境下以特定方式满足受众特定需求的程度以及受众的使用水平是媒介影响力的重要因素，对于媒介依赖水平较高的个体在认知、情感与行为层面更容易受到媒介的影响（Grant 等，1991；Loges，1994）[1][2]。在微观的个体层面上，一个人越依赖于通过使用媒介来满足需求，媒介在个人生活中所扮演的角色就越重要，因此媒介对个人的影响力也就越大。受众对媒介的依赖并非仅限于工具性目的，也可能是一种仪式性的目的（龚新琼，2011）[3]。社交型短视频平台以其"生活化、实时化、社交化、互动化"等特点改变了受众接受信息、传递情感、社交互动的方式。社交型短视频平台中的"社交性"特点为受众提供了以自我呈现为中心的良好的传播仪式氛围。同时媒介技术的推陈出新在方便用户进行媒介接触的同时也为社交型短视频平台打造了新颖、有趣、内容丰富的媒介环境，吸引受众在进行媒介接触时对其形成初步媒介依赖（郭晓真，2019）[4]。随着受众的心理依赖逐渐增强，媒介对受众的影响力也会越来越大，受众越来越倾向于在社交型短视频平台中寻找自我安全感、归属感和逃避感。

连通性（Connectedness）是从归属感研究中发展出来的（Lee 和 Robbins，1998；Baumeister 和 Leary，2017）[5][6]。据归属感理论，个人为了获取积极的、正向的归属感而努力发展和维持积极的社会关系，从而获得更好的幸福感（Baumeister 和 Leary，1995）[7]。保持良好的人际关系、构建良好的社会联结（Social Connectedness）是人类的基本要求之一，它可以培养归属感。社会联结可以定义为与朋友、家人和外部社区的亲密关系或归属感（Valkenburg 和 Peter，2009）[8]。它可以通过对社会关系的满意度或与社交世界密切关系的主观认知衡

① Grant A E, Guthrie K K, Ball-Rokeach S J. Television shopping: A media system dependency perspective [J]. Communication Research, 1991, 18 (6): 773-798.

② Loges W E. Canaries in the coal mine: Perceptions of threat and media system dependency relations [J]. Communication Research, 1994, 21 (1): 5-23.

③ 龚新琼. 关系·冲突·整合——理解媒介依赖理论的三个维度 [J]. 当代传播, 2011 (6): 28-30.

④ 郭晓真. 社交型短视频平台受众的媒介依赖研究 [J]. 传媒, 2019 (1): 54-57.

⑤ Lee R M, Robbins S B. The relationship between social connectedness and anxiety, self-esteem, and social identity [J]. Journal of Counseling Psychology, 1998, 45 (3): 338-345.

⑥⑦ Baumeister R F, Leary M R. The need to belong: Desire for interpersonal attachments as a fundamental human motivation [J]. Psychological Bulletin, 1995, 117 (3): 497-529.

⑧ Valkenburg P M, Peter J. Social consequences of the Internet for adolescents: A decade of research [J]. Current Directions in Psychological Science, 2009, 18 (1): 1-5.

量（Ahn 和 Shin，2013；Satici 等，2016）①②。短视频平台以最直接的方式满足了人们在"公共人逐渐衰弱"的时代对私密性和人际交往中的情感补偿的双重需求。现有文献广泛证明，社会联结是心理健康的一个重要决定因素（Bekalu 等，2019；Winstone 等，2021；Hertz 等，2022）③④⑤，社会联结水平较低则会产生心理问题。社交网络的使用可以增加社会联结，培养更好的人际关系，并有助于提高心理健康和幸福感（Allen 等，2014；Kim 等，2020；Balawajder 等，2022）⑥⑦⑧。

同时社会学家兰德尔·柯林斯在互动仪式相关理论中指出社会动力的来源便是互动。个体与他人的社会互动逐渐塑造出个体在社会中所呈现的形象。同时，柯林斯总结出身体共同在场、相同的关注点和相同的情感体验都是互动仪式发生的基本要素。从这个角度来看，短视频平台的发布和观看相当于"仪式"完成的过程，受众通过点赞、评论等不同方式参与仪式互动，在互动过程中，由于共享了同样的关注焦点和情感体验，他们体会到了在现实生活中不曾体会到的"参与感"和"存在感"。中国人民大学人口与发展研究中心与抖音联合发布的《中老年人短视频使用情况调查报告》显示，积极使用短视频 App，在一定程度上加强了中老年人跟子女的联系，增进了跟朋友的关系，扩大了中老年人的朋友圈，

① Ahn J, Shin N. The use of child care center for infants of dual-working families in Korea [J]. Children and Youth Services Review, 2013, 35 (9): 1510-1519.

② Satici S A, Uysal R, Deniz M E. Linking social connectedness to loneliness: The mediating role of subjective happiness [J]. Personality and Individual Differences, 2016, 97: 306-310.

③ Bekalu M A, McCloud R F, Viswanath K. Association of social media use with social well-being, positive mental health, and self-rated health: Disentangling routine use from emotional connection to use [J]. Health Education & Behavior, 2019, 46 (2): 69-80.

④ Winstone L, Mars B, Haworth C, et al. Social media use and social connectedness among adolescents in the United Kingdom: A qualitative exploration of displacement and stimulation [J]. BMC Public Health, 2021, 21 (1): 1-15.

⑤ Hertz M F, Kilmer G, Verlenden J, et al. Adolescent mental health, connectedness, and mode of school instruction during COVID-19 [J]. Journal of Adolescent Health, 2022, 70 (1): 57-63.

⑥ Allen J, Balfour R, Bell R, et al. Social determinants of mental health [J]. International Review of Psychiatry, 2014, 26 (4): 392-407.

⑦ Kim S Y, Zhang M, Hou Y, et al. Acculturation, parent-child relationships, and mental health of adolescents in Chinese and Mexican immigrant families [M] //Mental and behavioral health of immigrants in the United States. Academic Press, 2020: 25-44.

⑧ Balawajder E F, Taylor B G, Lamuda P A, et al. Predictors of mental health among the general population of US adults eight months into the COVID-19 pandemic [J]. Psychology (Irvine, Calif.), 2022, 13 (3): 427.

提高了其社会适应水平。同时短视频 App 作为创造信息和知识的平台，双向分享日常生活、技能、技艺等 UGC 内容生产模式，帮助老年人在退出劳动力市场后，可通过这种新方式参与社会，保持良好的社会联结程度。本文据此提出如下假设：

H4-3：社会联结在观看短视频与老人心理健康之间起到了中介作用。老人观看短视频（增强他们与朋友和子女的交流，或因有助于他们提升社会参与度）增强他们的社会联结，进而有助于他们的心理健康。

第三节　数据与研究方法

一、数据来源和研究对象

本章的研究数据主要使用 2020 年的中国家庭追踪调查（China Family Panel Studies，CFPS）。这一数据库由北京大学中国社会科学调查中心（ISSS）实施，在全国范围采用内隐分层方法抽取的多阶段等概率方法进行抽样，具有代表性。该数据重点关注中国居民的经济与非经济福利，以及包括经济活动、教育成果、家庭关系与家庭动态、人口迁移、健康等在内的诸多研究主题，是一项全国性、大规模、多学科的社会跟踪调查项目。CFPS 样本覆盖 25 个省、自治区、直辖市，目标样本规模为 16000 户，包含社区、家庭、成人和少儿问卷。目前 2020 年公开可获取数据为成人问卷数据。《中华人民共和国老年人权益保障法》第 2 条规定老年人的年龄起点标准是 60 周岁，即凡年满 60 周岁的中华人民共和国公民都属于老年人。本研究聚焦老年人群体，故只保留了 60 岁以上群体，在基本的变量处理后，共 4791 位受访者。

二、研究变量和统计描述

因变量是 2020 年 CFPS 测量的抑郁程度。测量利用美国流行病学调查研究中心（Center for Epidemiologic Studies Depression，CES-D）抑郁测量量表。该量表由拉德罗夫（Radloff）1977 年开创，至今仍被广泛运用。我们分别使用了 CES-D8 和 CES-D20 测量量表。问卷咨询了受访者过去一周 20 种感受或行为的发生频率，包括因一些小事而烦恼、不想吃东西胃口不好、感到恐惧、感到悲伤、感觉无法继续、觉得自己不比别人差（反向问题）、感觉到欢乐等。回答选项为：1（几乎没有不到一天）、2（有时，1~2天）、3（经常，3~4天）和4（大多数时间，6~7天）。该量表20项回答的克伦巴赫α=0.86。本章中抑郁指数由20个项目的所有得分相加而成。正常受访者偶尔会出现一种或几种症状，但一个严重抑郁的人可能会同时经历多项症状。CES-D20的均值是33.276（标准离差8.989），CES-D8的均值为13.577（标准离差为4.508）。抑郁指数能够反映个体的心理健康状况，它是评价者根据自定的某些标准对自身生活质量所做的整体性评价，是对客观现实的主观反映，是影响老年人生活质量的关键因素。

主要自变量为短视频的观看行为。在调查中，受访者被问及"在过去的一周里，你是否曾在抖音、快手、微视等流媒体平台上观看过短视频"。同时针对有观看行为的群体进一步询问"你是否每天观看网络短视频"。利用这两个问题，作者构建短视频观看有序指标（Ordinary Variable）：观看短视频行为，0代表未曾观看，1代表曾观看短视频，2代表每天观看短视频。根据数据统计，60岁以上的老人，9.91%的受访者都有观看网络短视频的经历，7.21%受访人每天都会观看网络短视频。

老年人存在社交隔离/疏离（Social Isolation）和孤独感（Loneliness）的普遍现象。但观看短视频是否可以通过改善社会隔离程度，降低老年人的抑郁倾向？基于此，笔者通过选取与减少物理层面社会隔离、心理层面社会隔离相关的中介变量进行检验。受限于数据的可获取性，我们选取了锻炼活动和人缘关系这两个变量。

体育锻炼是以身体练习和运动负荷为手段，以健身健美、娱乐休闲、保健康复、心理智能锻炼活动为内容，为增强体质、增进身心健康为目的，提高和保持机体能力而进行的一类体育运动（席玉宝，2004）[1]。锻炼活动不仅是一种健康行为，同时也是老年人非正式社会参与的重要方式。通过展开广场舞、晨练、散步等锻炼活动，老年人增强了与社区、与朋友、与其他人的往来，减少了社会隔离。锻炼活动度量的是受访者上个月锻炼活动的频率：0代表从不；1代表每月一次；2代表每月多于一次但少于每周一次，每月2~4次；3代表每周1~2次；4代表每周3~4次；5代表每周5~6次；6代表每天一次；7代表每天2次或更

---

[1] 席玉宝. 体育锻炼概念及其方法系统的研究［J］. 北京体育大学学报，2004（1）：118-120.

多。而问卷中，锻炼活动是指旨在强身健体、身心愉悦的室内外锻炼活动，含步行、广场舞、竞走、各类球类等，但不包括出于工作或商务目的而骑车或步行。运动频率的平均值为 1.951，标准离差为 2.774。心理学将人际关系定义为人与人在交往中建立的直接的心理上的联系。人缘关系是老年人对人际关系和自我社会联结程度的主要评价，人缘关系越好，显示其心理层面的社会疏离程度就越轻，社会联结程度越好。人缘关系，则是直接询问受访者觉得自己的人缘关系如何：从 0 到 10 选择其一，代表非常不好到非常好，程度依次递增。人缘关系的平均值为 7.397，标准离差为 2.048。

人口经济特征控制变量包括：性别（1＝男性，0＝女性）、居住地（0＝城市，1＝农村）、社会地位（从最低到最高得分为 1~5）、年龄、婚姻状况（1＝已婚，0＝其他）、健康状况（1~5，从最差到最好）、就业状况（1＝就业；0＝失业）、受教育年限（0~22 年）、家庭总人口数。如表 4-1 所示，教育平均数为 5.767（标准偏差＝4.629），即小学毕业左右。男性占比 52%，就业人数占比 51.3%，67.8%生活在农村地区，83.1%受访者已婚有伴侣。

表 4-1　变量统计描述

变量	样本	均值	标准差	最小值	最大值
抑郁指数 CES-D20	4791	33.276	8.989	22	72
抑郁指数 CES-D8	4728	13.577	4.508	8	32
锻炼活动	4791	1.951	2.774	0	7
人缘关系	4791	7.397	2.048	0	10
观看短视频	4791	0.243	0.624	0	2
年龄	4791	68.167	5.818	60	95
男性	4791	0.519	0.500	0	1
农村	4791	0.678	0.467	0	1
婚姻状态	4791	0.831	0.375	0	1
受教育年限	4791	5.767	4.629	0	19
健康状况	4791	2.626	1.257	1	5
社会地位	4791	3.489	1.105	1	5
就业状态	4791	0.513	0.500	0	1
家庭人口总数	4791	3.776	2.177	0	15

三、模型与分析方法

数据预处理、描述统计和相关分析，中介效应检验等实证分析均在 Stata16 中进行，结构方程估计使用最大似然法并进行 1000 次引导复制（bootstrap replications）。结构方程模型（SEM）包括测量关系和影响关系；既可以测量各因素内部结构及相关之间的关系情况，也可以测量多个自变量与多个因变量之间的影响关系。本章，结构方程模型是以抑郁指数 CES-D20 为因变量进行，并将锻炼活动和人缘关系作为中介变，观看短视频行为是主要自变量。全部回归均控制年龄、性别、受教育年限、农村指标、婚姻状况、就业状况、健康状况、社会地位状况、家庭总人口数。

第四节　实证结果

一、相关系数矩阵分析

表 4-2 展示了变量之间的皮尔逊相关系数矩阵，是指用于度量两个变量 X 和 Y 之间的相关（线性相关），其值介于 -1 与 1 之间。

首先，老年人观看短视频与抑郁指数 CES-D20 和 CES-D8 都呈显著负相关（$r=-0.09$，$p<0.01$）。观看短视频行为则显著增加锻炼活动的频率（$r=0.17$，$p<0.01$），但与自我评价的人缘关系不存在显著关系（$r=0.02$，$p>0.1$）。因此可以发现，基于大数据算法的人工智能分配技术为受众提供了内容丰富的"定制化"媒介环境，满足自身的需求，减少抑郁。同时短视频很大限度上发挥了沉浸感、参与感、娱乐性方面的媒介优势，最终实现对老年人对健身短视频浏览投入度的多重促进和现实转化。

其次，锻炼活动（$r=-0.16$，$p<0.01$）行为则与抑郁指数 CES-D20 和 CES-D8 呈显著负相关。研究表明，老年人经常受身体疾病以及社会的孤立和家庭的

表4-2 Spearman 相关系数矩阵

	1	2	3	4	5	6	7	8	9	10	11	12	13
1 抑郁指数 CES-D20	1												
2 抑郁指数 CES-D8	1.00***	1											
3 锻炼活动	-0.16***	-0.16***	1										
4 人缘关系	-0.13***	-0.13***	0.03**	1									
5 观看短视频	-0.09***	-0.09***	0.17***	0.02	1								
6 年龄	-0.00	-0.00	-0.01	0.02	-0.20***	1							
7 男性	-0.16***	-0.16***	0.06***	-0.04***	0.04***	-0.00	1						
8 农村	0.18***	0.18***	-0.31***	-0.02	-0.21***	-0.03**	-0.01	1					
9 婚姻状态	-0.14***	-0.14***	0.00	0.02	0.03**	-0.20***	0.15***	-0.01	1				
10 受教育年限	-0.19***	-0.19***	0.23***	-0.00	0.29***	-0.20***	0.28***	-0.39***	0.12***	1			
11 健康状况	-0.31***	-0.31***	0.06***	0.12***	0.06***	-0.06***	0.11***	-0.04**	0.04**	0.10***	1		
13 社会地位	-0.10***	-0.10***	-0.02	0.25***	-0.09***	0.11***	-0.01	0.08***	0.03*	-0.11***	0.10***	1	
13 就业状态	0.07***	0.07***	-0.22***	0.02	-0.07***	-0.25***	0.14***	0.41***	0.14***	-0.13***	0.12***	0.06***	1
14 家庭总人口	-0.00	-0.00	-0.06***	0.00	-0.03*	-0.14***	0.03*	0.14***	0.17***	-0.08***	0.03**	-0.01	0.16***

注：* 表示 $p<0.1$，** 表示 $p<0.05$，*** 表示 $p<0.01$。

孤独，使其生活质量产生负面的影响（Czaja 等，2018）①。而体育锻炼有助于预防老年人心血管疾病，提高身体控制能力，改善平衡功能，降低慢性疾病发生率，同时身体锻炼收益的积极情绪体验和建立良好的人际关系以及获得更多的社会支持，从而全面地提高老年人的生活质量（Hunter 等，2004；Latham 等，2004；刘洋和漆昌柱，2016）②③④。有实验也表明，在进行了 10 周的体育锻炼后，能够明显改善老年人的生活质量和减少抑郁症状（Lok 等，2017）⑤。Antunes 等（2005）⑥ 对 46 名 60~75 岁的久坐老人进行实验研究，发现参与为期 6 个月的健身计划实验的老人，抑郁、焦虑评分显著下降，生活质量明显改善，而对照组无明显变化。

而且，数据显示人缘关系（r=−0.13，p<0.01）行为与抑郁指数 CES−D20 和 CES−D8 呈显著负相关。这表明老年人的人际关系与主观幸福感存在关联。很多老年人面临着代际隔离或老年丧偶等孤独生活，人缘关系不好可能预示着个体感知到消极的、紧张的人际关系，这会增强老年人的孤独感和抑郁感，并可能使个人产生攻击性行为（刘冰冰和刘晓梅，2021）⑦。进行社交活动的老年人生活满意度显著高于处于社交孤立环境下的老年人，应该培养老年人的人际关系，增加老年人与社会的互动。

此外，正在就业的人群和农村老年人抑郁症状较多。在婚状态，良好受教育情况、健康状况和较好的社会地位与抑郁程度显著负相关。年龄和家庭人口总数与抑郁指数关系不显著。老年人生活满意度的影响因素包含人口特征、家庭特

① Czaja S J，Boot W R，Charness N，et al. Improving social support for older adults through technology：Findings from the PRISM randomized controlled trial［J］. The Gerontologist，2018，58（3）：467-477.

② Hunter G R，McCarthy J P，Bamman M M. Effects of resistance training on older adults［J］. Sports Medicine，2004，34：329-348.

③ Latham N K，Bennett D A，Stretton C M，et al. Systematic review of progressive resistance strength training in older adults［J］. The Journals of Gerontology Series A：Biological Sciences and Medical Sciences，2004，59（1）：M48-M61.

④ 刘洋，漆昌柱. 基于积极心理学视域下的锻炼心理学研究进展［J］. 北京体育大学学报，2016，39（9）：70-75+118.

⑤ Lok N，Lok S，Canbaz M. The effect of physical activity on depressive symptoms and quality of life among elderly nursing home residents：Randomized controlled trial［J］. Archives of Gerontology and Geriatrics，2017，70：92-98.

⑥ Antunes H K M，Stella S G，Santos R F，et al. Depression，anxiety and quality of life scores in seniors after an endurance exercise program［J］. Brazilian Journal of Psychiatry，2005，27：266-271.

⑦ 刘冰冰，刘晓梅. 积极老龄化背景下人际关系对老年人生活满意度的影响研究［J］. 社会保障研究，2021（5）：49-59.

征、工作特征及社会支持等层面，具有一定的复合性。

二、结构方程估计结果

在控制性别、年龄、地区、受教育年限、家庭总人口、个人社会地位、健康状况、就业和婚姻状态控制变量的条件下，此小节分析网络短视频观看行为对老年人心理健康是否存在影响效应，健康行为和人缘关系与抑郁特征之间是否存在中介效应。数据回归结果如图 4-1 和图 4-2 所示。在排除了控制变量的影响后，观看短视频的行为与抑郁症状的直接关系虽然系数为负，但不显著（CES-D20，β=-0.218，p>0.1；CES-D8，β=-0.102，p>0.1）。锻炼活动和人缘关系两个行为中介变量纳入结构估计方程模型的结果显示：锻炼活动对老年人心理健康有正向促进作用，即有效地降低了抑郁症状指标（CES-D20，β=-0.226，p<0.01；CES-D8，β=-0.115，p<0.01）；人缘关系越好，抑郁症状指标也越低（CES-D20，β=-0.376，p<0.01；CES-D8，β=-0.191，p<0.01）。短视频观看行为有效地增加老年人的锻炼活动（CES-D20，β=0.352，p<0.01；CES-D8，β=0.354，p<0.01），并提高了他们自我评价的人缘关系程度（CES-D20，β=0.109，p<0.05；CES-D8，β=0.108，p<0.05）。

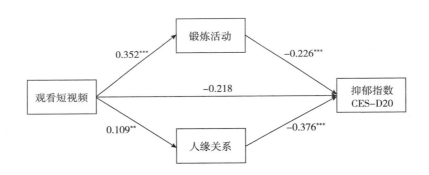

图 4-1 老年人短视频观看行为和抑郁指数 CES-D20 结构方程估计结果

注：仅汇报主要系数，每一个回归都控制了全部控制变量。

稳健模型拟合指数：N=4791，χ^2=8.261，自由度 2，CFI=0.997，TLI=0.947，RMSEA=0.026，SRMR=0.004；* 表示 p<0.1，** 表示 p<0.05，*** 表示 p<0.01。

基于以上结论，假设 H4-2 和假设 H4-3 得到支持，假设 H4-1 不成立。网络短视频观看行为与老年人心理健康并未存在之间的显著关系；而健康行为和人

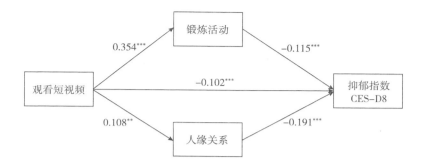

图 4-2　老年人短视频观看行为和抑郁指数 CES-D8 结构方程估计结果

注：仅汇报主要系数，每一个回归都控制了全部控制变量。

稳健模型拟合指数：N = 4728，χ^2 = 7.634，自由度 2，CFI = 0.997，TLI = 0.951，RMSEA = 0.24，SRMR = 0.004；＊表示 p<0.1，＊＊表示 p<0.05，＊＊＊表示 p<0.01。

缘关系在短视频观看与抑郁特征之间存在中介效应。因此，社会上存在的老年人观看短视频沉迷，影响精神状态的论述也并不成立，并未增加抑郁症状。老年人群体由于退休带来社会角色终止，再加上身体不便带来的社交距离，社会隔离/疏离程度增加。从某种程度上来说，他们属于社交弱势群体，而短视频的弱技术性、强社交性和互动性为其提供了新的社交机会，改善了他们社会疏离的程度。通过增加锻炼活动，尤其是户外锻炼活动，减少物理层面上的社会疏离，同时人缘关系变得更好，减少他们的心理层面上的社会疏离，进而减少他们的抑郁症状。

第五节　结论与讨论

本章的研究依照传播学使用与满足理论、媒体依赖理论、知信行健康传播理论、心理学的心流理论以及社会学的社会联结与归属感理论的多重理论框架，研究老人短视频观看行为与其心理健康之间的联系，采用了减少物理和心理层面社会疏离的代理变量（锻炼活动和人缘关系）作为中介变量构建结构方程估计模型，挖掘观看短视频行为对老年人心理健康的影响机制。本章探讨了信息技术平台的发展是否有助于突破传统空间限制，有助于实现"积极老龄化"、提升老年人福祉、改善老年人心理健康。

本章的主要结论和实践建议有以下几点：

基于整体样本，老人观看短视频的行为与抑郁症状的直接关系系数不显著。可见，并不存在老年人因为观看网络短视频沉迷而产生焦虑和抑郁之说，反而在社会隔离明显的地区，短视频行为起到了减少抑郁症状的作用。短视频应用以其提供的社交、咨询、娱乐等综合性功能，进一步丰富了老年群体的生活，并对中老年人的健康素养、功能性自理、生活质量和社会联结等方面产生了显著影响。与此同时，与其他社交媒体不同，短视频平台不是旨在强化中国固有的熟人社会（强关系），同时也会通过基于平台算法搭建的互动机制拓展"弱关系"，形成新的"圈子文化"。社交媒体类短视频平台作为一种新兴媒介传播形态，简单方便，可以使"数字弱势群体"的老人轻松掌握和使用。老年人对短视频等社交媒体的使用，能够缓解老年人的孤独感，帮助其融入社会、获取信心，完成新的自我构建；社交功能在老年人的社会参与中提供了线上渠道，老年人可以利用网络互动实现线上意义的"社会参与"。智能手机促进了受访老年人的物质保障获取，而老年人向外界求助、学习和使用智能手机的过程本身就是对其数字化权利的保障。这也启示应用商在开发适合老年人使用的硬件和软件时，设置简易模式，操作流程尽可能简单，从技术上帮助老年人适应数字化时代，帮助老年人安享晚年。

在结构方程模型和中介效应中，锻炼活动频率通过检验。即非正式社会参与对老年人心理健康有正向促进作用，即有效地降低了抑郁症状指标；同时代表心理层面社会疏离程度的人缘关系越好，抑郁症状指标也越低。短视频平台大量健康传播的内容，影响了老年人的健康认知和生活行为。短视频为老年人科普了健康知识并且增加了老年人对健康风险的感知，从而改变其健康行为，减少抑郁。对于老年人来说，其对身体健康的关心程度远超于年轻人，中老年人因为退休和身体状况等原因导致社交圈、生活圈缩小，对其身体锻炼和心理健康都造成不良的影响。而健身短视频可以降低体育信息传播"门槛"、帮助个人获取更专业的运动指导信息（吴钟权，2015）[①]，并且从微观层面上看，健身短视频信息提高了人们健身认知、态度及行为意愿。体育锻炼能够改善老年人的身体状况、身体素质和运动能力进而促进神经调节的发生，收获良好的情绪体验，同时老年人可以借助体育锻

---

① 吴钟权. 新媒体时代体育教学与全民健身发展研究［J］. 新闻战线，2015（1）：208-209.

炼获得更多的社会支持，改善老年人的认知水平，增强自我效能感，进一步提高老年人的生活满意度和主观幸福感（胡冰倩和王竹影，2017）①。

在结构方程模型和中介效应中，社会联结通过检验。短视频平台的使用，起到了很好的信息传播作用，产生了很好的同伴效应（Peer Effect），这使老年人在学习知识和累积信息的过程中，通过"想象共同体"而产生"弱关系"社交的心理安慰；同时借助这一媒介与周围好友共享信息，产生互动和联结，促进"强关系"的维护和升温，激发老年人社会参与。由此产生更高的社会认同感，有更高的自我人际关系评价，最终减少抑郁的产生（王凤姿，2020；赵涵等，2021）②③。使用社交媒体进行在线交流可以鼓励分享生活（Desjarlais-deKlerk，2015）④，能提高社会适应性，提高社会关系质量（Desjarlais 和 Joseph，2017；Yang 和 Lee，2020）⑤⑥ 和社会联结水平。短视频社交缩小了社交距离，增加老年人的社会交往频率，可以让老年人了解更多的周遭具有相同情况和感受的群体，满足其社会支持和心理安慰，老年人所获得的社会支持越多，其抑郁水平就越低（孙静和李伟，2015）⑦。当下老龄化仍在持续，为如何充分利用互联网的积极效应，让老年人享受数字福利和更高质量的老年生活，为实现习近平总书记提出的"发挥好老年人积极作用，让老年人共享改革发展成果、安享幸福晚年"，本章提供了经验证据。

然而，不可否认的是，短视频之于老年人也存在着一定负面影响。有一些偏离社会主旋律的短视频不仅收割着老年群体的流量，也侵蚀着老年群体最后的文化净土。作为"非数字原住民"的老年一代，也存在不适应新媒体时代数字化

---

① 胡冰倩，王竹影．体育锻炼与心理健康的研究综述［J］．中国学校体育（高等教育），2017，4（6）：87-92.

② 王凤姿．老年人社会支持、抑郁与生活满意度的关系［J］．中国老年学杂志，2020，40（22）：4886-4888.

③ 赵涵，向远，裴丽君．老年人多维度社会参与和家庭交往与抑郁情绪发生风险的关联研究［J］．人口与发展，2021，27（3）：110-122.

④ Desjarlais-deKlerk K. Supportive transitions and health：A mixed methods study of formerly homeless persons and Street Exits［R］．2015.

⑤ Desjarlais M，Joseph J J. Socially interactive and passive technologies enhance friendship quality：An investigation of the mediating roles of online and offline self-disclosure［J］．Cyberpsychology，Behavior，and Social Networking，2017，20（5）：286-291.

⑥ Yang C，Lee Y. Interactants and activities on Facebook，Instagram，and Twitter：Associations between social media use and social adjustment to college［J］．Applied Developmental Science，2020，24（1）：62-78.

⑦ 孙静，李伟．心理韧性在社区老年人抑郁与社会支持关系间的中介效应研究［J］．中国全科医学，2015，18（7）：827-830.

生存的状况，一些人利用短视频哄骗一部分情感缺失的老年人，与老年群体建立情感连接，在消耗老年人的情感与时间之外，也从他们身上获得金钱。由于对网络不熟悉以及新型诈骗手段的分辨能力较弱，老年人时常成为诈骗团伙的重点目标。而这就需要从法律法规上加大对网络诈骗的打击，加强网络监管，更为重要的是，家庭成员和社区组织要帮助老年人学习新知识，减少数字鸿沟，使老年人增强分辨网络信息的能力，更好地适应数字化生活。

本章研究的不足在于本章采用的是公开可获得的全国代表性数据，2020 年的中国家庭追踪调查在抽样方法和样本量上具有优势，但是缺乏短视频观看具体内容和社会隔离相关详细量表，这成为了本章研究的不足。通过实验设计和一手问卷设计，研究可以度量不同观看内容和不同观看质量，检验其对老年人心理健康的影响及其机制。不仅如此，未来的研究还可以深入了解老年人的短视频使用习惯和观测老年人特有的社交需求和情绪变化，以做出更多的理论贡献。

第五章 短视频 App 使用对我国公众心理健康和健康行为的影响研究

如今，短视频观看已经成为全球流行的在线娱乐方式，并对当今社会产生了深远的影响。本章研究探讨了短视频观看行为和中国全年龄段人口的心理健康（抑郁情况）的关系，以及健康行为（包括体育活动、失眠和吸烟）的中介作用。方法：我们采用具有全国人口代表性的人口调查数据，共计 16311 个，年龄从 16 岁至 60 岁不等的样本。我们建构了结构方程模型（SEM）来研究短视频观看、健康行为和抑郁之间的关系。此外，我们分别用性别组和年龄组变量进行了结构方程模型估计。结果：总体结构方程模型结果显示，适度的短视频观看和抑郁呈显著负相关（$\beta = -0.528$，$p < 0.001$），潜在的短视频观看成瘾行为和抑郁呈显著正相关（$\beta = 0.346$，$p < 0.001$）。减少失眠和增加体育锻炼频率在适度的短视频观看和抑郁的关系中起到中介作用（$\beta = -0.045$，$p < 0.05$；$\beta = 0.385$，$p < 0.01$）。吸烟行为增加和失眠症状增加在潜在的短视频观看成瘾与抑郁的关系中起中介作用（$\beta = 0.021$，$p < 0.01$；$\beta = 0.036$，$p < 0.1$）。结论：结构方程模型结果表明，短视频观看行为对心理健康的影响是复杂的。总体而言，适度的短视频观看有利于更好的心理健康，增加体育锻炼在其中起到了有效的中介作用。然而，潜在的短视频观看成瘾行为会对心理健康产生不良影响，导致吸烟和失眠是两个重要的途径。在所有群体中，年轻人、老年人和女性相对更容易受到每天观看短视频的负面影响。

近五年，短视频应用在中国掀起了全民流行风潮。2022 年，刘畊宏在抖音直播带动全民健身风潮。人们的日常娱乐生活也已离不开形形色色的短视频应用。根据中国互联网络信息中心的统计报告，截至 2022 年 6 月，中国短视频用户规模为 9.62 亿，占网民整体的 91.5%①。在海外，领先的短视频应用 TikTok（抖音海外版）获得了超过 20 亿次的应用下载，是世界上最流行的社交软件之一②。

随着移动数字技术和互联网商业应用的发展，短视频应用具备了个性化算法推荐灵敏、用户生成内容丰富、社交互动体验佳和技术门槛低等用户友好的特性，迎合了碎片化、快节奏的时代潮流，吸引了许多用户在浏览短视频、观看直播等娱乐活动中投入大量时间。根据《短视频用户价值研究报告 2022》，中国的短视频用户日均使用时长为 90 分钟③；而在另一项调研报告中，这个时长高达 2小时④。这样高强度的日均使用时长也反映了短视频在中国网民的互联网使用中的重要地位，QuestMobile 的数据显示，在过去三年，网民的短视频观看时长占比持续增长，在 2022 年 9 月达到了 27.5%，仅次于即时通信类应用使用时长⑤。

2018~2022 年中国网络视频用户和短视频用户规模如图 5-1 所示。

关于短视频用户及其使用时长的增长，重大突发公共卫生事件也起到了推动作用。自 2020 年初以来，保持社交距离、禁止大规模聚集、居家隔离等卫生防控措施使得人们减少了外出活动。在线下活动有限的情况下，使用互联网成为人们获取信息、进行娱乐和工作的有效途径，也影响了短视频用户及其使用时长的增长、根据第 45 次《中国互联网络发展状况统计报告》，2020 年初，受重大突发公共卫生事件影响，中国网民上网总时长、中国网络视频应用的用户规模和使用时长均有明显提升⑥。类似的情况在海外也得到了报道，在重大突发公共卫生

① 中国互联网络信息中心.第 50 次中国互联网络发展状况统计报告［R/OL］.（2022-08-31）［2023-02-20］.https：//www.cnnic.net.cn/NMediaFile/2022/0926/MAIN1664183425619U2MS433V3V.pdf.
② Sensor Tower. TikTok crosses 2 billion downloads after best quarter for any app ever［Z/OL］.（2020-04）［2023-02-20］.https：//sensortower.com/blog/tiktok-downloads-2-billion.
③ 中国广视索福瑞媒介研究.短视频用户价值研究报告 2022［R/OL］.（2022-12-09）［2023-02-20］.https：//www.lmtw.com/d/file/sm/dongtai/20221209/2022%E7%9F%AD%E8%A7%86%E9%A2%91E6%8A%A5%E5%91%8A.pdf.
④ 中国新闻网.我国短视频用户达 8.73 亿人均每天花 2 小时看短视频［N/OL］.（2021-06-03）［2023-02-20］.https：//www.chinanews.com.cn/sh/2021/06-03/9491402.shtml.
⑤ QuestMobile. 2022 中国移动互联网发展年鉴［R/OL］.（2022-12-13）［2023-02-20］.https：//www.cbndata.com/report/3077/detail？isReading＝report&page＝19.
⑥ 中国互联网络信息中心.第 45 次中国互联网络发展状况统计报告［R/OL］.（2020-04-28）［2023-02-20］.https：//www.cnnic.net.cn/NMediaFile/old_attach/P020210205505603631479.pdf.

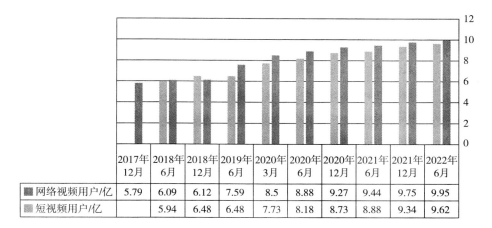

	2017年12月	2018年6月	2018年12月	2019年6月	2020年3月	2020年6月	2020年12月	2021年6月	2021年12月	2022年6月
■ 网络视频用户/亿	5.79	6.09	6.12	7.59	8.5	8.88	9.27	9.44	9.75	9.95
■ 短视频用户/亿		5.94	6.48	6.48	7.73	8.18	8.73	8.88	9.34	9.62

图 5-1　2018~2022 年中国网络视频用户和短视频用户规模

注：第 41 次报告（截至 2017 年 12 月的统计数据）未统计网络视频用户中的短视频用户数量；第 45 次报告的数据统计因特殊情况有所延误，数据截至 2020 年 3 月而非 2019 年 12 月。

资料来源：根据中国互联网络中心发布的近 10 次《中国互联网络发展状况统计报告》中网络视频用户规模和短视频用户规模数据进行绘制。

事件期间，印度的在线视频消费呈爆炸式增长，短视频应用的用户数量和使用时长都有了飞跃性增长，"2020 年，超过 2 亿印度人至少观看了一次短视频，活跃用户在短视频平台上的日均使用时长高达 45 分钟"[①]。

　　在上述背景下，短视频观看及其潜在的成瘾行为会带来怎样的危害成了一个备受关注的问题。在 2022 年 4 月，主流媒体《人民日报》发表题为《未成年人刷屏上瘾应引起重视》的新闻，引起了广泛讨论[②]。在这则新闻中，记者通过在杭州多所中学的调查发现，近九成的学生具备短视频使用习惯，近半数家长认为孩子存在沉迷倾向，家长们尤其担心负面网红、恶意炒作等短视频内容会对孩子的情绪、价值观和学习表现等产生不良影响。实际上，这则新闻标题中的动词"刷"常常被用于描述观看短视频的行为，它不仅反映了主流短视频应用"无限下拉滚动"信息流的技术特点，也反映了用户难以自控、漫无目

①　Bain & Company. Short-form video is poised to grow to 600 to 650 million users in India by 2025 ［Z/OL］. （2021-10-06）［2023-02-21］. https：//www. bain. com/about/media-center/press-releases/2022/short-form-video-india/.

②　人民日报. 未成年人刷屏上瘾问题应引起重视 ［N/OL］. （2019-08-30）［2023-02-20］. http：//edu. people. com. cn/n1/2022/0411/c1053-32395788. html.

的地持续浏览短视频的行为倾向。潜在的成瘾倾向可能会对一个人的身心健康产生不良影响。为营造良好的网络空间以促使青少年健康成长，2019年，国家互联网信息办公室指导、组织各大短视频应用上线"青少年防沉迷系统"，限制青少年用户的使用时长、时段、功能和内容①。但是，该系统的防治成果仍有待进一步检验。

短视频成瘾的社会现象和担忧也得到了学界的关注，一些研究对青年（尤其是大学生）群体的短视频成瘾行为及其原因进行了测量和分析②③。研究者认为，个性化的算法推荐视频内容会更高地激活大脑特定区域，从而强化短视频观看行为；同时，在年轻人中，更多的问题性短视频使用和自控力低相关④。然而，应该得到关注的不只是青年群体。根据现有的数据，青年群体（20～29岁）的确是短视频用户的主体部分，但我们也应该看到短视频在全年龄段人群中的影响力。根据中国广视索福瑞媒介研究发布的《短视频用户价值研究报告2022》，短视频用户年龄结构趋同CNNIC统计的中国网民年龄结构，其中，20～39岁的青年人占比39.1%，较2018年下降超14个百分点；其他年龄段群体的规模占比分别是13.7%（10～19岁）、35.6%（40～59岁）和11.7%（60岁以上）⑤。值得注意的是，报告指出50岁以上的用户占比自2021年快速提升后稳定在1/4以上⑥。由此可见，各种年龄段的人群都会面对短视频观看及潜在成瘾行为带来的诸多挑战。在这一章中，我们将重点讨论短视频观看及潜在成瘾行为对个体心理健康的影响。

一般而言，由于抖音、快手和微视等流行的短视频应用都具有社交互动属性强的特点，短视频使用属于社交媒体使用的互联网子类。在既往的文献中，社交

① 中国互联网络信息中心. 第44次中国互联网络发展状况统计报告［R/OL］.（2019-08-30）［2023-02-20］. https：//www. cnnic. net. cn/NMediaFile/old_ attach/P020190830356787490958. pdf.

② 谢兴政，贾玉璇."屏媒时代"青年群体短视频成瘾现象及对策分析［J］. 编辑学刊，2021（1）：30-35.

③ 熊开容，刘超，甘子美. 刷抖音会上瘾吗？——短视频App用户沉浸式体验影响因素与形成机制［J］. 新闻记者，2021（5）：83-96.

④ Su C H, Zhou H, Gong L Y, et al. Viewing personalized video clips recommended by TikTok activates default mode network and ventral tegmental area［J/OL］. Neuroimage, 2021, 237. DOI：10. 1016/j. neuroimage. 2021. 118136.

⑤⑥ 中国广视索福瑞媒介研究. 短视频用户价值研究报告2022［R/OL］.（2022-12-09）［2023-02-20］. https：//www. lmtw. com/d/file/sm/dongtai/20221209/2022%E7%9F%AD%E8%A7%86%E9%A2%91E6%8A%A5%E5%91%8A. pdf.

媒体使用和心理健康的关系是个成熟的研究话题①②③。这些研究显示，有问题的网络使用会导向不良的心理健康状态，包括焦虑、压力和抑郁等④⑤⑥⑦。然而，尽管针对社交媒体综合运用的研究业已普遍，针对短视频观看行为的研究却仍然有限⑧⑨，这可能是由于短视频观看及其流行是近年来的新现象，尚未得到足够的学术关注。此外，我们也注意到该研究领域的许多文献多以青少年或大学生群体为对象，这一方面是由于青少年的心理健康是世界上最主要的公共卫生问题之一⑩，另一方面也是因为这些群体的数据更便于收集。但是，正如前文所述，观看短视频的人群跨越了多个年龄段，且在缺乏自控力的群体中容易产生成瘾性行为和不良的心理后果⑪⑫⑬。

　　基于上述讨论，本项研究旨在回答短视频观看行为如何影响人们的心理健康，以扩展社交媒体与心理健康领域的研究成果。我们采用了具有全国人口代表

---

① 倪晓莉，邵潇怡. 青少年网络社交媒体使用对主观幸福感的影响：自尊联结自我同一性的序列中介路径［J］. 兰州大学学报（社会科学版），2019，47（1）：122-133.

② Buda G，Lukoseviciute J，Salciunaite L，et al. Possible effects of social media use on adolescent health behaviors and perceptions［J］. Psychological Reports，2021，124（3）：1031-1048.

③ 邓香莲. 社交媒体使用会提升老年人的主观幸福感吗？——一项基于积极老龄化背景的调查研究［J］. 图书情报知识，2021，38（5）：77-94.

④ 张亚利，李森，俞国良. 社交媒体使用与错失焦虑的关系：一项元分析［J］. 心理学报，2021，53（3）：273-290.

⑤ 牛静，常明芝. 社交媒体使用中的社会交往压力源与不持续使用意向研究［J］. 新闻与传播评论，2018，71（6）：5-19.

⑥ 刘鲁川，李旭，张冰倩. 社交媒体用户的负面情绪与消极使用行为研究评述［J］. 情报杂志，2018，37（1）：105-113+121.

⑦ Younes F，Halawi G，Jabbour H，et al. Internet addiction and relationships with insomnia，anxiety，depression，stress and self-esteem in university students：A cross-sectional designed study［J］. Plos One，2016，11（9）.

⑧ 黄恰恰，李小慧，张嘉敏. 新媒体环境下短视频应用对高职大学生心理健康的影响研究——以抖音、快手为例［J］. 西部素质教育，2020，6（14）：83-85.

⑨ 姚敏，李凌鸥，陈新力. 观看短视频对青年人心理健康的影响——基于2020年中国家庭追踪调查数据的分析［J］. 当代青年研究，2022（5）：74-82.

⑩ Kelly Y，Zilanawala A，Booker C，et al. Social media use and adolescent mental health：Findings from the UK millennium cohort study［J］. E Clinical Medicine，2018，6：59-68.

⑪ Hasan M R，Jha A K，Liu Y. Excessive use of online video streaming services：Impact of recommender system use，psychological factors，and motives［J］. Computers in Human Behavior，2018，80：220-228.

⑫ Lu L H，Liu M，Ge B C，et al. Adolescent addiction to short video applications in the mobile internet era［J］. Frontiers in Psychology，2022，13.

⑬ Zhang X，Wu Y，Liu S. Exploring short-form video application addiction：Socio-technical and attachment perspectives［J］. Telematics and Informatics，2019，42.

性的二手数据集，扩大了目标研究群体，并比较不同群体之间的差异。具体而言，我们采用了2020年中国家庭追踪调查（CFPS）的数据，共16311个16~60岁的样本，以研究短视频观看行为和心理健康的关系。此外，在关于社交媒体使用与心理健康关系的研究中，社会支持、社会比较、自尊等中介机制都得到了探索①②③④，然而健康行为的中介效应却鲜少被关注。考虑到目前文献的不足，我们建构了以体育锻炼、失眠和吸烟三种健康行为中介的结构方程模型以探索短视频观看如何影响国人的心理健康。

第一节　研究背景

一、中国短视频应用发展概况

短视频应用是移动互联网时代的产物。近十年间，中国移动互联网发展和智能手机的迅速普及为短视频应用的流行奠定了基础。随着国家的"宽带中国""数字中国"等战略，"提速降费"等改革专项行动的开展，中国的移动互联网普及程度在近十年大幅提升，4G网络覆盖广度大，5G网络建设扎实推进。根据中华人民共和国工业和信息化部发布的《2022年通信业统计公报》，截至2022年底，全国移动通信基站总数达1083万个，其中5G基站为231.2万个，占移动基站总数的21.3%（见图5-2）；同时，2022年的移动互联网接入流量达2618亿GB，全年移动互联网月户均流量（DOU）达15.2GB/户·月，该数据在近五年间不断攀升（见图5-3）⑤。

---

① 魏东平，刘双，邓尚正，严雪梅，王纯睿. 社交媒体使用与老年人孤独感和社会支持的关系及干预手段 [J]. 中国老年学杂志，2021，41（20）：4584-4587.

② 丘文福，林谷洋，叶一舵，陈志勇. 社交媒体使用对大学生焦虑的影响：上行社会比较和心理资本的序列中介作用 [J]. 中国特殊教育，2017（8）：88-92+73.

③ Faelens L, Hoorelbeke K, Soenens B, et al. Social media use and well-being: A prospective experience-sampling study [J]. Computers in Human Behavior, 2021, 114.

④ 倪晓莉，邵潇怡. 青少年网络社交媒体使用对主观幸福感的影响：自尊联结自我同一性的序列中介路径 [J]. 兰州大学学报（社会科学版），2019，47（1）：122-133.

⑤ 中华人民共和国工业和信息化部. 2022年通信业统计公报 [EB/OL].（2023-01-19）[2023-02-21]. https://wap.miit.gov.cn/gxsj/tjfx/txy/art/2023/art_77b586a554e64763ab2c2888dcf0b9e3.html.

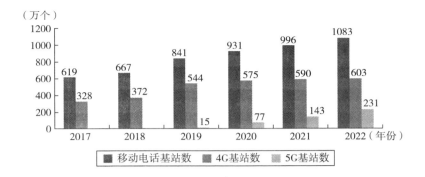

图 5-2　2017~2022 年移动电话基站发展情况

资料来源：中华人民共和国工业和信息化部《2022 年通信业统计公报》。

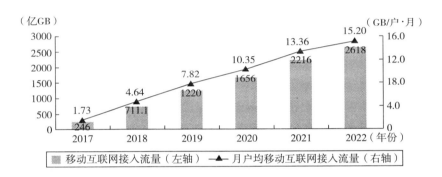

图 5-3　2017~2022 年移动互联网流量及月户均流量（DOU）增长情况

资料来源：中华人民共和国工业和信息化部《2022 年通信业统计公报》。

在这样便利的移动互联网技术背景下，中国网民也很快适应了新的网络环境。从中国互联网用户的上网设备来看，移动智能手机是网民的主要选择（见图 5-4）。根据第 50 次《中国互联网络发展状况统计报告》，截至 2022 年 6 月，使用手机上网的网民在全体网民中的占比高达 99.6%[1]。在移动互联网技术的加持下，随时随地打开手机、接入互联网进行即时通信和视频娱乐等在线活动变得稀松平常。

---

[1]　中国互联网络信息中心. 第 50 次中国互联网络发展状况统计报告［R/OL］.（2022-08-31）［2023-02-20］. https：//www.cnnic.net.cn/NMediaFile/2022/0926/MAIN1664183425619U2MS433V3V.pdf.

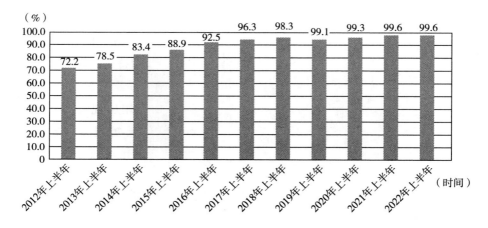

图 5-4　2012～2022 年中国网民使用手机上网占比

资料来源：中国互联网络信息中心 2012～2022 年发布的历次《中国互联网络发展状况统计报告》。

　　另外，智能手机的快速普及也促进了网民通过移动网络参与视频娱乐。在 21 世纪 10 年代初，随着中国 3G、4G 的移动通信技术发展，手机不再是单纯的通信工具，成为承载多媒体娱乐的智能终端，集合了摄影摄像、音频视频、游戏和其他娱乐的多重功能。激烈的市场竞争不仅使智能手机的价格门槛降低，也使智能手机的镜头拍摄、GPS 定位和交互系统等功能不断升级完备，各种手机应用软件也变得丰富。在抖音和快手等如今的热门短视频应用取得流行以前，人们就已经尝到了短视频这种娱乐形式的乐趣。以 2014 年在中外互联网上流行的"冰桶挑战"为例，该挑战是美国肌萎缩性脊髓侧索硬化症协会筹款发起的互联网公益活动。肌萎缩侧索硬化症，俗称渐冻症，其发病特征表现为肌肉乏力、僵硬或抽搐，逐渐发展为肌肉萎缩乃至威胁生命。为呼吁社会关注，该协会发起冰桶挑战，挑战规则是：挑战者需拍摄冰水从头顶浇下的视频，并上传社交媒体，提名 3 个人接续挑战，被提名者需在 24 小时内拍摄视频上传，或捐出 100 美元的善款。由于扎克伯格、比尔·盖茨、雷军和李彦宏等中外科技从业者的参与，这项公益挑战在中外社交媒体上风靡一时。"来到中国的'冰桶挑战'仅用 53 个小时就在新浪微博话题榜获得了 4.4 亿的阅读量和 53.2 万的讨论量"①，一时间，参与"冰桶挑战"成了最流行的社交话题之一。很快，这种结合短视频和社交

---

① 澎湃新闻.冰桶挑战：公益活动如何演变成互联网巨头的公关秀［N/OL］.（2014-08-20）［2023-02-21］.https：//www.thepaper.cn/newsDetail_forward_1262733.

的新型娱乐在后来我们熟知的短视频应用中大放异彩。

作为一种内容传播方式，短视频通常指播放时长少于 5 分钟的互联网视频，与长视频相比，短视频具有轻量化、娱乐化和社交属性强的特点，迎合了移动互联网时代用户碎片化娱乐的需求。自 2012 年起，"GIF 快手""美拍""抖音"等不同特色的，以短视频拍摄和传播为主功能的互联网应用出现。2016 年，大量的短视频应用面世，短视频的内容生产者也不断增多，短视频行业快速发展[1]。直到现在，短视频应用进入稳定发展阶段，在规范的市场监管下，短视频应用在社交娱乐、电商带货、新闻传播和知识科普等方面都有了长足发展。根据《2020 年中国社交娱乐视频研究报告》，中国短视频用户使用应用的前五名分别是抖音（70.9%）、快手（52.3%）、哔哩哔哩（37.6%）、西瓜视频（27.5%）和腾讯微视（24.4%）[2]。

近几年来，短视频应用的发展有几个发展趋势值得注意：第一，短视频行业从增量市场过渡到存量市场，用户年龄结构具有从年轻化过渡到全民化的趋势。随着短视频应用承载越来越多的功能，使用群体也不局限于年轻人。在 2022 年上半年，60 岁以上的短视频用户占比升至 11.7%，与中国网民结构中 12.0% 的老年用户占比接近，但这一数据仍低于中国人口结构中 60 岁以上人口 18.9% 的占比[3]。同时，各种短视频平台上也涌现了许多老年人感兴趣的视频主题，如情感、歌舞、美食等，老年网红"我是田姥姥""只穿高跟鞋的汪奶奶"等账号也吸引了大量粉丝的关注。这样的数据和现象意味着，短视频的用户群体越来越广泛，老年用户拥有了更高的占比，且有进一步扩大的可能。第二，结合新兴科技成果，短视频应用的视听娱乐形式越来越丰富。人脸识别和 AR 技术让短视频特效和互动效果越来越丰富；大数据和算法技术的精进使短视频应用的个性化推荐机制越来越灵敏；5G 技术的推广使网络直播的声画效果和传输速率大幅提升。特别是，短视频应用的娱乐、电商直播成为流行的休闲娱乐方式。从 2019 年演员翟天临在直播中讲出"知网是什么东西"引出学术不端丑闻，到 2022 年春刘

① 艾瑞咨询.2020 年中国社交娱乐视频研究报告［R/OL］.（2020-06-29）［2023-02-21］.https：//report. iresearch. cn/report/202006/3597. shtml.

② 艾媒网. 快手全球月活已达 10 亿，2021 年中国短视频头部平台竞争对比分析［Z/OL］.（2021-06-24）. https：//www. iimedia. cn/c1020/79331. html.

③ 中国广播索福瑞媒介研究. 短视频用户价值研究报告 2022［R/OL］.（2022-12-09）［2023-02-20］. https：//www. lmtw. com/d/file/sm/dongtai/20221209/2022%E7%9F%AD%E8%A7%86%E9%A2%91%E6%8A%A5%E5%91%8A. pdf.

畊宏直播健身带动居家健身风潮，越来越多的社会新闻和娱乐直播相关。此外，电商直播也是短视频应用的发展热点，2020 年罗永浩签约抖音平台，首播销售额即破亿；大量的明星加入直播带货的商业潮流，2022 年新东方的"东方甄选"直播间凭借主播董宇辉的双语直播特色名声大噪。同时，"慢直播"在新闻行业兴起，2020 年央视新闻直播火神山医院和雷神山医院建设过程，广大"云监工"网民为施工车辆取的"蓝忘机""呕泥酱"等网络名词也曾让人忍俊不禁。第三，在重大突发公共卫生事件期间，短视频应用成为了网民了解健康信息和主流媒体新闻报道的重要窗口。2017 年 3 月，主流媒体纷纷入驻短视频平台①。"人民日报"和"央视新闻"等主流媒体账号获得了千万级甚至亿级的关注，适应短视频传播的媒体栏目，如"主播说联播"，也得到了许多网民的认可。近几年，主流媒体通过抖音、快手等短视频平台，通报最新公共卫生事件防治信息、专家观点和健康知识，有效传播了公共卫生事件防治的措施、政策和知识，缓解了大众的信息焦虑②。行业报告显示，截至 2022 年，79% 的短视频用户都看过新闻短视频，突发事件、本地新闻、社会民生新闻和新闻评论是用户最感兴趣的新闻内容类型③。

由此可见，观看短视频业已成为大部分中国网民日常生活的重要组成。无论是观看娱乐短视频、浏览电商直播、了解新闻时事，还是获取健康知识，短视频应用都是一个重要的渠道。与此同时，关于短视频沉迷和成瘾的争议一直不曾停息。那么，接下来的问题是，短视频观看甚至潜在的成瘾性观看行为是否会影响我们的心理健康，这种影响又会通过怎样的方式实现呢？

二、短视频观看与心理健康

根据心理学家 Mihaly Csikszentmihalyi 提出的心流理论，"心流"指的是一个人完全专注于某件事情并享受其中的积极情绪体验④。根据积极心理学的研究，

① 张志安，彭璐. 混合情感传播模式：主流媒体短视频内容生产研究——以人民日报抖音号为例 [J]. 新闻与写作，2019（7）：57-66.
② 人民网. 疫情期间的融媒体传播特点分析 [N/OL]. （2020-03-09）[2023-02-20] . http：// media. people. com. cn/n1/2020/0309/c40628-31624018. html.
③ 中国广视索福瑞媒介研究. 短视频用户价值研究报告 2022 [R/OL]. （2022-12-09）[2023-02-20]. https：//www. lmtw. com/d/file/sm/dongtai/20221209/2022%E7%9F%AD%E8%A7%86%E9%A2%91% E6%8A%A5%E5%91%8A. pdf.
④ Csikszentmihalyi M. Play and intrinsic rewards [J]. Journal of Humanistic Psychology，1975，15（3）：41-63.

心流是一种最积极的心理体验，当一个人感知到环境中存在的挑战，且认为自己有能力应付这些挑战时，心流体验就可能会产生①。根据 Massimini 和 Carli 的心流模型，当个体感知环境中的挑战低且所需技能低的时候，即使挑战和技能达到平衡，心流也很难产生；然而，当个体感知的挑战和技能达到一定强度水平并产生平衡后，心流体验就会生成②。心流不仅是一种积极的情感体验，也能给个体的生活带来实质性的积极影响，包括提高生活满意度、提高工作效率和享受网络生活，故而心流理论也被应用于企业管理和消费者行为等领域③。

在媒介使用中，研究者 Sherry 指出，当个体的媒介素养与信息环境相平衡时，媒介享受就能带来心流体验④。以电子游戏为例，人们在游戏中进入的每一个关卡就是一项挑战，当人们完成了这项挑战并获得虚拟的金币或星级奖励时，这会增强人们对自己游戏技能的信心，促使人们去完成下一项具有更高难度、需要更多技巧的挑战（关卡）。以往的经验研究表明，有控制的电子游戏和视频观看行为能够帮助人们减轻工作压力并提高个人幸福感⑤⑥。而且，当人们在进行媒介娱乐时，无论是追求快感的享乐型还是追求意义和目标的自我实现型娱乐都能够带来积极的心理反馈。Rieger 等（2014）关于电影评价的实验研究发现，享乐型娱乐可以带来放松和对工作的心理抽离，而自我实现型娱乐可以带来掌控感，这些体验都能够提升媒介使用后的心理活力⑦。

与上述媒介使用情况类似的是，当人们利用碎片化时间观看短视频的时候，他们可能会感到全神贯注，难以察觉时间的流逝，获得一种了解最新资讯的掌控感，或者获得一种抽离工作的放松和愉悦情绪。故而，当用户在短视频平台浏览、互动和创造视频时，他们能够从中获得功能性价值和情绪性价值，这可能使

---

① Csikszentmihalyi M., Lefevre J. Optimal experience in work and leisure [J]. Journal of Personality and Social Psychology, 1989, 56 (5): 815-822.
② 邓鹏. 心流：体验生命的潜能和乐趣 [J]. 远程教育杂志, 2006 (3): 74-78.
③ 陈欣. 心流体验及其研究现状 [J]. 江苏师范大学学报 (哲学社会科学版), 2014, 40 (5): 150-155.
④ Sherry J L. Flow and media enjoyment [J]. Communication Theory, 2004, 14 (4): 328-347.
⑤ Janicke-Bowles S H, Rieger D, Connor W. Finding meaning at work: The role of inspiring and funny YouTube videos on work-related well-being [J]. Journal of Happiness Studies, 2019, 20 (2): 619-640.
⑥ Kowal M, Conroy E, Ramsbottom N, et al. Gaming your mental health: A narrative review on mitigating symptoms of depression and anxiety using commercial video games [J]. JMIR Serious Games, 2021, 9 (2): e26575.
⑦ Rieger D, Reinecke L, Frischlich L, et al. Media entertainment and well-beingLinking hedonic and eudaimonic entertainment experience to media-induced recovery and vitality [J]. Journal of Communication, 2014, 64 (3): 456-478.

他们的满意度和愉悦程度得到提升①。一项针对抖音美妆短视频的研究表明，用户在观看美妆短视频时，能够产生感知享受、感知目的性、感知控制和注意力集中等多种感受混合的沉浸体验②。

尽管心流是一种积极的心理体验，但沉湎其中可能会使人忽视有问题的媒介使用，甚至带来不良的心理健康后果，尤其当人们无法控制自己的行为时③④。目前的经验研究表明，心流体验和成瘾性媒介使用之间存在联系。一项研究表明，重大突发公共卫生事件的压力和成瘾性的社交媒体使用倾向呈正相关，而社交媒体心流体验显著地调节了这种关系⑤。同时，"积极"的心流体验可能阻止了人们切断令人疲惫的社交媒体使用。研究表明，信息过载、沟通过载和社交过载会增加人们使用社交媒体的疲惫感，这种疲惫感会使用户考虑停止使用的可能性，然而心流体验直接或间接地降低了这种中断使用的意图，尽管社交媒体使用是疲劳的来源⑥。除此之外，我们也应该注意到，"刷"短视频是这样一种行为——用户不断地上划刷新短视频页面，接受个性化算法推荐的各种视频，通过观看时长、点赞和评论等互动来反馈算法推荐的准确性，并继续浏览新的推荐内容。这是一种被动浏览而非主动搜索或积极创造的行为。Verduyn 等（2017）认为，相较于主动的社交媒体使用方式，如转发互动或投稿创造，被动的社交媒体使用方式，如大量浏览新闻和帖子却不进行社交互动，会损害个人的情感幸福感，不利于个体的心理健康⑦。故而，短视频观看作为一种潜在的被动社交媒体使用行为，有可能对个人心理健康产生消极影响。正如前文所述，公开的行业报

---

① Katz E，Blumler J G，Gurevitch M. Uses and gratifications research［J］. Public Opinion Quarterly，1973，37（4）：509-523.

② 蒋柠泽. 何以沉浸：对抖音短视频沉浸体验的研究［D/OL］. 北京：中国政法大学，2020［2023-02-21］. https：//kns. cnki. net/kcms/detail/detail. aspx？FileName = 1020761341. nh&DbName = CM-FD2020

③ 黄少华，朱丹红. 青少年网络游戏心流体验与游戏成瘾的关系［J］. 中国青年社会科学，2021，40（1）：79-89.

④ 熊开容，刘超，甘子美. 刷抖音会上瘾吗？——短视频 App 用户沉浸式体验影响因素与形成机制［J］. 新闻记者，2021（5）：83-96.

⑤ Zhao N，Zhou G Y. COVID-19 stress and addictive social media use（SMU）：Mediating role of active use and social media flow［J］. Frontiers in Psychiatry，2021，12：635546.

⑥ Lin L Y，Sidani J E，Shensa A，et al. Association between social media use and depression among US young adults［J］. Depression and Anxiety，2016，33（4）：323-331.

⑦ Verduyn P，Ybarra O，Resibois M，et al. Do social network sites enhance or undermine subjective well-being？A critical review［J］. Social Issues and Policy Review，2017，11（1）：274-302.

告表明，中国的短视频用户的日均使用时长超过了 1.5 小时①，甚至达到了 2 小时②，这些时间大量用于浏览短视频和直播等视听内容。而这种高水平的日均使用时长和成瘾性网络使用行为有着密切联系③。基于上述文献讨论和心流理论，我们提出关于短视频观看行为和心理健康具有非线性关系的研究假设：

H5-1a：适度的短视频观看行为和更好的心理健康状态正相关。

H5-1b：潜在的短视频观看成瘾行为和更差的心理健康状态负相关。

三、健康行为的中介效应

正如前文所述，短视频观看行为可能直接或间接的影响个体的心理健康，我们认为健康行为可能在这种关系中发挥中介作用。根据健康传播的"知信行"理论模型，个人积累的健康知识和健康风险感知能够改变个体的态度，并促使个体采取更健康的生活方式④。该理论认为，个体行为的改变是由获取知识、产生信念和采取行动组成的连续过程，知识是行动的基础，信念是行动的动力⑤。从"知信行"理论出发，用户可以通过社交媒体获得健康信息和知识，并产生积极的态度并进行健康实践。Goodyear 等在 2021 年的一项在线研究表明，社交媒体可以通过提供健康讯息、告知个人运动和饮食质量、提供在线社交互动等方式促进用户的积极健康行为改变⑥。而一项针对微信使用的研究则表明，经常使用微信的人比很少使用的个体健康状况更好，这主要得益于健康知识的习得和健康行

① 中国广视索福瑞媒介研究. 短视频用户价值研究报告 2022［R/OL］.（2022-12-09）［2023-02-20］. https：//www. lmtw. com/d/file/sm/dongtai/20221209/2022%E7%9F%AD%E8%A7%86%E9%A2%91% E6%8A%A5%E5%91%8A. pdf.
② 中国新闻网. 我国短视频用户达8.73亿人均每天花 2 小时看短视频［N/OL］.（2021-06-03）［2023-02-20］. https：//www. chinanews. com. cn/sh/2021/06-03/9491402. shtml.
③ Haug S, Castro R P, Kwon M, et al. Smartphone use and smartphone addiction among young people in Switzerland［J］. Journal of Behavioral Addictions, 2015, 4 (4)：299-307.
④ Zhong B L, Luo W, Li H M, et al. Knowledge, attitudes, and practices towards COVID-19 among Chinese residents during the rapid rise period of the COVID-19 outbreak：A quick online cross-sectional survey［J］. International Journal of Biological Sciences, 2020, 16 (10)：1745-1752.
⑤ 李维瑜，刘静，余桂林，等. 知信行理论模式在护理工作中的应用现状与展望［J］. 护理学杂志，2015，30（6）：107-110.
⑥ Goodyear V A, Boardley I, Chiou S, et al. Social media use informing behaviours related to physical activity, diet and quality of life during COVID-19：A mixed methods study［J］. BMC Public Health, 2021, 21 (1)：1333.

为的改善①。以上研究提示我们短视频作为一种流行的社交媒体，也有潜能传播健康信息，并在此基础上改变人们的态度并促使人们改善健康行为。研究者指出，以抖音为代表的短视频平台具备有效且即时地传播健康信息的能力②。故而，作为一种有效的健康信息传播渠道，短视频平台可以带来独特的视听体验，具有帮助人们更新健康知识和信息储备，进一步改变他们的态度并促使他们改善各种健康行为的潜能。在过去的重大突发公共卫生事件中，短视频是非常重要的知识科普渠道，"央视新闻"和"人民日报"等主流媒体在短视频平台发布权威人士的健康知识科普，"丁香医生"和"回形针 PaperClip"等专业的自媒体机构也发布了许多重要的健康知识科普信息，这些健康信息的传播对公共卫生政策的宣传起到了重要作用。

健康行为的改善能够使个体的心理健康直接或间接地受益。一般而言，有益健康的行为和积极的幸福感呈正相关关系。最新的研究表明，从纵向的时间维度来看，健康行为能更好地预测个体的主观幸福感水平。Stenlund 等（2022）对2003 年和 2012 年芬兰劳动力人口的调查数据进行分析，结果显示健康行为的积极或消极变化能更有效地预测更好或更差的主观幸福感；同时，主观幸福感对健康行为改变也有相似的影响，但这种影响较前者更弱③。除此之外，健康行为的改善也能够通过改善身体健康，间接使心理健康受益。心理健康和身体健康有着密切的相互关系，根据一项针对英国老龄人口身心健康的纵向研究，Ohrnberger 等（2017）指出曾经的身心健康和现在的身心健康之间存在显著的间接交叉影响关系，生活方式的选择（包括体育锻炼、吸烟和喝酒）以及社会交往是这些影响的重要中介途径，体育锻炼的中介作用最强④。在健康传播的文献中，尽管广泛的研究已经说明互联网使用会对个体的心理健康产生影响，但是很少有研究阐

① Tang L F, Wang J. Effects of new media use on health behaviors: A case study in china [J]. Iranian Journal of Public Health, 2021, 50 (5): 949-958.

② Song S J, Zhao Y X C, Yao X L, et al. Short video apps as a health information source: An investigation of affordances, user experience and users´ intention to continue the use of TikTok [J]. Internet Research, 2021, 31 (6): 2120-2142.

③ Stenlund S, Koivumaa-Honkanen H, Sillanmaki L, et al. Changed health behavior improves subjective well-being and vice versa in a follow-up of 9 years [J]. Health and Quality of Life Outcomes, 2022, 20 (1): 66.

④ Ohrnberger J, Fichera E, Sutton M. The relationship between physical and mental health: A mediation analysis [J]. Social Science & Medicine, 2017, 195: 42-49.

释这种影响的发生机制①。因此，根据此前的经验证据，我们对短视频观看行为影响心理健康的几种可能的健康行为中介机制进行假设，这三种健康行为分别是体育锻炼、失眠和吸烟。

第一，短视频观看行为可能通过影响体育锻炼间接影响心理健康。体育锻炼是一种有益于心理健康的生活方式。Marconcin 等（2022）的研究综述指出，在重大突发公共卫生事件中，较高的体育锻炼频率和较高的幸福感、生活质量和更低的抑郁、焦虑和压力症状有关，与年龄无关②。不仅如此，体育锻炼还有助于心理疾病的治疗，尤其对抑郁和焦虑治疗有效③。在重大突发公共卫生事件防治中，人们对于卫生健康的重视大幅提升，浏览健康资讯类短视频能够让人们积累健康知识，敏于健康风险感知，这可能促使人们更多地进行体育锻炼。

第二，短视频观看行为可能通过改变睡眠习惯间接影响心理健康。失眠被认为是抑郁、焦虑、酗酒和精神错乱等精神疾病的重要预测因素④。Ong 等（2017）的综述研究表明，积极情绪和睡眠具有正相关关系⑤。如前文所述，观看短视频能够让人减轻工作中的压力、获得即时的愉悦感并提高主观幸福感⑥，那么以休闲娱乐为主要功能的短视频观看行为可能会引起积极的情绪反馈，从而提升个人睡眠质量、降低失眠的风险。

第三，吸烟也是一个可以解释短视频观看影响心理健康的中介因素。Prochaska 等（2017）的研究指出，吸烟是目前主要的、可预防的致死因素⑦。吸烟不仅会损害身体健康，也会以直接或间接的方式损害心理健康。最新的各种证

---

① 姚敏，李凌鸥，陈新力. 观看短视频对青年人心理健康的影响——基于 2020 年中国家庭追踪调查数据的分析 [J]. 当代青年研究，2022（5）：74-82.

② Marconcin P，Werneck A O，Peralta M，et al. The association between physical activity and mental health during the first year of the COVID-19 pandemic：A systematic review [J]. BMC Public Health，2022，22（1）：209.

③ 孙延林，王志庆，姚家新，吉承恕，戴群，金亚虹. 体育锻炼与心理健康：认知、焦虑、抑郁和自我概念的研究进展 [J]. 生理科学进展，2014，45（5）：337-342.

④ Hertenstein E，Feige B，Gmeiner T，et al. Insomnia as a predictor of mental disorders：A systematic review and meta-analysis [J]. Sleep Medicine Reviews，2019，43：96-105.

⑤ Ong A D，Kim S，Young S，et al. Positive affect and sleep：A systematic review [J]. Sleep Medicine Reviews，2017，35：21-32.

⑥ Janicke-Bowles S H，Rieger D，Connor W. Finding meaning at work：The role of inspiring and funny YouTube videos on work-related well-being [J]. Journal of Happiness Studies，2019，20（2）：619-640.

⑦ Prochaska J J，Das S，Young-Wolff K C. Smoking，mental illness，and public health [J]. Annual Review of Public Health，2017，38（1）：165-185.

据显示，吸烟是预测抑郁症、精神障碍、双向情感障碍和注意力缺陷多动障碍等精神疾病的致病因子①。对于这一点，Plurphanswat 等（2017）认为，吸烟与慢性疾病的密切联系和尼古丁诱导的神经递质通路变化可以解释吸烟对精神健康的负面影响②。根据"知信行"理论，了解更多吸烟有害健康的信息或戒烟宣传信息的人更不可能抽烟。在短视频平台上，用户可以浏览到许多戒烟宣传相关的内容，同时也很难接触到诱导吸烟的内容。在《网络短视频内容审核标准细则》中，表现未成年抽烟酗酒的内容被列入"不利于未成年人健康成长的内容"，不得审核通过③。不仅如此，由于抽烟喝酒的行为不符合主流价值观，抖音、快手等短视频应用也往往禁止创作者在视频或直播中公开进行这种行为。

如前文所述，现今流行的短视频平台已经展示了它们有效率并即时传播健康信息的潜能④。与传统媒体的文字、图片等静态内容传播不同，短视频平台传播的视频内容具有动态和交互性特征。公开传播的短视频内容使公共卫生防护的科普知识得到了广泛和有效的传播，对高健康风险的感知有可能促使人们更多地进行体育锻炼、减少吸烟行为并养成更好的睡眠习惯。然而，短视频的种种用户友好特性可能会让用户花费过多的时间用于在线娱乐，且难以控制自己适可而止。当出现短视频成瘾的倾向，人们的健康行为也可能朝着更差的方向发展。首先，沉迷于互联网使用可能使人们更倾向于久坐不动，不愿意进行锻炼⑤。其次，网络成瘾或潜在的成瘾性网络使用行为也会带来失眠和慢性睡眠不足等睡眠问

① Firth J，Solmi M，Wootton R E，et al. A meta-review of "lifestyle psychiatry"：The role of exercise，smoking，diet and sleep in the prevention and treatment of mental disorders [J]. World Psychiatry，2020，19（3）：360-380.

② Plurphanswat N，Kaestner R，Rodu B. The effect of smoking on mental health [J]. American Journal of Health Behavior，2017，41（4）：471-483.

③ 中国网络视听节目服务协会. 网络短视频内容审核标准细则（2021）[EB/OL].（2021-12-15）. http：//politics. people. com. cn/n1/2021/1215/c1001-32309186. html.

④ Song S J，Zhao Y X C，Yao X L，et al. Short video apps as a health information source：An investigation of affordances，user experience and users´ intention to continue the use of TikTok [J]. Internet Research，2021，31（6）：2120-2142.

⑤ Lepp A，Barkley J E，Kappinski A C. The relationship between cell phone use，academic performance，anxiety，and satisfaction with life in college students [J]. Computers in Human Behavior，2014，31：343-350.

题①②。特别是，在夜间使用手机和睡眠障碍有正向联系，这是因为暴露在数字屏幕的短波光线和电磁辐射中可能造成入睡延迟或多种睡眠干扰③。根据《短视频用户价值研究报告 2022》，用户观看短视频的场景包括起床、出行、排队、吃饭、如厕和睡前等碎片化时间，使用最多的场景是晚上睡觉前（60.3%）和午休时（44.3%）④。人们更多地选择在睡前观看短视频，这可能是因为睡前是人们最主要的休闲时间，但沉溺其中会不可避免地占用人们的睡眠时间。第三，久坐不动和长时间使用电子屏幕和吸烟行为也有正向联系，研究表明有网瘾的人更有可能抽烟⑤。所有这些可能性都对心理健康有害。基于以上文献讨论，我们提出短视频观看行为通过健康行为间接影响心理健康的如下假设：

H5-2a：短视频观看行为正向影响个体体育锻炼，从而正向影响个体心理健康。

H5-2b：潜在的短视频观看成瘾行为负向影响个体体育锻炼，从而负向影响个体心理健康。

H5-3a：短视频观看行为负向影响失眠情况，从而正向影响个体心理健康。

H5-3b：潜在的短视频观看成瘾行为正向影响失眠情况，从而负向影响个体心理健康。

H5-4a：短视频观看行为负向影响个体吸烟行为，从而正向影响个体心理健康。

H5-4b：短视频观看行为正向影响个体吸烟行为，从而负向影响个体心理健康。

---

① 胡伟，蒋一鹤，王琼，等. 短视频社交媒体依赖与大学生睡眠障碍的关系：夜间社交媒体使用的中介作用及性别差异 ［J］. 中国临床心理学杂志，2021，29（1）：46-50.

② Younes F, Halawi G, Jabbour H, et al. Internet addiction and relationships with insomnia, anxiety, depression, stress and self-esteem in university students: a cross-sectional designed study ［J］. Plos One, 2016, 11（9）：0161126.

③ 汪贝妮，易鹏程，敬攀，程芳，张文武. 宁波市中学生睡前手机使用与睡眠质量的关系 ［J］. 中国学校卫生，2019，40（1）：58-61.

④ 中国广视索福瑞媒介研究. 短视频用户价值研究报告 2022 ［R/OL］. （2022-12-09）［2023-02-20］. https://www.lmtw.com/d/file/sm/dongtai/20221209/2022%E7%9F%AD%E8%A7%86%E9%A2%91%E6%8A%A5%E5%91%8A.pdf.

⑤ Ko C H, Yen J Y, Chen C C, et al. Tridimensional personality of adolescents with Internet addiction and substance use experience ［J］. Canadian Journal of Psychiatry - revue Canadienne de Psychiatrie, 2006, 51（14）：887-894.

第二节　数据与方法

一、数据和样本

本章研究的实证样本来自 2020 年中国家庭追踪调查（CFPS）的数据库，这是一个具有全国人口代表性、大规模和长期的调查项目。中国家庭追踪调查由北京大学中国社会科学调查中心于 2010 年发起，每两年进行一次，最新的公开数据为 2020 年调查结果。这项调查采取内隐分层方法和多阶段概率方法进行抽样，具有中国总体人口的代表性[①]。调查抽样的三个层级包括县（区）、社区（村）和家庭（个体）。CFPS 数据库收集了个人、家庭和社区层次的数据，能够反映中国社会、经济、人口、教育和健康等方面的变化。我们的研究采用了来自 25 个省份、16~60 岁的所有受访者的数据，样本量为 16311。

二、变量和数据

因变量：我们使用抑郁指数来衡量个体的心理健康状态。研究的抑郁指数利用美国流行病学研究中心的 20 题项抑郁量表进行测量[②]。问卷调查了受访者过去一周感受到 20 种感受或行为的发生频率。例如，你有多频繁感到害怕/伤心/无法向前/高兴（反向问题）/比以往更少说话等。所有问题的回答选项均以 4 级量表进行区分：1（少于一天或没有），2（有时，1~2 天），3（经常，3~4 天）和 4（总是，6~7 天），20 项问题的克朗巴哈系数 $\alpha = 0.86$。本章抑郁指数是由 20 个题项的所有分数加总得到的。对于这 20 个题项，健康的受访者也许会偶尔经历部分体验，而严重的抑郁患者可能会经历大多数而非所有的症状。实证样本的抑郁指数均值为 33.066（标准差 = 7.861），且老年人的抑郁指数略高于年轻人口的（见表 5-1）。我们也交替使用了 20 题项的均值，得到了一致的结论。

---

① Xie Y, Hu J W. An Introduction to the China family panel studies (CFPS) [J]. Chinese Sociological Review, 2014, 47（1）：3-29.

② Radloff L S. The CES-D Scale：A self-report depression scale for research in the general population [J]. Applied Psychological Measurement, 1977, 1（3）：385-401.

表 5-1　描述统计

变量	观察样本量	均值	标准差	最小值	最大值
抑郁	16311	33.066	7.861	22	72
短视频观看	16311	0.630	0.483	0	1
潜在的短视频观看成瘾	16311	0.446	0.497	0	1
体育锻炼	16311	1.564	2.217	0	7
失眠	16311	1.778	0.915	1	4
吸烟	16311	0.269	0.443	0	1
年龄	16311	39.344	12.674	16	60
城市/农村人口	16311	0.722	0.448	0	1
女性/男性	16311	0.496	0.500	0	1
婚姻状况	16311	0.745	0.436	0	1
受教育年限	16311	9.711	4.354	0	24
就业状况	16311	0.771	0.420	0	1
健康状况	16311	3.220	1.147747	1	5
自评社会地位	16311	2.954	1.002029	1	5

　　感兴趣的自变量是短视频的观看行为，分别是普通的短视频观看行为和潜在的短视频观看成瘾行为。在调查中，受访者被问及"在过去一周里，您是否在抖音、快手和微视等平台观看短视频"，有观看短视频行为的群体被进一步询问"您是否每天观看短视频"。本章的研究利用这两项问题的答案建构了两个变量。"短视频观看"代表那些汇报看过短视频的人，在整个实证样本中占比约 63%；而"潜在的短视频观看成瘾"代表那些每天观看短视频的人，在整个样本中约占 44.6%。"短视频观看"的系数展示了常规的短视频观看行为的影响，而"潜在的短视频观看成瘾"的系数则说明了潜在的短视频观看成瘾行为，即每日的观看行为的影响。

　　在本章的研究中，体育锻炼、吸烟行为和失眠行为这三种类型的健康行为被测量并作为中介变量处理。具体而言，第一项被考虑的行为是吸烟（1 代表"是"，0 代表"否"），相应的问题是"在过去一个月内你是否曾吸烟"。第二项被考虑的行为是失眠，相应的问题是"在过去一周里，你感到难以入睡的频率有多高"。受试者在四级量表中选择：1（从不，少于一天），2（有时，1~2天），3（经常，3~4天），4（总是，5~7天）。吸烟系数的均值是 0.269，标准差是 0.443。失眠系数的均值是 1.778，标准差是 0.915。第三项行为是最近一月内的体育锻炼频率，受试者通过选择七级量表中的一项回答问题：0（从不），1

（每月1次），2（多于每月1次，少于每周1次，每月2~4次），3（每周1~2次），4（每周3~4次），5（每周5~6次），6（每天），7（每天两次或以上）。此处的"体育锻炼"指的是"以强身健体，娱悦身心为目标的室内和室外体育锻炼，不包括骑行或步行通勤"。体育锻炼系数的均值为1.564，标准差为2.217。

　　我们的结构方程模型中考虑了广泛的社会人口学变量作为控制变量：性别（1=男性，0=女性），居住地（1=农村，0=城市），自评社会地位（1~5，从低到高），年龄（以年为单位），年龄的平方，婚姻状态（1=已婚/同居，0=单身/离异），健康状态（1~5，从最差到最好），就业状态（1=就业，0=失业）和教育（0~22年的受教育年限），表5-1总结了变量的统计情况。如表5-1所示，受教育年限系数的均值为9.711（标准差4.354），即初中毕业；49.6%的受访者为男性；77.1%的受访者处于就业状态；72.2%的人生活在乡村地区；74.5%的受访者已婚或与伴侣同居。

三、模型和分析方法

　　我们使用结构方程模型（SEM）分析了假设，并根据大量的文献进行了验证性分析。所有的数据分析都在Stata16中进行，使用最大似然法并进行1000次引导复制（bootstrap replications）。我们的第一个结构方程模型以抑郁水平为因变量，三种健康行为作为中介变量，短视频观看和潜在的短视频观看成瘾是主要的自变量。所有回归都控制了年龄、年龄的平方、性别、受教育年限、城乡居住地、婚姻状况、就业状况、健康状况和自评社会地位等，遵循现有文献，它们作为控制变量存在[①]。其次，我们分别根据性别和年龄的组别变量建立了结构方程模型。

第三节　实证结果

　　表5-2展示了变量之间的斯皮尔曼相关性评估。总体而言，年轻受访者比老

---

① Lin L Y, Sidani J E, Shensa A, et al. Association between social media use and depression among US young adults [J]. Depression and Anxiety, 2016, 33 (4): 323-331.

表5-2　斯皮尔曼（Spearman）相关系数矩阵

变量	1	2	3	4	5	6	7	8	9	10	11	12	13
1 抑郁	1												
2 短视频观看	-0.05***	1											
3 潜在的短视频观看成瘾	-0.01	0.69***	1										
4 体育锻炼	-0.09***	0.15***	0.08***	1									
5 失眠	0.59***	-0.04***	-0.02	-0.03***	1								
6 吸烟	-0.00	0.02**	0.04***	-0.06***	-0.02***	1							
7 健康状况	-0.27***	0.09***	0.06***	0.03***	-0.23***	0.04***	1						
8 年龄	0.04***	-0.36***	-0.22***	-0.12***	0.09***	0.08***	-0.28***	1					
9 城市/农村人口	0.07***	-0.08***	-0.03***	-0.23***	0.01	0.03***	0.03***	-0.01	1				
10 女性/男性	-0.07***	0.05***	0.05***	0.04***	-0.10***	0.57***	0.09***	-0.00	0.01*	1			
11 婚姻状况	-0.01	-0.15***	-0.07***	-0.18***	0.05***	0.03***	-0.16***	0.54***	0.01	-0.08***	1		
12 受教育年限	-0.14***	0.29***	0.16***	0.32***	-0.07***	-0.05***	0.11***	-0.44***	-0.36***	0.07***	-0.28***	1	
13 就业状况	0.03***	-0.04***	-0.01	-0.15***	0.01	0.20***	-0.03***	0.26***	0.06***	0.18***	0.32***	-0.10***	1
14 自评社会地位	-0.11***	-0.14***	-0.08***	-0.01	-0.05***	-0.00	0.10***	0.22***	0.05***	-0.02***	0.15***	-0.16***	0.08***

注：* 表示 $p<0.1$，** 表示 $p<0.05$，*** 表示 $p<0.01$。

年人观看短视频更多；男性比女性观看更多；单身者比已婚者观看更多；城市人口比农村人口观看更多；失业者比就业者观看更多。自评社会地位与短视频观看行为具有负相关关系，而受教育年限与短视频观看行为正相关。吸烟和抑郁症之间的相关性不显著；体育锻炼与抑郁呈负相关；失眠与抑郁呈正相关。平均而言，短视频观看行为与体育锻炼和吸烟呈正相关，与失眠呈负相关。

1. 结构方程模型估计结果

短视频观看、健康行为和抑郁的结构方程模型结果如图5-5所示。所有的社会人口学协变量在所有回归中都得到了控制。为简洁起见，只显示感兴趣路径的系数。第一，如结果所示，短视频观看和抑郁之间存在显著负相关（β=-0.528，p<0.01）。第二，那些具有潜在短视频观看成瘾行为的人吸烟和经历睡眠困难的可能性更大（β=0.021，p<0.01；β=0.036，p<0.1）。然而，潜在的短视频观看成瘾并没有对体育锻炼产生显著影响。第三，观看短视频但并未每日观看的人，似乎在减少失眠症状和增加运动频率方面受益（β=-0.045，p<0.05；β=0.385，p<0.01）。第四，三项健康行为都显著影响抑郁水平。体育锻炼能降低抑郁的可能性，而吸烟和失眠则会显著提高抑郁水平（β=-0.115，p<0.01；β=0.289，p<0.01；β=4.617，p<0.01）。

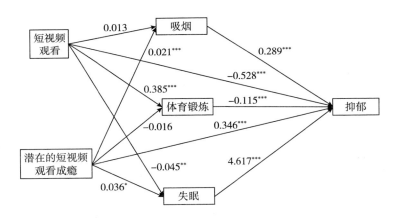

图5-5　短视频观看行为对抑郁的影响及健康行为中介作用的结构方程模型估计结果

注：为简洁起见，仅显示重要系数。所有回归都对农村/城市人口、民族、性别、受教育年限、年龄、婚姻状态和自评社会地位等变量进行了控制，并使用最大似然性进行1000次引导复制。稳健模型拟合指数：N=16311，χ^2=59.41，自由度=3，CFI=0.997，TLI=0.949，RMSEA=0.034，SRMR=0.004。＊表示p<0.1，＊＊表示p<0.05，＊＊＊表示p<0.01。

2. 组别差异

首先，我们对三组不同年龄的人群重新进行结构方程模型估计。三个组别分别是青年组（16～30 岁）、中年组（30～50 岁）和老年组（50～60 岁）。结构方程模型结果如表 5-3 所示。短视频观看减轻抑郁的效果和年龄呈线性正相关。对于老年群体（组三）而言，短视频观看减轻抑郁的效果是最强的，增加锻炼频率和减轻失眠症状是两个有效的中介路径（抑郁：$\beta = -1.281$，$p < 0.01$；运动：$\beta = 0.556$，$p < 0.01$；失眠：$\beta = -0.123$，$p < 0.05$）。对于青年组和中年组而言，常规的短视频观看可以促进体育锻炼（青年组：$\beta = 0.088$，$p < 0.1$；中年组：$\beta = 0.067$，$p < 0.01$），但是对失眠和吸烟没有显著影响。潜在的短视频观看成瘾行为增强抑郁的效果和年龄的关系是非线性的，仅在青年组和老年组显著（青年组：$\beta = 0.754$，$p < 0.01$；老年组：$\beta = 1.026$，$p < 0.01$）。对青年人而言，沉迷短视频会阻碍他们参与锻炼，增加他们吸烟和失眠的风险（运动：$\beta = -0.130$，$p < 0.1$；失眠：$\beta = 0.056$，$p < 0.1$；吸烟：$\beta = 0.038$，$p < 0.01$）。然而，对于老年组而言，三项健康行为都未能解释潜在的短视频观看成瘾增强抑郁的关系。此外，我们发现观看短视频和吸烟呈正相关（常规的短视频观看行为：$\beta = 0.026$，$p < 0.1$；潜在的短视频观看成瘾行为：$\beta = 0.038$，$p < 0.01$）。总体而言，老年群体更容易受益于常规的短视频观看，而青年组更有可能受到短视频观看成瘾行为的直接或间接负面影响。

表 5-3 年龄组别差异

对抑郁的总体效应					
短视频观看		回归系数	估计标准误	Z 值	P>z	标准回归系数
	16～30	-0.511	0.305	-1.680	0.093	-0.028
年龄	30～50	-0.601	0.245	-2.450	0.014	-0.037
	50～60	-1.281	0.448	-2.860	0.004	-0.070
潜在的短视频观看成瘾						
	16～30	0.754	0.241	3.130	0.002	0.052
年龄	30～50	-0.005	0.226	-0.020	0.983	0.000
	50～60	1.026	0.474	2.170	0.030	0.052

续表

对体育锻炼的总体效应

短视频观看		回归系数	估计标准误	Z 值	P>z	标准回归系数
	16~30	0.259	0.088	2.940	0.003	0.047
年龄	30~50	0.273	0.067	4.050	0.000	0.062
	50~60	0.556	0.128	4.350	0.000	0.108
潜在的短视频观看成瘾						
	16~30	−0.130	0.069	−1.880	0.060	−0.030
年龄	30~50	0.064	0.062	1.020	0.307	0.015
	50~60	0.097	0.135	0.720	0.472	0.018

对失眠的总体效应

短视频观看		回归系数	估计标准误	Z 值	P>z	标准回归系数
	16~30	0.015	0.037	0.410	0.679	0.007
年龄	30~50	−0.023	0.030	−0.780	0.435	−0.012
	50~60	−0.123	0.052	−2.350	0.019	−0.060
潜在的短视频观看成瘾						
	16~30	0.056	0.029	1.930	0.054	0.033
年龄	30~50	0.003	0.028	0.100	0.921	0.002
	50~60	0.047	0.055	0.850	0.394	0.021

对吸烟的总体效应

短视频观看		回归系数	估计标准误	Z 值	P>z	标准回归系数
	16~30	0.026	0.015	1.710	0.088	0.025
年龄	30~50	0.014	0.012	1.150	0.249	0.015
	50~60	0.020	0.020	0.960	0.335	0.021
潜在的短视频观看成瘾						
	16~30	0.038	0.012	3.230	0.001	0.047
年龄	30~50	0.011	0.011	0.930	0.350	0.012
	50~60	−0.021	0.021	−0.960	0.338	−0.020

注：为简洁起见，仅显示重要系数。所有回归都对农村/城市人口、民族、性别、受教育年限、年龄、婚姻状态和自评社会地位等变量进行了控制，并根据年龄组别变量，使用最大似然性进行 1000 次引导复制。稳健模型拟合指数：16~30 岁青年组，N＝4674；30~50 岁中年组，N＝7466；50~60 岁老年组，N＝4171；x^2＝47.68，自由度＝9，CFI＝0.998，TLI＝0.968，RMSEA＝0.028，SRMR＝0.005。＊表示 $p<0.1$，＊＊表示 $p<0.05$，＊＊＊表示 $p<0.01$。

其次，我们根据性别重新估计了结构方程模型，结果如表 5-4 所示。短视频观看减轻抑郁的效果在男性群体中更强（女性：β=-0.282，p<0.05；男性：β=-0.925，p<0.001），但潜在的短视频成瘾增强抑郁风险的效果在女性群体中更强。对于男女两性而言，短视频观看能够促进体育锻炼（女性：β=0.301，p<0.005；男性：β=0.414，p<0.001）。体育锻炼在常规的短视频观看和抑郁的负相关关系中起着重要的中介作用。然而，潜在的短视频观看成瘾行为对体育锻炼没有显著影响。总体而言，与男性相比，女性更可能受到潜在的短视频观看成瘾行为的负面影响，也更少受到短视频观看行为的正面影响。

表 5-4　性别组别差异

对抑郁的总体效应				
短视频观看	回归系数	估计标准误	Z 值	P>z	标准回归系数
女性	-0.282	0.291	-0.970	0.333	-0.018
男性	-0.925	0.216	-4.290	0.000	-0.056
潜在的短视频观看成瘾					
女性	0.821	0.261	3.140	0.002	0.056
男性	0.421	0.199	2.110	0.035	0.026
对体育锻炼的总体效应					
短视频观看	回归系数	估计标准误	Z 值	P>z	标准回归系数
女性	0.301	0.095	3.160	0.002	0.059
男性	0.414	0.058	7.190	0.000	0.097
潜在的短视频观看成瘾					
女性	0.097	0.085	1.130	0.258	0.020
男性	-0.060	0.053	-1.120	0.263	-0.014
对失眠的总体效应					
短视频观看	回归系数	估计标准误	Z 值	P>z	标准回归系数
女性	-0.002	0.038	-0.040	0.966	-0.001
男性	-0.059	0.025	-2.310	0.021	-0.031
潜在的短视频观看成瘾					
女性	0.059	0.034	1.760	0.078	0.032
男性	0.027	0.023	1.150	0.250	0.015

续表

对抽烟的总体效应					
短视频观看	回归系数	估计标准误	Z 值	P>z	标准回归系数
女性	0.005	0.015	0.340	0.734	0.005
男性	0.014	0.010	1.340	0.182	0.015
潜在的短视频观看成瘾					
女性	0.012	0.014	0.870	0.387	0.014
男性	0.025	0.009	2.610	0.009	0.027

注：为简洁起见，仅显示重要系数。所有回归都对农村/城市人口、民族、性别、受教育年限、年龄、婚姻状态和自评社会地位等变量进行了控制，并根据性别组别变量，使用最大似然性进行 1000 次引导复制。稳健模型拟合指数：女性，N = 8220；男性，N = 8091；χ^2 = 59.41，自由度 = 6，CFI = 0.996，TLI = 0.946，RMSEA = 0.032，SRMR = 0.006。＊表示 $p<0.1$，＊＊表示 $p<0.05$，＊＊＊表示 $p<0.01$。

第四节　讨论

据我们所知，这是第一项使用具有中国总体人口代表性的数据，检验短视频观看行为对心理健康的影响以及健康行为的中介作用的研究。此外，我们还对年龄和性别的组别数据差异进行了比较。研究假设的检验情况如下：与假设 H5-1a 一致，我们的结果显示，适度观看短视频有助于降低抑郁风险。同时，体育锻炼频率增加在短视频观看降低抑郁风险的关系中起到中介作用，假设 H5-2a 得到验证。与假设 H5-1b 一致，潜在的短视频观看成瘾行为会增加抑郁风险。这说明了防止用户陷入不良上瘾使用行为的重要性。然而，潜在的短视频观看成瘾行为对体育锻炼并未产生显著影响，假设 H5-2b 未能得到支持。我们猜想，这可能和重大突发公共卫生事件的背景有关。对于失眠，我们的研究结果表明，常规的短视频观看行为降低了失眠风险，从而降低了抑郁风险；另外，潜在的短视频观看成瘾行为增加了失眠的概率从而增加了抑郁的风险，假设 H5-3a 和假设 H5-3b 得到了支持。对于吸烟，常规的短视频观看行为和吸烟之间未呈现显著关系，而潜在的短视频观看成瘾行为增加了吸烟和抑郁的风险，假设 H5-4a 未得到支持，假设 H5-4b 得到了证实。

一、不同的短视频观看行为、年龄组和性别组

我们的研究表明，短视频观看行为对心理健康的影响是非线性的，这取决于是否存在潜在的成瘾现象。适度的短视频观看行为能通过促进体育锻炼和减轻失眠症状来降低抑郁的可能性。然而，潜在的短视频观看成瘾行为可能会提高失眠和吸烟行为的风险，而这些行为和抑郁呈正相关。

进一步的分析显示，短视频观看行为对心理健康的影响具有年龄组别的差异，这种影响在老年群体中最为显著，其次是青年群体。故而，我们在此首先讨论老年组的研究发现。一方面，短视频观看行为降低抑郁水平的效果在老年组最明显，这主要是增强锻炼和减少失眠所介导的。另一方面，潜在的短视频观看成瘾行为在青年和老年组都有显著的增强抑郁效果。然而，本章研究检验的三种健康行为中介机制都不能解释老年组的现象。这表明，短视频观看对老年人心理健康的影响或许还有其他潜在的中介机制。

根据此前的研究，互联网使用可以通过减少社会孤立和孤独来改善老年人的心理健康[1][2]。Cotten 等（2014）发现，对于美国的老年人而言，互联网使用通过弥补他们的社会隔离和孤独感，使他们的抑郁水平降低了 33%[3]。本章研究丰富了此前的研究成果，表明短视频观看作为互联网使用的一个子类别也可以有益老年人的心理健康，这一效果可以通过改善老年人的健康行为实现。上述研究发现，在中国人口老龄化、少子化的社会背景下尤为重要。体育锻炼对老年人的身心健康皆有益处：一方面，保持规律的运动有助于减少衰老带来的相关疾病；另一方面，在体育运动中产生的心流体验有助于提升老年人的休闲满意度，降低老年人的孤独感，进一步提升老年人的主观幸福感[4][5]。

尽管大部分的研究反映增加互联网使用有助于老年人的心理健康，本章研究

① Chopik W J. The benefits of social technology use among older adults are mediated by reduced loneliness [J]. Cyberpsychology, Behavior and Social Networking, 2016, 19 (9): 551-556.
② 魏东平，刘双，邓尚正，严雪梅，王纯睿. 社交媒体使用与老年人孤独感和社会支持的关系及干预手段 [J]. 中国老年学杂志, 2021, 41 (20): 4584-4587.
③ Cotten S R, Ford G, Ford S, et al. Internet use and depression among retired older adults in the United States: A longitudinal analysis [J]. The Journals of Gerontology, 2014, 69 (5): 763-771.
④ 郑元男. 体育锻炼对老年人的主观幸福感有影响吗？——关于中国老年休闲体育参与者的实证研究 [J]. 中国体育科技, 2019, 55 (10): 32-40.
⑤ 陈爱国，殷恒婵，颜军. 体育锻炼与老年人幸福感的关系：孤独感的中介作用 [J]. 中国体育科技, 2010, 46 (1): 135-139.

的实证结果出人意料地显示潜在的短视频观看成瘾行为，亦即每日观看短视频的行为会增加老年人的抑郁风险，损害他们的心理健康。相似的是，一项利用2018年CFPS数据的研究表明，过度使用互联网也会导致老年人抑郁程度增加①。我们尚未发现在其他国家的老年人调查中有相似的结论。针对这项研究发现，可能的解释包括：其一，长期的短视频观看行为使老年人更多地进行社会比较，产生相对剥夺感，增加社会风险感知，从而降低老年人的生活满意度，增加抑郁风险②。其二，老年人在媒介使用中，为了适应新技术感受到技术压力，从而经历更多的抑郁情绪。一项研究发现，与年轻用户相比，老年人在学习技术的复杂性、隐私侵犯的威胁性和自卑感方面比在职员工更容易感到技术压力，而这种压力与心理健康呈负相关③。技术压力和生活满意度或许能够一定程度解释潜在的短视频成瘾行为对老年人心理健康的不良影响，然而这种或其他潜在的中介机制仍然有待检验。

青年人也是容易受到短视频成瘾的负面影响的群体。本章研究表明，潜在的短视频观看成瘾则会增加失眠、吸烟的可能，降低体育锻炼的频率。在各种负面影响中，潜在的短视频观看成瘾、吸烟增加和抑郁增加的联系最为显著。这样的结论和早前关于青少年的研究结果保持一致。Chiao等（2014）对2000多位16岁的中国台湾北部地区青少年展开问卷调查，并在四年后（即受访者20岁时）进行随访调查，队列分析显示：青少年较多的互联网使用和未来的吸烟和喝酒行为有显著关系，尽管研究者未观察到日均上网时长和未来吸烟的显著关联，但使用互联网进行与学业无关的搜索和未来吸烟的可能性呈正相关④。这说明互联网使用方式的不同会导向不同的行为后果。根据新闻报道，虽然我国人口的吸烟率呈下降趋势，但吸烟人群的数量仍然居于高位，吸烟人数超过3亿，被动吸烟人数达7.4亿⑤。同时，在中国的年轻群体中，电子烟

①② Zhang C, Wang Y, Wang J, Liu X. Does internet use promote mental health among middle-aged and older adults in China? [J]. Frontiers in Psychology, 2022, 13, 999498.

③ Nimrod G. Technostress: Measuring a new threat to well-being in later life [J]. Aging & Mental Health, 2018, 22 (8): 1080-1087.

④ Chiao C, Yi C, Ksobiech K. Adolescent Internet use and its relationship to cigarette smoking and alcohol use: A prospective cohort study [J]. Addictive Behaviors, 2014, 39 (1): 7-12.

⑤ 中国质量新闻网. 世界无烟日：中国吸烟人数超3亿，女性和青少年吸烟率呈上升趋势 [N/OL]. (2022-06-01) [2023-02-21]. https://www.cqn.com.cn/zhixiao/content/2022-06/01/content_8826789.htm.

的使用呈现上升趋势，根据 Wang 等（2019）的调查，10477 名年龄在 19~29
岁的中国年轻人中，有 1/4 的受访者使用过电子烟[①]。考虑到电子烟已经在中
国年轻人中成为有吸引力的标志[②]，潜在的短视频观看成瘾行为和吸烟之间的
联系值得引起重视。

　　根据性别组的结构方程模型估计结果，我们的研究表明，与男性相比，女
性更少获益于常规的短视频观看，且更容易受到潜在的短视频观看成瘾行为的
负面影响。该研究发现与文献中关于社交媒体使用对青少年影响的性别差异一
致[③④]。女性之所以更容易受到负面影响，可能的原因包括：一是失眠等睡眠
障碍症状。这在本章的研究中得到了证实，也有其他文献的支持[⑤⑥]。根据 van
der Schuur 等（2019）对荷兰中学生的研究，只有在女性青少年群体中，社交
媒体压力和随后的睡眠障碍呈正相关[⑦]。二是更低水平的体育锻炼。Buda 等
（2021）的研究表明，有问题的社交媒体使用和女孩较低水平的剧烈运动有
关，但是这种联系在男孩中没有得到支持[⑧]。三是网络骚扰。Viner 等（2019）
的研究表明，网络霸凌、睡眠和体育锻炼这三个中介变量减弱了社交媒体使用
对女孩主观幸福感的正向影响[⑨]。四是不良的身体形象认知和健康信念。Kelly
等（2018）的研究表明，社交媒体使用和抑郁之间的联系在青少年女性群体中
更为显著，网络骚扰、缺少睡眠、自卑和不良的身体形象认知是这一联系的重
要中介路径[⑩]。和其他的社交媒体使用的影响相似，女性在观看短视频的过程
中有可能接触到负面的身体形象信息、进行社会比较或产生自卑，她们也可能

①②　Wang X，Zhang X，Xu X，Gao Y. Perceptions and use of electronic cigarettes among young adults in China
　　［J］. Tobacco Induced Diseases，2019，17：17.
③⑤⑦　van der Schuur W A，Baumgartner S E，Sumter S R. Social media use，social media stress，and
　　sleep：Examining cross-sectional and longitudinal relationships in adolescents ［J］. Health Communication，
　　2019，34（5）：552-559.
④　胡伟，蒋一鹤，王琼，等. 短视频社交媒体依赖与大学生睡眠障碍的关系：夜间社交媒体使用的中介
　　作用及性别差异 ［J］. 中国临床心理学杂志，2021，29（1）：46-50.
⑥　李丽，梅松丽，牛志民，等. 大学生孤独感和睡眠质量的关系：智能手机的中介作用及性别的调节作
　　用 ［J］. 中国临床心理学杂志，2016，24（2）：345-348.
⑧　Buda G，Lukoseviciute J，Salciunaite L，et al. Possible effects of social media use on adolescent health behav-
　　iors and perceptions ［J］. Psychological Reports，2021，124（3）：1031-1048.
⑨　Viner R M，Aswothikutty-gireesh A，Stiglic N，et al. Roles of cyberbullying，sleep，and physical activity in
　　mediating the effects of social media use on mental health and wellbeing among young people in England：A sec-
　　ondary analysis of longitudinal data ［J］. The Lancet Child & Adolescent Health，2019，3（10）：685-696.
⑩　Kelly Y，Zilanawala A，Booker C，et al. Social media use and adolescent mental health：Findings from the UK
　　millennium cohort study ［J］. E Clinical Medicine，2018，6：59-68.

因为观看短视频更少地运动和睡眠，这对她们的心理健康造成了不良影响。除了睡眠，本部分提到的多种可能中介因素未能在本章的研究中得到检验，有待进一步的研究。

二、实践启示

我们的研究结果表明，适度的短视频观看可以提高个体体育锻炼的频率，改善睡眠质量。如此，个体的心理健康也会直接或间接地受益，特别是老年群体。近年来，中国的老龄化进程明显加快，根据中国第七次全国人口普查数据，我国 60 岁及以上的人口占比达到 18.7%，65 岁及以上的人口占比达到 13.5%[①]。这两项数据已经超过国际公认的人口老龄化数据指标：60 岁及以上人口占比超过 10%，65 岁及以上人口占比超过 7%，这意味着我国已经进入到老龄化社会。面对老龄化发展的社会趋势，党的第十九届五中全会明确提出了实施"积极应对人口老龄化"的国家战略，这一战略要求"积极看待老龄社会、老年人和老年生活，以积极的态度、积极的政策、积极的行动应对人口老龄化"，实现"老有所养、老有所依、老有所乐、老有所安"[②]。本章研究显示，老年群体是最能从适度的短视频观看中受益的群体，相关文献也表明互联网使用能够增加老年人的社会互动，提升老年人的幸福感，亦即帮助老年人实现"老有所乐"。然而，目前中国老年人口的上网比例仍然不够高。中国互联网络信息中心数据显示，截至 2022 年 6 月，中国网民 60 岁及以上占比 11.3%[③]；行业报告显示短视频用户 60 岁及以上占比约为 11.7%[④]，两项数据均低于中国 60 岁及以上老年人 18.7% 的占比，这意味着扩大老年群体上网比例势在必行。中国历次普查人口年龄构成如表 5-5 所示。

---

① 国家统计局. 第七次人口普查主要数据 [M/OL]. (2021-07) [2023-03-10]. http://www. stats. gov. cn/sj/pcsj/rkpc/d7c/202303/P020230301403217959330. pdf.

② 中华人民共和国民政部. 实施积极应对人口老龄化国家战略 [Z/OL]. (2020-12-18) [2023-02-20]. https://www. mca. gov. cn/article/xw/mzyw/202012/20201200031204. shtml.

③ 中国互联网络信息中心. 第 50 次中国互联网络发展状况统计报告 [R/OL]. (2022-08-31) [2023-02-20]. https://www. cnnic. net. cn/NMediaFile/2022/0926/MAIN1664183425619U2MS433V3V. pdf.

④ 中国广视索福瑞媒介研究. 短视频用户价值研究报告 2022 [R/OL]. (2022-12-09) [2023-02-20]. https://www. lmtw. com/d/file/sm/dongtai/20221209/2022%E7%9F%AD%E8%A7%86%E9%A2%91%E6%8A%A5%E5%91%8A. pdf.

表 5-5　中国历次普查人口年龄构成

普查年份	各年龄段人口比重（%）			
	0~14 岁	15~59 岁	60 岁及以上	#65 岁及以上
1953	36.28	56.40	7.32	4.41
1964	40.69	53.18	6.13	3.56
1982	33.59	58.79	7.62	4.91
1990	27.69	63.74	8.57	5.57
2000	22.89	66.78	10.33	6.96
2010	16.60	70.14	13.26	8.87
2020	17.95	63.35	18.70	13.50

注："#"表示其中的重要项。

资料来源：《2020 年第七次全国人口普查主要数据》。

　　因此，本章提出以下两点建议：第一，加快数字应用的适老化建设，弥合老年人与其他年龄群体之间的数字鸿沟。2020 年底，工业和信息化部印发《互联网应用适老化及无障碍改造专项行动方案》，推动了首批网站和 App 的适老化及无障碍改造[1]。目前，抖音、微信、淘宝、支付宝等市场上流行的手机应用程序都推出了"长辈模式"的服务，该模式主要通过字体放大、减少广告和功能简化的方式服务于老年人的使用。然而，还有很多互联网应用尚未提供适老化服务，例如本章研究中调查的快手和腾讯微视均未提供类似服务；同时，已有的"长辈模式"服务也存在改造停留于表面，未能真正满足老年人使用需求的问题。根据《光明日报》联合中央民族大学调研组的调查，在互联网使用中，老年人面临的困难包括：其一，感官衰老带来的生理障碍，例如，难以看清文字、音量和提示音太小、触屏过于灵敏导致误触等；其二，思维滞后带来的操作障碍，例如，难以理解通用的操作手势、难以关闭弹窗或新增跳转页面、文字输入不便、不了解软件安装和更新如何操作；其三，入网障碍和求助带来的心理不适，例如，学习互联网使用带来的困难与求助过程的经历会让老年人产生心理不适，降低自我效能感，从而放弃处理互联网使用中的难题；其四，难以分辨谣言和陷阱的心理恐惧，例如，担心遭遇网络诈骗，减少电子支付等财务行为；其

---

[1]　中华人民共和国中央人民政府网. 工业和信息化部关于印发《互联网应用适老化及无障碍改造专项行动方案》的通知［EB/OL］.（2020-12-24）［2023-02-20］. http://www.gov.cn/zhengce/zhengceku/2020-12/26/content_5573472.htm.

五，成瘾焦虑，例如，许多老年人表示对手机使用形成以来，影响眼睛、脊椎等身体健康①。同时，"长辈模式"的适老化服务仍存在许多不足，根据金燕等（2022）的调研，已开通长辈模式的应用存在缺乏专用模式的指示引导、开启方式复杂、未能消除广告、功能设计不足等缺点，未能完全贴合老年人的使用方式②。因此，政府部门应当加强互联网产品适老化改造的顶层设计，对互联网企业的产品适老化改造提供政策支持和补贴。第二，加大社会宣传力度，提高老年人的数字素养。虽已步入老年，许多老年人仍然拥有学习数字技术的需要和能力，社会应当提供适当的帮助和服务。企业、公益组织、社区和老年大学可以有针对性地开发老年人数字学习的教育培训，帮助老年人了解新的互联网技术，掌握基础的智能产品使用方式，了解安全上网和隐私保护等知识，让老年人更好地接入数字互联网环境。同时，应当加大互联网产品适老化建设的宣传，让更多人了解新的适老化产品，鼓励社会公众以更包容的心态对待老年人的数字学习和娱乐。

此外，本章的研究也表明潜在的短视频观看成瘾会通过增加失眠症状和吸烟行为的方式，增加个体的抑郁风险，从而有害于心理健康。对于互联网使用的沉迷乃至强迫性行为已经引起了广泛的关注。在2018年，世界卫生组织在《国际疾病分类》第11版中，首次将"游戏障碍"添加为成瘾性疾病。"游戏障碍"指的是对游戏失去自控力，日益沉溺，以至于其他兴趣和日常活动都必须让位于游戏，即使出现各种负面后果也无法停止③。尽管游戏障碍及其他的互联网依赖行为是否应当被认定为疾病是一个有争议的话题，但沉迷短视频和其他互联网依赖行为对人们身心健康的不良影响已经有了相当多的经验证据支持。我们提倡，所有的网民，尤其是自控力较弱的人，有必要采取一定的数字行为自我监管，尤其是青年群体和老年群体。然而，通过增加互联网使用来缓解负面情绪可能获得适得其反的效果。Kim等（2015）指出，抑郁的人群可能会更多地使用手机以缓

① 上海市经济和信息化委员会．数字时代如何助力老年人"老有所安"——互联网适老化改造调研［R/OL］．（2022-07-28）［2023-02-20］．https：//app. sheitc. sh. gov. cn/yjbg/693072. htm.
② 金燕，刘子琦，毕崇武．信息无障碍背景下的APP适老化改造研究［J］．现代情报，2022，42（8）：96-106.
③ 澎湃新闻．释新闻丨青少年网络成瘾被WHO列为疾病？国内专家如何说［N/OL］．（2018-09-28）．https：//www. thepaper. cn/newsDetail_forward_2482642.

解负面情绪，但进一步恶化了手机使用的成瘾性问题及其不良影响①。

在今日数字中国的建设进程中，互联网普及的趋势已不可逆转，在线办公、在线教育、线上医疗、共享平台、协同创造等互联网使用，在我们生活中发挥着越来越突出的作用。屏幕使用时间的增长也使潜在的成瘾性问题及其不良影响受到关注。青少年的网络沉迷是最受关注的问题，近几年来"青少年防沉迷系统"的推广使青少年的网络环境得到了一定改善，但仍然存在一定的问题。首先，青少年防沉迷系统存在漏洞。青少年可以通过跨应用、跨设备的方式绕开防沉迷系统，或通过非法交易得到成年人的账号进行游戏或视频娱乐活动。一则 2023 年 2 月的新闻反映，一款名为"代练帮"的 App 通过返现方式引诱、鼓励包括未成年人在内的用户通过 App 进行某网络游戏的代练交易，未成年人可以通过代练获得成年人的游戏账号进入游戏，目前该 App 已被勒令停止运行②。其次，各应用"青少年防沉迷模式"中的内容较为单一，缺乏统一的规划，可能阻碍了青少年获得有益的知识类信息。

不仅是青少年，实际上许多成年人也在经历着短视频沉迷和难以切断的心理困扰。近年来，越来越多的青年人报告了失眠等睡眠问题，由于玩手机、刷短视频等原因导致睡眠推迟、生物钟紊乱的情况作为"假性失眠"的一种也经常出现③。对于有互联网使用习惯的老年人而言，网络依赖及其负面健康后果也成为了他们的隐忧④。在 2022 年两会期间，全国人大代表柯云峰提议建立短视频老年人"防沉迷"系统⑤。因此，我们不仅应当呼吁对青少年短视频沉迷的关注，也应当重视成年人的短视频成瘾倾向和心理健康。近年来，互联网的急速发展让更多人开始反思各种应用抢夺自身的注意力和时间的影响，"数字极简主义"在青年群体中形成了一种热潮。数字极简主义强调对信息滥觞和技术诱导的反思，提

① Kim J H, Seo M, David P. Alleviating depression only to become problematic mobile phone users: Can face-to-face communication be the antidote? [J]. Computers in Human Behavior, 2015, 51: 440-447.

② 长江日报. 全国首例! 代练 APP 架空未成年人防沉迷系统，被判赔近百万+立即停运 [N/OL]. (2023-02-23). https://baijiahao.baidu.com/s? id=1758605485426325670&wfr=spider&for=pc.

③ 经济参考网. 经参视点 |《睡不着报告》: 失眠年轻化加剧 90 后 00 后占六成北京人最关注 [N/OL]. (2021-03-20) [2023-02-20]. http://www.jjckb.cn/2021-03/20/c_139823909.htm.

④ 上海市经济和信息化委员会. 数字时代如何助力老年人"老有所安"——互联网适老化改造调研 [R/OL]. (2022-07-28) [2023-02-20]. https://app.sheitc.sh.gov.cn/yjbg/693072.htm.

⑤ 中国经济网. 老年人也需要防沉迷系统? [N/OL]. (2022-03-16) [2023-02-20]. http://tech.ce.cn/news/202203/16/t20220316_37407778.shtml.

出简化数字技术使用、减少数字使用对生活和心理的影响①。一部分人开始有意识地控制自己的互联网使用时间和方式。在豆瓣上，"数字极简主义者"小组有近 3 万用户，许多人在其中分享减少互联网使用的经验和心得；在哔哩哔哩平台，有大量的博主发布以"戒手机"为题的经验分享视频，其中著名博主"@老师好我叫何同学"的戒手机视频获得了 1300 多万播放量。然而，用户个体的力量总是有限的，仍有许多社会公众仍未意识到短视频沉迷的潜在隐患。因此，我们呼吁互联网从业者关注潜在的短视频观看成瘾行为对用户健康行为的不良影响，并采取有效措施提醒用户过度使用应用程序的危害。2018 年以来，Android 和 iOS 这两个主流的移动操作系统都上线了屏幕使用管理的功能，用户可以在"屏幕使用管理"中查看自己的屏幕使用总时长和各项 App 的使用时长，也可以设置手机使用或特定 App 使用的时长限额，通过这种方式防止沉迷。此外，一些应用程序也正在探索用户管理使用时间的功能。例如，在"抖音"App 中，"使用管理助手"可以帮助用户进行 App 使用的时间和内容管理，这项板块可以提供时间锁、连续使用的休息提醒和晚上的睡眠提醒等功能。据我们所知，快手和腾讯微视等短视频应用尚未提供类似的时间管理功能。在未来的发展中，我们倡议更多的互联网应用提供时间管理的服务，并为用户提供明确的功能导引，向用户提供自主管理的选择权。

第五节　结　论

本章采用具有中国总体人口代表性的第二手数据，探索了短视频观看行为和心理健康之间的关系，以及健康行为在其中的中介作用。研究结果表明，短视频观看行为和心理健康之间存在非线性、非单向的关系。一般而言，适度的短视频观看对心理健康有好处，增加体育锻炼频率和减少失眠症状在其中发挥着有效的中介作用。然而，潜在的短视频观看成瘾行为对心理健康有害，吸烟和失眠的增加是两个重要的中介途径。上述影响在不同年龄和性别之间有所不同。在所有群

---

① 李韬，李睿深．"技术恐慌"的社会心理与群体分化研究［J/OL］．人民论坛，2022，14：64-67（2023-02-21）．https：//www.gmw.cn/xueshu/2022-08/05/content_35934539.htm.

体中，年轻人、老年人和女性相对更容易受到每天观看短视频的负面影响。

　　本章的研究仍存在一些缺陷。首先，我们采用了 CFPS2020 的统计数据，这是因为它具有全国代表性和数据质量高的优点。然而，由于 CFPS 问卷并非针对短视频观看而设计，所以我们无法制定一个细致的量表来衡量自变量。变量"潜在的短视频观看成瘾"通过问卷中的一项问题进行代理，即人们是否每天观看短视频。由于缺乏特定的成瘾时间和行为测量，我们的研究结果可能遗漏了一些重要的影响。这也许能解释结果中"潜在的短视频成瘾"和体育锻炼之间的非显著关系。未来，需要对短视频观看成瘾行为和不同类型的视频内容进行详细的测量，以提供更全面的研究。

　　其次，我们的研究结论基于横截面数据，而进一步的因果关系建立需要纵向数据的支持。潜在的短视频成瘾行为和抑郁情绪之间可能存在非单一导向的关系，低心理健康的人可能试图通过更多的手机使用来缓解负面情绪，而结果却适得其反。未来，我们应该使用更全面的、有时间连续性的高质量数据对短视频观看和心理健康的关系进行研究。

第六章 2018~2020年"Z世代"心理福祉的变化和互联网调节作用

  1995~2010年出生的一代人,被称为"Z世代",他们一出生就与网络信息时代无缝对接,受数字信息技术、即时通信设备、智能手机产品等影响比较大。在面临突发公共卫生事件带来的生活变化,他们是否可以更好地利用新媒体规避风险,是否具有更好的适应性,是否更好地缓解突发事件及相关的封控和隔离政策带来的心理健康的影响。青年往往处于心理变化较复杂的阶段,尚未成熟的心智和初入社会的迷茫,伴随社会的变化,他们往往充满脆弱而又生机勃勃。本章将研究2020年前后"Z世代"青年幸福感的变化,主要基于2018年和2020年的中国家庭追踪调查数据,同样采用固定效应模型处理无法观察到的个人层面的内生影响因素,检验时间维度上这一代人幸福感的变化。并分别利用两年的截面数据进行分析研究互联网使用在不同年份的中介作用。以此探讨"Z世代"的互联网使用和他们在突发事件期间的幸福感之间的关系。经研究发现,在2018~2020年,1995~2005年出生的"Z世代"青年的幸福感产生了负面影响。这期间,"Z世代"对互联网的使用需求明显增加,但功能偏好有所差异。与2018年相比,2020年在线娱乐的偏好需求对幸福感产生了负面影响。网络社交的偏好需求对幸福感有正面影响。

第一节　研究背景

据统计，2020 年，全球新增 5320 万抑郁障碍患者和 7620 万焦虑障碍患者。生活方式的改变会阻碍人们的社交、隔断了社会联系，也会增加人们的孤独感，进而对心理健康产生负面影响。据现有心理学理论，人们对突发事件通常会有两种心理反应：一种是无反应，就是反应淡漠、不在乎的心理。因为突发事件持续时间长，长期与突发事件斗争会出现心理耗竭、倦怠、疲劳，就没有强烈的反应了。另一种是出现过激的反应，对突发事件的反复特别紧张、焦虑，抑郁、恐惧、愤怒的情绪反应。人员会出现忐忑不安、心神不宁，导致饭吃不香、觉睡不好，情绪变得不稳定，容易发脾气，怨天尤人。调查显示，三成的受访者表示在2020～2021 年期间出现过强烈压力和抑郁症状，38%的受访者表示对沟通需求增加，26%的受访者表示对情感支持的需求增加。

"Z 世代"出生于 1995～2010 年，在青少年时期接触并熟悉数字技术的年轻人，他们一出生就与网络信息时代无缝对接，受数字信息技术、即时通信设备、智能手机产品等影响比较大。美国对"Z 世代"的定义只是根据"X 世代"（出自库普兰 1991年小说《X 世代：加速文化的故事》）简单粗暴把时间进行划分而形成的产物。而放在中国，则要根据中国具体的情况，通过重要节点的社会事件的梳理，中国互联网和媒介信息变更的历程和人类的成长周期来对这一类人群来划分，形成了在中国背景下的"Z 世代"。该词语的称谓最早可以追溯到发表于 1999 年第 5 期《中国青年研究》上的一篇短文——《最新人群——"Z 世代"的生存状态》。据不完全统计，"Z 世代"是有史以来人口最多的队列，其占全球人口的比重达到25%。

在 2020 年之前，许多心理健康专家和专业人士声称，"Z 世代"是受心理健康问题影响最大的人群（McCrindle 和 Wolfinger，2010；Goh 和 Baum，2021）[1][2]。

---

① McCrindle M，Wolfinger E. The ABC of XYZ：Understanding the global generations ［M］. The ABC of XYZ，2009.

② Goh E，Baum T. Job perceptions of Generation Z hotel employees towards working in Covid－19 quarantine hotels：The role of meaningful work ［J］. International Journal of Contemporary Hospitality Management，2021，33（5）：1688-1710.

　　美国管理咨询公司麦肯锡的消费者调查显示，不同世代中，"Z 世代"对前景最不乐观：近 1/4 的"Z 世代"受访者表示，自己"被痛苦的情绪拉扯"，比例是"千禧一代"和"X 世代"受访者的两倍，是婴儿潮一代受访者的 3 倍多。

　　同时，QuestMobile 数据显示，2022 年 6 月，"Z 世代"用户月人均使用时长近 160 小时，明显高于全网平均时长。可见，作为移动互联网原生代，他们的学习与生活已与网络深度接触。视频、社交及游戏娱乐成为"Z 世代"群体线上日常生活的主流。数据显示，移动视频、移动社交及手机游戏行业为"Z 世代"总使用时长占比 TOP3 行业，且占比均高于全网平均水平。由于互联网具有社交和娱乐功能，我们可以推测，更多地使用互联网或许可以减轻偏向保持社交距离带来的不利影响。然而，相关研究却表明事实并非如此。

　　第一，基于对文献脉络的分析，以前的研究更多关注的是社交媒体的使用，通常关注社交互动和信息消费的影响。互联网的使用比社交媒体的使用范围更为广泛。值得注意的是，除了社交和消费信息外，数字技术在此次突发事件暴发后还广泛应用于工作和学习。无论是在国外还是在国内，人们居家办公和学习。工作和学习和社交与娱乐活动之间的界限被互联网淡化。前者的比例在此期间极大提高，因而此次突发公共卫生事件引发的主动或被动地数字技术应用或许会改变人们对互联网的偏好。例如，美国卓越高中生协会的 2022 年职业兴趣调查显示，不到 1/4（23%）的"Z 世代"感觉远程办公对自己"非常"或"极其"重要。该协会调查了近 11500 名高中和大学年龄的美国人。报告称，远程授课可能让大批"Z 世代"对远程办公产生了抵触。同样，有大批"Z 世代"不希望在 Zoom 上开始自己的新工作。只有 13% 的受访者表示喜欢远程培训和入职培训，有 63% 的受访者表示希望培训采取面对面的形式。因此，在考虑互联网的使用对人们的幸福的影响时，其工作和学习功能也应该被考虑在内。在新的社会环境中，后两者功能的偏好与影响应该有所改变。虽然现有研究致力于探究使用社交媒体或大众媒体进行社交、娱乐和信息获取对生活满意度的影响[1]，但是现有研究很少关注互联网的不同功能如何影响"Z 世代"的幸福感，本章将从此着手做出贡献。

　　第二，就突发事件对人类幸福感的影响而言，大多数研究集中在青少年、老年人

---

[1]　Choi M，Choung H. Mediated communication matters during the COVID-19 pandemic：The use of interpersonal and masspersonal media and psychological well-being［J］. Journal of Social and Personal Relationships，2021，38（8）：2397-2418.

或成年人身上（Parlapani 等，2021；Djurdjevic 等，2022；Hossain 等，2020）①②③。
"Z 世代" 正在或即将承担社会和部分家庭的责任，他们对社会变化非常敏感。作为
互联网一代，他们习惯于使用互联网技术来处理各种情况（Marshall 和 Wolanskyj-
Spinner，2020）④。信息超载、社交疲劳、害怕错过信息、快速掌握在线办公技术可能
会影响他们在突发事件期间的幸福感（Chayomchai，2020；Liu 等，2021）⑤⑥。

　　第三，目前国内相关的研究较少。病毒在全国范围内的传播和伴随而来的严
格的控制措施使许多人社交状况都受到影响（Qiu 等，2020；Jia，2020）⑦⑧。
《中华人民共和国传染病防治法》第四十一条规定对已经发生甲类传染病病例的
场所或者该场所内的特定区域的人员，所在地的县级以上地方人民政府可以实施
隔离措施，并同时向上一级人民政府报告；接到报告的上级人民政府应当即时作
出是否批准的决定。我国居民受集体主义文化影响，在 2020 年的防控过程中也
十分积极配合（Chen 等，2021）⑨。立足于国内情况的研究有助于更好地探究
2020 年互联网运用和偏好对 "Z 世代" 青年幸福感的影响。具体而言，本研究
旨在使用 2020 年和 2018 年的中国家庭追踪调查面板数据，探讨 2018~2020 年
"Z 世代" 幸福感发生变化，互联网使用偏好的转变，以及两者之间的关系。

①　Djurdjevic S，Ghigliazza I C，Dukanac V，et al. Anxiety and depressive symptomatology among children and adoles-cents exposed to the COVID-19 pandemic-A systematic review ［J］. Vojnosanitetski Pregled，2022，79（4）：389-399.

②　Parlapani E，Holeva V，Nikopoulou V A，et al. A review on the COVID-19-related psychological impact on older a-dults：vulnerable or not？［J］. Aging Clinical and Experimental Research，2021，33（6）：1729-1743.

③　Hossain M M，Sultana A，Purohit N. Mental health outcomes of quarantine and isolation for infection prevention：A systematic umbrella review of the global evidence ［J］. Epidemiology and health，2020，42：2020038.

④　Marshall A L，Wolanskyj-Spinner A. COVID-19：Challenges and opportunities for educators and generation Z learn-ers ［C］//Mayo Clinic Proceedings. Elsevier，2020，95（6）：1135-1137.

⑤　Chayomchai A. The online technology acceptance model of generation-Z people in Thailand during COVID-19 crisis ［J］. Management & Marketing. Challenges for the Knowledge Society，2020，15（S1）：496-512.

⑥　Liu H，Liu W，Yoganathan V，et al. COVID-19 information overload and generation Z's social media discontinu-ance intention during the pandemic lockdown ［J］. Technological Forecasting and Social Change，2021，166：120600.

⑦　Qiu J，Shen B，Zhao M，et al. A nationwide survey of psychological distress among Chinese people in the CO-VID-19 epidemic：Implications and policy recommendations ［J］. General Psychiatry，2020，33（2）.

⑧　Jia J，Ding J，Liu S，et al. Modeling the control of COVID-19：Impact of policy interventions and meteoro-logical factors ［J］. ArXiv Preprint，2020.

⑨　Chen C，Frey C B，Presidente G. Culture and contagion：Individualism and compliance with COVID-19 policy ［J］. Journal of Economic Behavior & Organization，2021，190：191-200.

第二节　文献回顾

一、2018~2020 年"Z 世代"的幸福感影响研究

Loades 等（2020）回顾了 63 篇研究社会隔离与心理健康，如儿童或青少年的抑郁症、焦虑症、创伤和强迫症（OCD）之间关系的论文，发现孤独对青少年和年轻人的心理健康有长期的影响（超过 9 年），特别是对抑郁症群体[1]。减少了社交互动，人们会感到更加孤独，从而降低了人们的幸福感。其次，健康风险信息和防控信息的传播可能会引发人们的担心，增加他们的压力、焦虑。例如，一项对加拿大青少年的研究表明，青少年对突发事件的流行非常担心，特别是对同伴关系，突发事件引发的压力增加了他们的孤独感和抑郁（Ellis 等，2020）[2]。本章对 2020 年 1 月至 10 月有关突发事件对情绪障碍影响的论文进行的分析显示，突发事件明显增加了儿童和青少年的焦虑和抑郁症状，而且抑郁症状可能比焦虑症状更严重（Djurdjević 等，2022）[3]。综上所述，本书提出，"Z 世代"的幸福感 2020 年出现明显下降（H6-1）。

二、互联网娱乐的感知重要性和幸福感影响研究

娱乐是媒体使用的一个经典且重要的功能，互联网的使用也不例外。利用互联网进行娱乐，相当于增加了消费行为，满足了人们的效用，提高了人们的幸福感。互联网娱乐的一个典型例子是玩电子游戏。Barr 和 Copeland-Stewart（2022）发现，电子游戏可以帮助个人逃离消极的情绪，让人冷静下来，获得认知刺激，

① Loades M E, Chatburn E, Higson-Sweeney N, et al. Rapid systematic review: The impact of social isolation and loneliness on the mental health of children and adolescents in the context of COVID-19 [J]. Journal of the American Academy of Child & Adolescent Psychiatry, 2020, 59 (11): 1218-1239.

② Ellis W E, Dumas T M, Forbes L M. Physically isolated but socially connected: Psychological adjustment and stress among adolescents during the initial COVID-19 crisis [J]. Canadian Journal of Behavioural Science/Revue Canadienne des Sciences du Comportement, 2020, 52 (3): 177.

③ Djurdjević S, Ghigliazza I C, Dukanac V, et al. Anxiety and depressive symptomatology among children and adolescents exposed to the COVID-19 pandemic-A systematic review [J]. Vojnosanitetski Pregled, 2022, 79 (4).

这可以缓解焦虑、消除压力、增加幸福感①。此外，他们的研究还表明，人们可以通过玩电子游戏，尤其是多人游戏获得社会支持。这也得到了其他研究的印证（Mitchell 等，2011；Riva 等，2020)②③。另外，幽默被认为是应对困难的有效策略，这也适用于流行疾病的暴发和流行时期。学者们发现，幽默的应对方式，如观看有趣的视频、分享笑话或有趣的评论，可以增加人们的幸福感（Torres-Marín 等，2022；Cauberghe 等，2021)④⑤。故而，本章的研究认为，娱乐的感知重要性（PIE），即使用互联网娱乐的需求偏好，正面影响"Z 世代"的幸福感（H6-2）。

三、网络社交的感知重要性和幸福感

在社交媒体时代，在线网络已经融入了大多数人的日常生活。作为线下面对面互动的替代方式，网络社交可以提高人们的幸福感，增加他们的社会联系和感知的社会支持，同时减少他们在突发事件封锁期间的孤独感或焦虑感（Feng 和 Tong，2022；Cauberghe 等，2021；Orben 等，2020)⑥⑦⑧。以往的研究已经提供了相关的经验证据。例如，Magis-Weinberg（2021）发现，积极正向的网络社交参与可以提升其获得的情感支持和归属感，减少孤独感⑨。这也被 Marciano 等（2022）所证实，交友因素在其中起着重要作用。Marciano 等（2021）研究发现，一对一的交流

① Barr M, Copeland-Stewart A. Playing video games during the COVID-19 pandemic and effects on players' well-being [J]. Games and Culture, 2022, 17 (1): 122-139.

② Mitchell M E, Lebow J R, Uribe R, et al. Internet use, happiness, social support and introversion: A more fine grained analysis of person variables and internet activity [J]. Computers in Human Behavior, 2011, 27 (5): 1857-1861.

③ Riva G, Mantovani F, Wiederhold B K. Positive technology and COVID-19 [J]. Cyberpsychology, Behavior, and Social Networking, 2020, 23 (9): 581-587.

④ Torres-Marín J, Navarro-Carrillo G, Eid M, et al. Humor styles, perceived threat, funniness of COVID-19 memes, and affective mood in the early stages of COVID-19 lockdown [J]. Journal of Happiness Studies, 2022, 23 (6): 2541-2561.

⑤⑥ Cauberghe V, Van Wesenbeeck I, De Jans S, et al. How adolescents use social media to cope with feelings of loneliness and anxiety during COVID-19 lockdown [J]. Cyberpsychology, Behavior, and Social Networking, 2021, 24 (4): 250-257.

⑦ Feng Y, Tong Q. Staying online, staying connected: exploring the Effect of Online Chatting on Adolescents' Psychological Well-being during COVID-19 Quarantine [J]. Youth & Society, 2022: 0044118X211067553.

⑧ Orben A, Tomova L, Blakemore S J. The effects of social deprivation on adolescent development and mental health [J]. The Lancet Child & Adolescent Health, 2020, 4 (8): 634-640.

⑨ Magis-Weinberg L, Gys C L, Berger E L, et al. Positive and negative online experiences and loneliness in Peruvian adolescents during the COVID-19 lockdown [J]. Journal of Research on Adolescence, 2021, 31 (3): 717-733.

和自我展现可以减少孤独感，缓解压力①。Boursier 等（2022）发现，与网友的亲密关系可以缓解孤独感对青少年压力和抑郁的影响②。Espinoza 和 Hernandez（2022）还发现，在网上与朋友交流的青少年在面对突发事件引发的负面影响时，更不易感到孤独③。除了在线聊天，研究者还发现特定形式的社交技术也与幸福感有关。Benjamin 和 Wang（2022）发现，与面对面的社会互动更相似的技术形式，如视频会议，通常带来更高的幸福感④。因此，本章的研究提出，网络社交的感知重要性（PIS），即网络社交需求偏好，正向影响"Z 世代"的幸福感（H6-3）。

四、在线学习的感知重要性和幸福感

随着对互联网学习和工作的需求明显增加。不同年龄段的学生通过在线教育工具学习，如谷歌会议、Zoom 和腾讯会议等。学生幸福是一个术语，包括积极的情绪和个人应对日常生活和学术生活挑战的内在能力（Burns 等，2020）⑤。实证研究表明，由于在线学习的不确定性，其会降低人们的幸福感。Cosmas（2022）的研究数据显示，新生在参加在线课程后，由于网络环境不稳定以及家里面噪声的干扰，其学习动机和幸福感明显下降⑥。在线学习造成的疲劳和压力也会降低学生的幸福感。Hendriksen 等（2021）发现，由于学习疲劳和压力，学生的学业表现和学术产出有所下降⑦，因而增加了他们的焦虑感。Burns 等（2020）也表明使用互联网技术的挑战和学术评价方式的变化导致了更高的焦虑

---

① Marciano L, Ostroumova M, Schulz P J, et al. Digital media use and adolescents' mental health during the COVID-19 pandemic: A systematic review and meta-analysis [J]. Frontiers in Public Health, 2022, 9: 2208.

② Boursier V, Gioia F, Musetti A, et al. COVID-19-related fears, stress and depression in adolescents: The role of loneliness and relational closeness to online friends [J]. Journal of Human Behavior in the Social Environment, 2022: 1-23.

③ Espinoza G, Hernandez H L. Adolescent loneliness, stress and depressive symptoms during the COVID-19 pandemic: The protective role of friends [J]. Infant and Child Development, 2022, 31 (3): e2305.

④ Benjamin L R, Wang S. One size doesn't fit all: Forms of social technology differentially predict distress [J]. Communication Research Reports, 2022, 39 (2): 80-92.

⑤ Burns D, Dagnall N, Holt M. Assessing the impact of the COVID-19 pandemic on student wellbeing at universities in the United Kingdom: A conceptual analysis [C] //Frontiers in Education. Frontiers Media SA, 2020, 5: 582882.

⑥ Cosmas G. First-Year University Students' Psychological Well-being Through Seven Weeks of Online Learning During the COVID-19 Pandemic [J]. Postmodern Openings, 2022, 13 (1 Sup. 1): 465-479.

⑦ Hendriksen P A, Garssen J, Bijlsma E Y, et al. COVID-19 lockdown-related changes in mood, health and academic functioning [J]. European Journal of Investigation in Health, Psychology and Education, 2021, 11 (4): 1440-1461.

和更低的幸福感①。在特殊的社会环境语境下，过长时间的网络学习可引发久坐、运动缺乏等健康行为变化。因此，本章提出，学习的感知重要性（PIL）对"Z 世代"的幸福感有负面影响（H6-4），而此次社会变迁或将导致网络学习需求偏好发生显著变化。

五、互联网信息获取的感知重要性和幸福感

提供信息一直是媒体的重要功能之一。互联网是人们在数字时代获取信息的主要渠道之一。人们寻求信息以减少不确定性，但由于负面或虚假信息的广泛传播，使用互联网获取信息会降低人们的幸福感，增加恐惧或焦虑。有文献指出幸福感和信息获取之间的关系。例如，Windsteiger 等（2022）发现，接触流行疾病、健康风险相关的信息会导致生活满意度的下降，因为其增加了人们对健康风险、不确定性、经济前景和失业的担忧②。如果人们对突发事件相关的新闻非常感兴趣，他们浏览的新闻越多，幸福感就越强（Jain，2021）③。综上所述，本章的研究提出，在 2020 年互联网信息获取的感知重要性（PII）负向影响"Z 世代"的幸福（H6-5）。

第三节　研究方法

一、实证样本和研究设计

本章研究的实证样本来自 2020 年和 2018 年的中国家庭追踪调查（CFPS），这是一项具有全国代表性的两年一度的中国居民小组研究，采用了多阶段分层抽样的方法，对来自 25 个省份的人进行了访谈。关于数据来源，2020 年的数据在 7 月之后收集，而 2018 年的数据是在 2019 年底之前调查并收集的，我们将两年

①　Burns D，Dagnall N，Holt M. Assessing the impact of the COVID-19 pandemic on student wellbeing at universities in the United Kingdom：A conceptual analysis ［C］//Frontiers in Education. Frontiers Media SA，2020，5：582882.

②　Windsteiger L，Ahlheim M，Konrad K A. Curtailment of civil liberties and subjective life satisfaction ［J］. Journal of Happiness Studies，2022，23（5）：2157-2170.

③　Jain P. The COVID-19 pandemic and positive psychology：The role of news and trust in news on mental health and well-being ［J］. Journal of Health Communication，2021，26（5）：317-327.

的 CFPS 数据合并，构建了面板数据，随时间推移跟踪 2628 人（1995～2010 年出生），然后进行固定效应模型估计。固定效应（FE）模型往往被用来解决未观察到的个人层面的内生性问题（Allison，2009）[①]。通过这种方法，我们可以探究此次突发事件暴发前后个人幸福感的变化。然后，进一步采用截面分析，研究互联网使用和不同互联网功能的偏好在不同年份的不同影响。

二、变量测量

1. 幸福感

本研究中，我们主要使用幸福感作为心理福祉的度量。这一变量采用了 11 分李克特量表来衡量。受访者需从 0（最低）到 10（最高）中选择一个等级来对"你有多幸福"这一问题进行评分。

2. 互联网相关变量

互联网的使用通过二分法变量来表示。如果年轻人通过手机或电脑上网，我们就给他打 1 分；如果从不使用互联网，则打 0 分。不同互联网功能的需求则用互联网功能使用的重要性感知来进行度量。该系列变量是通过 5 分李克特量表来衡量的（1＝完全不重要，5＝极其重要）。具体需求包括娱乐（PIE）、社交（PIS）、学习（PIL）和信息获取（PII）。在探讨数字技术功能需求的变化和影响这一部分，完全不使用互联网的人群并不在我们的考虑范围。

3. 协变量

我们控制了一系列人口和经济特征变量，比如，健康状况是被访者自我评估而来的，即对被访者咨询其认为自己的健康程度的水平（1＝完全不健康，5＝极其健康）；年龄以出生年份来衡量；教育是以被访者接受正规教育的年限来衡量。此外还包括性别以及农村/城市居住地的指标。

第四节　实证结果

一、描述性统计

1995～2010 年出生的"Z 世代"年轻人共有 2628 人。受访者平均年龄为

---

① Allison P D. Fixed effects regression models［M］. SAGE Publications，2009.

16.8 岁。其中 51.4% 为男性，48% 生活在城市地区，平均受教育年限为 9.6 年，健康状况为 3.82。表 6-1 报告了所有重要变量的 T 检验结果统计，其显示，幸福感、对互联网使用的四种具体功能需求的感知重要性的均值 2018～2020 年有显著差异。幸福感显著下降，但对互联网的各项功能需求、对其重要性的感知有了显著提升。2020 年，在实证样本中，90% 的 "Z 世代" 使用互联网，而 2018 年为 77%。2018～2020 年，那些不使用互联网的人的幸福感有所增加，但使用互联网的 "Z 世代" 人的幸福感却有所减少。2000 年以后出生的群体从 67% 增加到 86%，而 2000 年以前出生的群体从 94.5% 增加到 98%，增长更为明显。表 6-2 汇报了回归样本的描述统计数据。

表 6-1　重要变量的配对 T 检验

| 变量 | 2018 年 | | 2020 年 | | 平均值差异 | 配对 t 检验 |
	样本量	平均值	样本量	平均值		
幸福感	2628	7.96	2628	7.83	0.13	2.50**
PIE	2567	2.54	2628	3.15	−0.61	−14.11***
PIS	2469	2.72	2628	3.64	−0.92	−19.41***
PIL	2304	2.59	2628	3.36	−0.77	−16.71***
PII	2628	2.92	2627	3.57	−0.64	−13.97***
互联网的使用	2628	0.77	2628	0.90	−0.13	−13.33***
健康状况	2628	3.81	2628	3.83	−0.02	−0.80

注：* 表示 p<0.1，** 表示 p<0.05，*** 表示 p<0.01。

表 6-2　回归样本的描述统计数据

变量	样本量	平均值	标准差	最小值	最大值
幸福感	5256	7.893	1.872	0.000	10.000
年龄	5256	16.827	4.162	9.000	25.000
PIE	5195	2.844	1.589	0.000	5.000
PIS	5097	3.191	1.751	0.000	5.000
PIL	4932	3.001	1.668	0.000	5.000
PII	5255	3.244	1.695	0.000	5.000
2020	5256	0.500	0.500	0.000	1.000
互联网使用	5256	0.836	0.370	0.000	1.000
健康状况	5256	3.818	0.929	1.000	5.000
受教育年限	5256	9.585	3.564	0.000	19.000

续表

变量	样本量	平均值	标准差	最小值	最大值
性别	5256	0.514	0.500	0.000	1.000
城乡	5256	0.478	0.500	0.000	1.000

注：＊表示 $p<0.1$，＊＊表示 $p<0.05$，＊＊＊表示 $p<0.01$。

二、幸福感和对特定互联网功能的需求变化

在本节中，我们进行了个体固定效应回归分析，以探究此次突发事件 2018～2020 年前后我国"Z 世代"青年幸福感变化。同时，在模型设定检验中，Hausman 检验的统计数据拒绝了随机效应模型（$p<0.01$），表明应该使用固定效应模型。

表 6-3 个体固定效应回归分析

	（1）	（2）	（3）	（4）	（5）
	幸福感	PIE	PIS	PIL	PII
2020 年	−0.144＊＊	0.426＊＊＊	0.572＊＊＊	0.547＊＊＊	0.353＊＊＊
	（0.067）	（0.055）	（0.063）	（0.070）	（0.057）
健康状况	0.184＊＊＊	−0.040	−0.024	0.040	−0.026
	（0.038）	（0.032）	（0.037）	（0.038）	（0.033）
受教育年限	0.009	0.131＊＊＊	0.251＊＊＊	0.150＊＊＊	0.190＊＊＊
	（0.036）	（0.029）	（0.034）	（0.037）	（0.031）
性别	−0.268	0.439＊	0.736＊＊＊	0.813＊＊＊	0.639＊＊＊
	（0.287）	（0.231）	（0.276）	（0.289）	（0.245）
城乡	0.047	−0.046	−0.093	0.088	0.089
	（0.154）	（0.125）	（0.145）	（0.152）	（0.131）
常数	7.294＊＊＊	1.326＊＊＊	0.219	0.669＊	0.972＊＊＊
	（0.376）	（0.307）	（0.360）	（0.379）	（0.321）
N	5256	5136	4940	4610	5256
R-sq	0.691	0.721	0.699	0.677	0.726

注：括号内为标准误差；＊表示 $p<0.1$，＊＊表示 $p<0.05$，＊＊＊表示 $p<0.01$；表中回归列（1）和列（2）控制个人固定效应；表中回归列（3）和列（4）的 OLS 估计和标准误差是稳健的，并在个人层面上进行了聚类。

表 6-3 和图 6-1 显示了在控制了受教育年限、自评健康状况、性别、农村/城市居住指标和个人固定效应的情况下，分别将幸福感和感知重要性作为

结果进行回归的感兴趣的 2020 年年份系数。根据结果，此次突发事件暴发后"Z世代"的幸福感显著降低了（β = −0.144，SE = 0.067，p < 0.032，95% CI = [−0.012，−0.276]）。对使用互联网进行娱乐、社交、学习和信息获取的感知重要性的估计都是显著和正向的。这一证据表明，"Z世代"对互联网使用的不同功能的重要性感知明显增加，尤其体现在社会交往和学习的需求（β = 0.547/0.572，p < 0.00）。

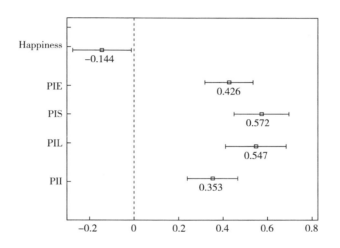

图6-1　2020年用个人固定效应估计幸福感（Happiness）和对特定互联网使用（用于娱乐 PIE、社会交往 PIS、学习 PIL 和信息获取 PII）的感知重要性的变化

注：误差线代表95%的置信区间。

三、互联网使用的作用

接下来，我们进行了多元变量回归分析，研究互联网使用和幸福感之间的联系（见图6-2和表6-4）。在表6-4的第一列和第二列中，我们了控制人口特征因素和个人固定效应，互联网使用与否与较高的幸福感没有明显的关联（β = 0.084，p = 0.372）。但是，当我们分别用 2018 年和 2020 年的数据实施横截面数据下普通最小平方估计时，互联网使用参数的估计值有了明显差别。在 2018 年，互联网的使用与较高的幸福水平显著相关（β = 0.270，p < 0.01），而在 2020 年突发事件期间与幸福感呈负相关（β = −0.199，p < 0.05）。这一横断面的估计结果

与第二列引入交叉项的固定效应回归结果一致。2020 年使用互联网的青年与不使用互联网的青年相比幸福感水平下降了许多（β=−0.493，p<0.01）。

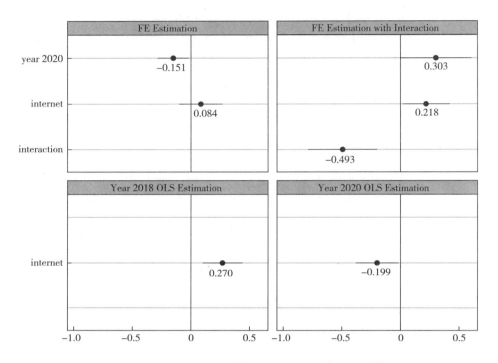

图 6-2　用不同的估计方法预测互联网的使用对 Z 世代的幸福感的影响

注：Internet 为使用互联网的人群，Interaction 为 2020 年使用互联网的人群，误差线代表 95% 的置信区间。

表 6-4　互联网使用的作用

	（1） 2018~2020 年 幸福感	（2） 2018~2020 年 幸福感	（3） 2018 年 幸福感	（4） 2020 年 幸福感
2020 年	−0.151 **	0.303 **		
	（0.068）	（0.154）		
互联网使用	0.084	0.218 **	0.270 ***	−0.199 **
	（0.094）	（0.102）	（0.087）	（0.093）
健康程度	0.184 ***	0.179 ***	0.464 ***	0.449 ***
	（0.038）	（0.038）	（0.035）	（0.033）

续表

	（1） 2018~2020年	（2） 2018~2020年	（3） 2018年	（4） 2020年
	幸福感	幸福感	幸福感	幸福感
受教育年限	0.006	-0.012	0.044**	0.032**
	（0.036）	（0.036）	（0.017）	（0.014）
性别	-0.283	-0.307	-0.208***	-0.239***
	（0.287）	（0.287）	（0.058）	（0.055）
城乡	0.046	0.045	0.009	-0.011
	（0.154）	（0.154）	（0.060）	（0.057）
年龄	—	—	-0.083***	-0.062***
	—	—	（0.016）	（0.012）
2020年×互联网使用		-0.493***		
		（0.150）		
常数	7.266***	7.346***	6.987***	7.190***
	（0.378）	（0.378）	（0.214）	（0.205）
N	5256	5256	4348	4346
R-sq	0.691	0.693	0.064	0.080

注：括号内为标准误差；＊表示 $p<0.1$，＊＊表示 $p<0.05$，＊＊＊表示 $p<0.01$；表中回归列（1）和列（2）控制个人固定效应；表中回归列（3）和列（4）的 OLS 估计和标准误差是稳健的，并在个人层面上进行了聚类。

四、"Z世代"的互联网消费

如图6-1所示，2018~2020年，"Z世代"青年对互联网的各项功能的感知重要性都有了显著的提升。因为社会环境的变化，很多工作、学习、娱乐和消费项目都移居网络世界，对数字技术各项功能的重要性感知都显著提高，对互联网各项使用功能的需求偏好都有所加强。互联网使用对幸福感的影响的变化是否可以由互联网这些需求模式的变化来解释？

在表6-5中，我们采用了分年份的多元变量回归，并以幸福感为因变量，各种网络功能的重要性感知为解释变量。在2020年突发事件暴发之前和之后，不同在线功能的需求对幸福感的影响是不同的。当然，此处重要性感知并不能完美地代替真正的需求状况。在2018年，在线娱乐和社交互动的感知重要性并没有显著影响

"Z世代"的幸福感。或许是此类的需求和使用行为对于"Z世代"青年来说是一种习以为常的举动，在对幸福感的边际效用在正常年份并不显著。在2020年，在线娱乐与幸福感呈负相关（β=0.074，p=0.019，CI=［−0.135，−0.012］），而在线社交对提高"Z世代"的幸福感变得非常重要（β=0.193，p=0.000，CI=［0.131，0.255］）。信息获取一直是幸福感提升的积极因素，只是在2020年其影响程度略微下降。相比之下，使用互联网学习的感知重要性在2018年正向影响幸福感（β=0.130，p=0.000，CI=［0.063，0.197］），但在2020年变得不显著。此外，我们还对2018年和2020年的估计系数差异进行了检测。统计数据有力地支持了PIS和PIL的系数在2018年和2020年之间有明显的不同，而PIE和PII的系数则没有显著差别。也就是说，网络社交和网络学习的边际效用在此次突发公共事件前后产生了显著的变化。这些变化可能与流动性限制（面对面交流的减少）、被迫长时间使用互联网（如在线远程教育）和类似不良嗜好的网络行为（如玩电子游戏或看视频成瘾）造成的社会隔离有关。

表6-5 对不同在线功能需求的变化

变量	2018年 幸福感	2020年 幸福感
PIE	−0.0239	−0.0736 **
	(0.0374)	(0.0314)
PIS	−0.0355	0.193 ***
	(0.0381)	(0.0318)
PIL	0.130 ***	0.0153
	(0.0340)	(0.0310)
PII	0.153 ***	0.105 ***
	(0.0435)	(0.0349)
健康情况	0.465 ***	0.442 ***
	(0.0378)	(0.0313)
受教育年限	0.00369	0.0336 **
	(0.0195)	(0.0134)
性别	−0.184 ***	−0.208 ***
	(0.0679)	(0.0584)

续表

变量	2018 年 幸福感	2020 年 幸福感
城乡	-0.0247	-0.0145
	(0.0688)	(0.0588)
年龄	-0.0581***	-0.0754***
	(0.0179)	(0.0109)
常数	6.414***	6.231***
	(0.269)	(0.215)
观测值	2.586	3.735
R-squared	0.082	0.092

注：实证样本只考虑互联网用户。其他控制因素包含健康状况、受教育年限、性别、农村/城市居民和年龄；括号内为标准误差；* 表示 p<0.1，** 表示 p<0.05，*** 表示 p<0.01。

第五节　结论与讨论

目前的研究发现，2018~2020 年 "Z 世代" 青年幸福感显著下降。这一期间，互联网娱乐、社会互动、互联网学习和互联网信息获取的感知重要性增加，这符合以往的研究结果（Wu 等，2021；Evli 和 Şimşek，2022；Fernandes 等，2020）[1][2][3]。互联网不同功能的使用对幸福感会产生不同的影响。

在线社交与幸福感呈正相关，这与之前的研究结果一致。与现有研究发现有所差异的是，我们发现在此次突发事件期间，2020 年在线娱乐并没有提高人们的幸福感。原因可能是本文结合了社会环境的变迁进行探讨，并且以前的研究集中在使用互联网进行幽默回应的目的上，或者忽略了除视频游戏之外的其他娱乐

[1]　Wu Q, Chen T, Zhong N, et al. Changes of internet behavior of adolescents across the period of COVID-19 pandemic in China [J]. Psychology, Health & Medicine, 2021: 1-11.

[2]　Evli M, Şimşek N. The effect of COVID-19 uncertainty on internet addiction, happiness and life satisfaction in adolescents [J]. Archives of Psychiatric Nursing, 2022, 41: 20-26.

[3]　Fernandes B, Biswas U N, Mansukhani R T, et al. The impact of COVID-19 lockdown on internet use and escapism in adolescents [J]. Revista de Psicología Clínica Con Niños Yadolescentes, 2020, 7 (3): 59-65.

形式，而本研究则关注娱乐的一般概念。当然现有研究中也有在一些文章发现以娱乐为目的的互联网使用对幸福感的影响是消极的或不显著的。因为在线娱乐一定程度上提醒着人们，由于传染性疾病大流行，人们的活动范围受限制，不能进行户外活动。同时，此次突发事件期间，人们普遍增多了线上娱乐活动的时间，进而缓解精神和身体健康上的压力。作为替代品的户外活动变得稀缺，使得其价值抬升，从而线上娱乐的边际效用递减，价值下降。相关研究显示，公众在突发事件前通常选择线上线下相结合的娱乐模式，在线上娱乐的同时也进行诸如户外运动、旅游观光等接触自然的生活娱乐。突发事件后，公众逐渐意识到健康的重要性，增加了室内户外运动娱乐选择，有一定的倾向性。

虽然互联网信息获取的感知重要性对幸福感的影响有所下降，但它们之间的关系仍然是正向的、显著的，这与假设不一致。可能是因为以前的研究关注的是普通人，而目前的研究关注的是"Z世代"。以往研究中提到的极端信息对"Z世代"的影响很小。作为互联网原住民，"Z世代"新青年身上散落着独特的网络特征和亚文化符号，信息获取、消费决策、生活空间等更具互联网特征，也更加注重个性化和互动体验。此外，"Z世代"更喜欢主动搜索信息，乐于主动接触新鲜知识。报告显示，有43%的"Z世代"关注过知识付费领域，在一线、新一线城市，这一比例均超过半数。同时，"Z世代"把对新知内容的需求，从信息获取转为生活消费，真正为知识买单。因此，他们更有可能接触到有用的信息，而避免接触他们不感兴趣的内容。信息碎片化时代，越来越多用户拒绝投喂，渴望走出信息茧房的桎梏，回归独立的个性和深度思考，借助优质内容完成对世界的探索和理解。"Z世代"对信息消费的诉求更加理性，也更具个性化。

目前的研究发现，在2018年，互联网学习的感知重要性与幸福感呈正相关，但在2020年则不然。这与以前的研究结果一致，即网络学习降低了幸福感，尽管以前的研究只研究了突发事件对网络学习的影响。然而，目前的研究并没有发现PIL与幸福感有负相关关系。原因可能是网络课程是"Z世代"在2020年期间保持学习进度的唯一途径。虽然造成了压力和挑战，但在线学习使学生的生活在某种程度上和突发事件前一样正常。互联网发展为在线学习带来了巨大的便利，"舒适"和"自由"可以成为网课学习的代名词。网课期间，家距学校较远的同学不用在路上消耗时间，睡眠时间也能得到保障。同时，网课方便教师播放各种资源，增添课堂的知识性、趣味度，让课堂更加丰富活跃。此外，上网课过程中可以使用设备进行截屏和图片、文件保存，这方便了学生对笔记的整理和对当天课程的复习，有利于学习效率的提高。

　　总结来看，通过比较 2018 年和 2020 年前后，研究证据表明我国"Z 世代"青年的幸福感水平显著下降。在此突发事件期间，"Z 世代"对互联网的各类功能使用需求都显著增加。与 2018 年相比，2020 年在线娱乐的感知重要性对幸福感产生了负面影响。网络社交的感知重要性对幸福感有正面影响。在线学习的感知重要性对幸福感的正面影响不再显著。网上信息获取的感知重要性对幸福感的正向影响降低。在面对突发事件的巨大风险和不确定时，"Z 世代"年轻人会选择用娱乐化的态度来对待严肃议题或公共事务，其实这背后体现的是他们想要对生活能够有所掌控，展现真实的另一个自己，以及消解焦虑与无聊。本研究发现的数字技术使用偏好的改变不知是否将持续一段时间，还是只是短暂的。未来的研究应持续关注青年一代的互联网使用状况、偏好改变，以及各类互联网功能在青年心理福祉提高中发挥的作用。

第七章　微信朋友圈使用对青年心理健康的影响及机制研究

在中国社交媒体数字平台中，微信和抖音以各自不同的特色占据着市场。根据腾讯 2023 年 3 月 22 日公布的 2022 年四季报及全年年报显示，国内外微信 App 的合并月活跃账户数达 13.132 亿。2021 年抖音日活跃账户数超 6 亿，微信日活跃账户数超 9 亿。根据以上数据，目前用户使用频率最高的依旧是微信，微信作为社会公众使用的交流和分享工具的主导地位，一直未曾改变。本章研究内容将从社交型数字平台微信作为研究切入点，探讨 2020 年社交媒体使用对青少年心理健康的影响及机制。线下和线上社交之间到底是替代品还是互补品一直尚未定论。然而 2019 年末，我国受到突发公共事件的严重影响，个体行动受到限制与阻隔，大众的日常活动都纷纷转为线上进行，人们线下的面对面交流在很大程度上已经为线上交流所取代。这一期间，青年群体对数字媒介的使用依赖显著提升。社交媒体是否可以在青年与社会和家庭连通性起到积极作用？在本章中，笔者对健康风险高低差异进行了识别与控制，并根据流行疾病感染严重程度引发的社会脆弱性差异将青年群体分成两组，探讨社交媒体在突发公共事件中作用的异质性。结构方程估计结果显示微信使用能够帮助缓解青年 2020 年的抑郁症状，并通过提升社会连通和家庭连通水平进而提升个体的幸福感水平；但过度的社交媒体使用可能会导致负面的心理健康结果。本章的研究结论有助于群体更好地理解突发事件期间不同的社会脆弱性和微信朋友圈的发布是如何通过改变个体的社会连通性和家庭连通性水平进而来影响幸福和抑郁水平的，从而对青年群体的心理健康造成影响。

第一节　研究背景

2021 年，我国网民数量增至 9.89 亿，互联网普及率更是达到了 70.4%。截至 2022 年 1 月，全球共有 46.2 亿人使用社交媒体，约占全球人口总数的 58.4%。而在我国，总人口中约有 70% 的人定期使用社交媒体，我国社交媒体用户占比全球社交媒体用户的 21.6%[①]。研究网络使用行为对网民心理健康的影响具有重要意义（Gianfredi 等，2021；Paul 等，2022)[②][③]。在各类群体中，青年群体尤为值得关注。2020~2021 年，青年群体对数字媒介的使用依赖显著提升，电子学习设备、在线会议应用程序和社交媒体等数字媒介更是成为了青年群体日常生活近乎不可分割的一部分（Haddad 等，2021)[④]。在众多的数字技术中，社交媒体是当代人们日常生活与人际交往中最为重要的媒介产品；社交媒体指的是互联网上基于用户关系的内容生产与交换平台，包括各类社交网站、微信、微博、腾讯会议、论坛博客等用于人们信息生产与交流的各类工具或平台[⑤]。社交媒体能够满足人们多种使用需求与日常生活需求，其能够打破地理空间上的阻隔，打破地域、血缘、家族等的便捷，实现即时自由的交流与表达分享，能够极大满足个体的自我表达与满足需要[⑥]。但随着青年群体对数字媒体使用的增加，人们也开始越来越担心青年群体在心理健康方面展现出的脆弱性，社交媒体中过载的信息传播、碎片化信息对

---

①⑥　中国互联网络信息中心. 第十二次中国互联网络发展状况统计报告［EB/OL］.［2003-07-17］. http：//www. cnnic. cn/hlwfzyj/hlwxzbg/200906/P020120709345365230387. pdf.

②　Gianfredi, V., Provenzano, S., & Santangelo, O. E. What can internet users' behaviours reveal about the mental health impacts of the COVID-19 pandemic? A systematic review［J］. Public Health, 2021, 198：44-52.

③　Paul, I., Mohanty, S., & Sengupta, R. The role of social virtual world in increasing psychological resilience during the on-going COVID-19 pandemic［J］. Computers in Human Behavior, 2022, 127：107036.

④　Haddad, J. M., Macenski, C., Mosier-Mills, A., Hibara, A., Kester, K., Schneider, M., ...& Liu, C. H. The impact of social media on college mental health during the COVID-19 pandemic：A multinational review of the existing literature［J］. Current Psychiatry Reports, 2021, 23（11）：1-12.

⑤　湛军，王璐瑶，郭政. 新冠疫情环境下企业社交媒体使用——以公共社交媒体为调节变量的研究［J］. 上海大学学报（社会科学版），2021, 38（5）：93-109.

⑥　袁立庠，刘杨. 社交媒体对大学生的影响分析——基于安徽高校的调查［J］. 现代传播（中国传媒大学学报），2015, 37（4）：144-148.

深度思考的剥夺，以及"拟态自我"与"现实自我"的矛盾等①，都有可能对青年群体的心理健康造成负面影响。这也由此引发了一个问题：在社会变迁的背景下，社交媒体的使用与年轻人心理健康之间有着什么样的关系（Haddad 等，2021；Hertz 等，2022）②③。在当前社会中，社交媒体的自我分享和内容创作已经开始在人们社会关系的建立和亲密关系的发展中发挥重要作用（Kito，2005；Park，2011；Liu 和 Brown，2014）④⑤⑥，这对青少年的心理健康而言至关重要。因此，本章将研究重点放在青年群体的社交媒体自我分享和状态发布行为上，深入探究社交媒体的发朋友圈行为与年轻人心理健康之间的关系。

另外，在中国，年龄范围在 16~30 岁的人口数量达 0.24 亿，占人口总数的 17%（CNNIC，2021）⑦；这一代年轻群体生活甚至出生于一个互联网近乎成为日常生活必需品的时代，他们正是所谓的"互联网原住民"群体。在中国众多的互联网数字媒介或数字技术产品中，最为关键的一个核心组成部分便是微信；微信已经发展成为一个最受当代群体喜爱的"超级媒体"，其能够实现大众、自我和人际沟通的多模式。与广大群体一样，青年群体也是微信的深度用户群，微信发朋友圈为他们提供了一种便捷、即时的方式展示自己并与他人产生互动，而这正是一种个体的"自我表达"行为。关于在社交媒体发帖和自我表达的行为如何对青少年心理健康产生影响的研究，在当前学术界中得出了复合多元性的结论

---

① 袁立庠，刘杨. 社交媒体对大学生的影响分析——基于安徽高校的调查［J］. 现代传播（中国传媒大学学报），2015，37（4）：144-148.

② Haddad J. M.，Macenski C.，Mosier-Mills A.，Hibara A.，Kester K.，Schneider M.，... & Liu C. H. The impact of social media on college mental health during the COVID-19 pandemic：A multinational review of the existing literature［J］. Current Psychiatry Reports，2021，23（11）：1-12.

③ Hertz M.，Kilmer G.，Verlenden J.，Liddon N.，Rasberry C.，Barrios L.，Ethier K. Adolescent mental health，connectedness，and mode of school instruction during COVID-19［J］. Journal of Adolescent Health，2022，70（1）：57-63.

④ Kito M. Self-disclosure in romantic relationships and friendships among American and Japanese college students［J］. The Journal of Social Psychology，2005，145（2）：127-140.

⑤ Park N. The role of subjective well-being in positive youth development［J］. The Annals of the American Academy of Political and Social Science，2004，591（1）：25-39.

⑥ Liu D.，Brown，B. B. Self-disclosure on social networking sites，positive feedback，and social capital among Chinese college students［J］. Computers in Human Behavior，2014，38：213-219.

⑦ 中国互联网络信息中心官方网站［EB/OL］. 2021. http：//www.cnnic.cn/gywm/xwzx/rdxw/20172017_7084/202109/t20210923_71551.htm.

（Montag 等，2018；Pang，2021；Song 等，2021）[1][2][3]。本章从青年使用微信朋友圈状态发布这一行为入手，探讨这如何影响青年群体幸福感和抑郁程度，为这一相关研究领域做出一定贡献。

本章通过探索社会与家庭连通性的中介效应，将社交媒体的使用嵌入社会和家庭关系背景中。社交媒体的使用对个体心理健康的影响可以借助个体拥有的关系连接来反映，即可以由连通性、社会资本和社会支持构成的框架来分析与阐释（Guo 和 Chen，2022；Li 和 Zhou，2021；Winstone 等，2021）[4][5][6]。本章笔者将关注重点放置在"连通性"概念意义上，通过挖掘与探究个体是如何嵌入网络中的来关注这一概念。在日常生活中，年轻群体通过社交媒体分享情感、情绪或个人经历，从而实现自我表露；在这一层面来看，朋友圈发状态能够增强个体的连通性，从而提升人们的幸福感并促进心理健康。由此，本章将社会连通和家庭连通作为中介变量，呈现并强调了中国背景下社会网络的"同心圆波纹"特征。同样，研究过程中展现了代际沟通对青少年心理健康的重要影响作用。在其中，笔者所探讨并提出基于"同心圆波纹"特征的"连通性"概念是本章的重要创新和贡献之一。

这种对"连通性"概念的"同心"理解是适应于微信的产品特征而发展的。微信最为显著的特点就在于它不同于其他以陌生人交流为主要模式的社交平台，其以熟人社会互动为核心，由此在其发展壮大过程中，成为现代中国社会中家庭交流和代际关系中不可或缺的组成要素，在中国社会中容纳并构建了强大的关系

① Montag C., Becker B., Gan C. The multipurpose application WeChat：A review on recent research [J]. Frontiers In Psychology, 2018, 9.

② Pang H. How compulsive WeChat use and information overload affect social media fatigue and well-being during the COVID-19 pandemic? A stressor-strain-outcome perspective [J]. Telematics and Informatics, 2021, 64, 101690.

③ Song L., Ge Y., Zhang X. The relationship between wechat use by chinese urban older adults living alone and their subjective well-being：The mediation role of intergenerational support and social activity [J]. Psychology Research and Behavior Management, 2021, 14：1543.

④ Guo J., Chen H. How does political engagement on social media impact psychological well-being? Examining the mediating role of social capital and perceived social support [J]. Computers in Human Behavior, 2022, 133：107248.

⑤ Li J., Zhou X. Internet use and Chinese older adults' subjective well-being (SWB)：The role of parent-child contact and relationship [J]. Computers in Human Behavior, 2021, 119, 106725.

⑥ Winstone L., Mars B., Haworth C., Kidger J. Social media use and social connectedness among adolescents in the United Kingdom：A qualitative exploration of displacement and stimulation [J]. BMC Public Health, 2021, 21 (1).

连接网络。研究微信朋友圈发状态这种使用行为如何影响青年群体的社会连通性与幸福感，能够揭示互联网中熟人网络和家庭网络之间的情感与内容分享对心理健康的影响作用。本章的另一个贡献在于，将由于此次公共事件引发的健康风险高低造成的公众脆弱性差异程度作为因素之一纳入分析模型中来探究群体差异，赋予了社交媒体使用对心理健康影响的情景理解与分析。

第二节　文献综述与研究假设

一、社交媒体使用与心理健康结果

匡文波教授在《2019 年中国网民新闻阅读习惯变化的量化研究》调查报告中指出，在进行了样本规模为 3 万人次的实证调查后发现，目前人们获取新闻资讯等信息的最主要渠道是新媒体，其中包含了以微信和抖音为代表的社交媒体。通过微信群获取新闻信息的用户比例更是占据了被调查用户总数的 72.05%[1]。

在各类突发事件中，社交媒体对人们日常生活的渗透与介入作用则更为显著了。当前，已有关于社交媒体的使用与心理健康的关系研究得出了复合性研究结论；在突发公共传染性疾病事件中，这种关系更是进一步多元化和复杂化。Cauberghe 等（2021）指出，在居家生活期间，建设性社交媒体的使用有助于提升比利时青年群体的幸福感水平[2]。中国学者 Zuo 等（2021）发现，在居家生活期间，通过社交媒体分享个人的体育与健身活动经验可以增强个体的社会连通，进而有助于促进个体的心理健康[3]。

但与此同时，也有部分研究指出，社交媒体的使用对个体的心理健康产生了

---

① 匡文波. 2019 年中国网民新闻阅读习惯变化的量化研究 ［EB/OL］. 2020. https：//www. pishu. cn/xmtqy/zjls/555037. shtml.

② Cauberghe, V., Van Wesenbeeck, I., De Jans, S., Hudders, L., & Ponnet, K. How adolescents use social media to cope with feelings of loneliness and anxiety during COVID-19 lockdown ［J］. Cyberpsychology, Behavior, and Social Networking, 2021, 24（4）：250-257.

③ Zuo, Y., Ma, Y., Zhang, M., Wu, X., & Ren, Z. The impact of sharing physical activity experience on social network sites on residents' social connectedness：A cross-sectional survey during COVID-19 social quarantine ［J］. Globalization and Health, 2021, 17（1）：1-12.

负面影响。Khodabakhsh 和 Ahmadi（2020）发现，在伊朗的年轻成年群体中，社交媒体的使用和个体主观幸福感之间存在着明显的负相关关系[1]。意大利学者 Muzi 等（2021）发现，对比此前的同龄群体，居家生活并没有增加青少年的情绪障碍，甚至表达性病症也有所减少；但青少年可能通过其他问题和社交媒体障碍的症状来表达他们的不适感[2]。在中国学界，Li 等（2021）也发现大众的微博发帖揭示了社会负面情绪的增加与幸福感的下降[3]。Zhao 和 Zhou（2020）则收集了 2019 年底的数据，其分析与研究结果也显示，社交媒体的大量使用与抑郁症和焦虑症的发生率增加有关[4]。

大众可以通过社交媒体平台及时获取与健康相关的丰富、有感染力的知识或新闻信息，同时同伴间还能够借助互联网与社交媒介实现相互鼓励与支持，这些均有利于促进个体的身心健康。但大规模的居家生活等很可能会导致个体的社会媒体使用成瘾或转而为负面的社交媒体使用；过度的社交媒体使用还将可能导致心理健康问题的产生（Brailovskaia 和 Margraf，2021；Muzi 等，2021；Pennington，2021；Zhao 和 Zhou，2020）[5][6][7][8]。相关研究结果发现，个体的社交媒体使用频率越高、使用时间越长、使用的媒介平台数量越多，将可能和更差的心理健康有关（Thorisdottir 等，2019）[9]。从更为具体的角度而言，社交媒体上的自我披露，包括发帖行为和分享状态等，已经开始在人们的社会关系建立和亲密关系发展中发

[1]　Khodabakhsh, S., Ahmadi, S. The relationship between subjective happiness and social media usage during the COVID-19 pandemic: The moderating role of resilience [J]. Aloma: Revista de Psicologia, Ciències de l'educació i de l'esport Blanquerna, 2020, 38 (2): 105–112.

[2][6]　Muzi, S., Sansò, A., & Pace, C. S. What's happened to Italian adolescents during the COVID-19 pandemic? A preliminary study on symptoms, problematic social media usage, and attachment: Relationships and differences with pre-pandemic peers [J]. Frontiers in Psychiatry, 2021, 12: 590543.

[3]　Li, S., Wang, Y., Xue, J., Zhao, N., & Zhu, T. The impact of COVID-19 epidemic declaration on psychological consequences: A study on active Weibo users [J]. International Journal of Environmental Research and Public Health, 2021, 17 (6): 2032.

[4][8]　Zhao N., Zhou G. Social media use and mental health during the COVID-19 pandemic: Moderator role of disaster stressor and mediator role of negative affect [J]. Applied Psychology: Health and Well-Being, 2020, 12 (4): 1019–1038.

[5]　Brailovskaia J., Margraf J. The relationship between burden caused by coronavirus (Covid-19), addictive social media use, sense of control and anxiety [J]. Computers in Human Behavior, 2021, 119, 106720.

[7]　Pennington N. Communication outside of the home through social media during COVID-19 [J]. Computers in Human Behavior Reports, 2021, 4: 100118.

[9]　Thorisdottir I., Sigurvinsdottir R., Asgeirsdottir B., Allegrante J., Sigfusdottir I. Active and passive social media use and symptoms of anxiety and depressed mood among icelandic adolescents [J]. Cyberpsychology, Behavior, And Social Networking, 2019, 22 (8): 535–542.

挥重要作用（Kito，2005；Park 等，2011；Liu 和 Brown，2014）①②③，这对青年群体的心理健康而言具有关键性作用。因此，本章将研究与分析重点放在青年群体的社交媒体自我分享行为上。

具体而言，我们将以中国范围内最具有普及性的社交媒体——微信作为代表案例，深入研究社交媒体的使用与发帖行为和青年群体心理健康之间的关系。微信是当前中国社会中最为流行的社交媒体应用之一，从青幼年群体到老年群体都是其重要的受众群；它与其他社交媒体应用如 Facebook、Instagram 和 Twitter 等有类似之处，但相比之下，微信相对于这类社交媒体而言更具私密性，其基于熟人网络，用户可以真实地进行自我表达和情绪分享（Liu 等，2018）④。数据显示，超过 60% 的微信用户会主动更新或发布状态与日常动态，并与朋友们进行日常联系或互动。相关研究资料也指出，微信的使用与其他社交媒体一样，都对当代个体的幸福感和精神健康状态起着重要的影响作用。Hu 等（2021）提出，微信使用中的心理干预可以对传染性疾病患者的心理健康问题起到积极的作用⑤。

微信作为中国大众首选的社交媒体，除了其背后的技术因素推动，还与更深层次的文化因素有关⑥。微信的一个显著特征在于它是基于熟人网络进行社会互动的，朋友圈所打开的更是一种典型的"圈子文化"⑦。Harwit（2017）认为，在中国的网络话语领域中，微信吸引人们进行的是小规模的交流和本地交流，而非社会层面的大范围讨论⑧。在微信中，人们朋友圈中发帖的对象往来是基于线下的熟人关系所带来的，所以个体朋友圈的分享发帖或互动行为也往往是面向那些他们在现实中认识，甚至是熟知的人和朋友；微信逐渐成了中国家庭不可或缺的交流与沟通工具。从这一层面来看，微信与那些以陌生人交流为主要模式的平台

---

① Kito M. Self-disclosure in romantic relationships and friendships among American and Japanese college students [J]. The Journal of Social Psychology, 2005, 145 (2): 127-140.

② Park N., Jin B., Jin S. A. A. Effects of self-disclosure on relational intimacy in Facebook [J]. Computers in Human Behavior, 2011, 27 (5): 1974-1983.

③ Liu D., Brown B. B. Self-disclosure on social networking sites, positive feedback, and social capital among Chinese college students [J]. Computers in Human Behavior, 2014, 38: 213-219.

④ Liu D., Qiu J., Wan C., Liu X., Zhong M., Guo H., Deng S. Feasibility of detecting depressive users using quasi-private social text [J]. Journal of Chinese Information Processing. 2018, 32 (9): 93-102.

⑤ Hu J., Cai Z., Ma X. Effects of WeChat-based psychological interventions on the mental health of patients with suspected new coronavirus pneumonia: A pilot study [J]. Japan Journal of Nursing Science, 2021, 18 (4).

⑥⑦ 刘艳. 基于微信传播的人际交往研究 [D]. 湖南大学, 2018: 17.

⑧ Harwit E. WeChat: Social and political development of China's dominant messaging app [J]. Chinese Journal of Communication, 2017, 10 (3): 312-327.

有着显著的差异性，微信建立并包括在中国社会的强关系连接之上。因而，研究在这一社交媒体上的发帖行为对青年群体的社会连通性和幸福感的影响，能够凸显互联网内基于熟人网络，甚至是家庭网络的分享行为对青年群体心理健康的影响作用。在这一研究中，我们将青年群体的社会联系和家庭联系均纳入分析与研究框架，在下文中我们将针对此展开详细阐述。

二、基于"同心圆波纹"特质的"连通"——社会连通性

连通性或社会连通性，可以被定义为与朋友、家人及外部社区间的亲密关系或归属感（Baumeister 和 Leary，1995；Valkenburg 和 Peter，2009)[1][2]，它可以通过个体对社会联系的满意程度或与社会世界密切关系的主观意识来衡量（Lee 和 Robbins，1998；Ahn 和 Shin，2013；Satici 等，2016)[3][4][5]。目前，已有大量的研究文献指出，社会连通感是心理健康的重要决定因素（Bekalu 等，2020；Winstone 等，2021；Hertz 等，2022)[6][7][8]，较低的社会联系水平将可能引发心理健康问题。社会连通性能够通过个体间的社会支持实现转化（Fu 等，2021；Yu

[1]　Baumeister R. F., Leary M. R. The need to belong：Desire for interpersonal attachments and fundamental motivation [J]. Psychological Bulletin, 1995, 117：497-529.

[2]　Valkenburg P. M., Peter J. Social consequences of the Internet for adolescents：A decade of research [J]. Current Directions in Psychological Science, 2009, 18（1）：1-5.

[3]　Lee R. M., Robbins S. B. The relationship between social connectedness and anxiety, self-esteem, and social identity [Z]. 1998.

[4]　Ahn D., Shin D. H. Is the social use of media for seeking connectedness or for avoiding social isolation? Mechanisms underlying media use and subjective well-being [J]. Computers in Human Behavior, 2013, 29（6）：2453-2462.

[5]　Satici S. A., Uysal R., Deniz M. E. Linking social connectedness to loneliness：The mediating role of subjective happiness [J]. Personality and Individual Differences, 2016, 97：306-310.

[6]　Bekalu M., McCloud R., Minsky S., Viswanath K. Association of social participation, perception of neighborhood social cohesion, and social media use with happiness：Evidence of trade-off（JCOP-20-277）[J]. Journal Of Community Psychology, 2020, 49（2）：432-446.

[7]　Winstone L., Mars B., Haworth C., Kidger J. Social media use and social connectedness among adolescents in the United Kingdom：a qualitative exploration of displacement and stimulation [J]. BMC Public Health, 2021, 21（1）18-31.

[8]　Hertz M., Kilmer G., Verlenden J., Liddon N., Rasberry C., Barrios, L., Ethier, K. Adolescent mental health, connectedness, and mode of school instruction during COVID-19 [J]. Journal of Adolescent Health, 2022, 70（1）：57-63.

等，2021）①②，社会连通性的缺乏与社交媒体的不当使用息息相关（Lin 等，2020）③，且这种不当使用与嫉妒感和焦虑感的产生有关（Shaw 等，2015）④。

社交媒体使人们可以实现远距离的实时在线交流，在线交流的便捷性、实时性与连接性能够在一定程度上提升个体的信息分享欲（Desjarlais 等，2015）⑤。同时，社交媒体也能够帮助个体在更好的水平上发展社会适应（Yang 和 Lee，2018）⑥。用户在社交媒体平台上发帖可以增加自我披露，从而在一定程度上提升人际关系质量（Desjarlais 等，2017）⑦。其为人们建构并增强个体自身的社会认同提供了机会（Davis，2013）⑧。在日常生活中，我们可以观察到，一些女性群体在社交媒体上发布内容之前，往往会对照片进行编辑和修改（Chae，2017）⑨，也即进行所谓的"P 图"操作；因为她们往往会期望其所发布的内容能够获得好友的点赞和评论，并由此获得网络社交层面的社会认可（Ramsey 和 Horan，2018）⑩。社交媒体平台内的内容发布与分享有助于个体收获社会支持与

① Fu C. , Wang G. , Shi X. , Cao F. Social support and depressive symptoms among physicians in tertiary hospitals in China：A cross-sectional study［J］. BMC Psychiatry, 2021, 21（1）：1-11.

② Yu M. , Tian F. , Cui Q. , Wu H. Prevalence and its associated factors of depressive symptoms among Chinese college students during the COVID-19 pandemic［J］. BMC Psychiatry, 2021, 21（1）：66.

③ Lin C. , Namdar P. , Griffiths M. , Pakpour A. Mediated roles of generalized trust and perceived social support in the effects of problematic social media use on mental health：A cross-sectional study［J］. Health Expectations, 2020, 24（1）：165-173.

④ Shaw A. , Timpano K. , Tran T. , Joormann J. Correlates of Facebook usage patterns：The relationship between passive Facebook use, social anxiety symptoms, and brooding［J］. Computers In Human Behavior, 2015, 48：575-580.

⑤ Desjarlais M. , Gilmour J. , Sinclair J. , Howell K. , West A. Predictors and Social Consequences of Online Interactive Self-Disclosure：A Literature Review from 2002 to 2014［J］. Cyberpsychology, Behavior, And Social Networking, 2015, 18（12）：718-725.

⑥ Yang C. , Lee Y. Interactants and activities on Facebook, Instagram, and Twitter：Associations between social media use and social adjustment to college［J］. Applied Developmental Science, 2018, 24（1）：62-78.

⑦ Desjarlais M. , Joseph J. J. Socially interactive and passive technologies enhance friendship quality：An investigation of the mediating roles of online and offline self-disclosure［J］. Cyberpsychology, Behavior, and Social Networking, 2017, 20（5）：286-291.

⑧ Davis K. Young people's digital lives：The impact of interpersonal relationships and digital media use on adolescents' sense of identity［J］. Computers In Human Behavior, 2013, 29（6）：2281-2293.

⑨ Chae J. Virtual makeover：Selfie-taking and social media use increase selfie-editing frequency through social comparison［J］. Computers In Human Behavior, 2017, 66：370-376.

⑩ Ramsey L. , Horan A. Picture this：Women's self-sexualization in photos on social media［J］. Personality And Individual Differences, 2018, 133：85-90.

新的友谊关系，进而增加社会连通，并改善心理健康（Thomas 等，2017）[①]。尽管有部分研究结果也认为，社交媒体的使用对幸福感并没有直接的重要影响，但它仍指出了社交媒体的使用可以通过加强邻里的社会凝聚力进而对幸福感起到间接的引导作用（Appaloosa 等，2019）[②]。Maclean 等（2022）的研究发现，Instagram 平台内的照片分享行为与社会连通之间存在着明显的正相关关系[③]。

人与人之间的身体距离疏远或个体进行自我隔离，物理空间上的阻隔对人们的社会关系构成了重大挑战，所以对个体的心理结果也会产生影响。个体，尤其是青年群体的社交媒体使用需求增加，人们之间的社会连通依赖于社交媒体的使用。但笔者认为，基础的"连通性"概念并不能完全勾勒青年群体的社会互动模式，因为个体间的强关系包含了从最亲密的核心家庭圈到普通的熟人关系——他们并不如家庭成员那样基于血缘的亲密关系，但又彼此熟知。因而，我们通过将社会连通和家庭连通并列作为中介变量，研究并凸显了中国背景下社会网络的"同心圆波纹"特征。研究提出了基于"连通性"概念的"同心圆波特征"观点，并扩展了"社会连通性"的学术概念内涵。本章所提出的这一"连通性"内涵既契合上文所谈及的微信特征，也符合中国社会网络的"同心圆波纹"模式。这一模式概念的提出是将人们的社交媒体使用模式置于费孝通所提出的中国社会关系结构，也即"差序格局"概念之中。因而在本章的研究中，我们假设微信朋友圈发布可以增强年轻人的社会连通，基于这一假设与途径，微信的使用也可能对突发事件期间青年群体的心理健康起到积极的影响作用。当然，连通性的中介效应结果也会根据不同水平的健康风险或社会脆弱性而有所不同。

三、家庭连通性

家庭连通是一种培养个体归属感的特定联系类型。现实中，父母辈和子女辈对互联网在线沟通与联系的意愿程度可能存在着差异。例如，2011 年的数据显示，美国有超过 80%的父母表示，他们试图使用社交媒体与自己的孩子进行沟通

① Thomas L., Briggs P., Hart A., Kerrigan F. Understanding social media and identity work in young people transitioning to university [J]. Computers In Human Behavior, 2017, 76: 541-553.

② Apaolaza V., Hartmann P., D'Souza C., Gilsanz A. Mindfulness, compulsive mobile social media use, and derived stress: The mediating roles of self-esteem and social anxiety [J]. Cyberpsychology, Behavior, And Social Networking, 2019, 22 (6): 388-396.

③ Maclean J., Al-Saggaf Y., Hogg R. Instagram photo sharing and its relationships with social connectedness, loneliness, and well-being [J]. Social Media+ Society, 2022, 8 (2): 634-641.

和交流（Doty 和 Dworkin，2014）[①]，相比之下，只有不到一半的年轻成年子女通过在线交流渠道与他们的父母进行联系（Ramsey 等，2013）[②]；在爱尔兰，只有大约 1/3 的青年群体和他们的父母是 Facebook 好友（Mullen 和 Fox Hamilton，2016）[③]。一些孩子甚至只在长期离家后才会开始使用社交媒体网站或平台与家人进行联系（Tanis 等，2017）[④]。此外，还有研究显示，相比于男性群体，女性与自己的父母成为朋友的可能性更大（Mullen 和 Fox Hamilton，2016）[⑤]。但整体而言，许多人仍然认同社交网络能够让人们保持更为紧密的联系与连接。Drouin 等（2020）指出，许多家庭成员通过社交媒体保持联系，并处理与家庭成员的关系，尤其是在此次突发公共事件期间[⑥]。

现有研究证明家庭连通性与青少年的心理健康结果也有着双向影响关系。Ramsey 等（2013）发现，通过互联网社交媒体与父母进行沟通的儿童更有可能体会到父母的孤独感和焦虑感，引发焦虑症状[⑦]。而儿童与亲生父亲更高频次的接触与联系有利于其情感发展（Ackard 等，2006）[⑧]。

如前文所论述，在中国微信是公众与家庭成员进行联系的首选媒介之一。这一现实情况在很大程度上是基于微信本身是建立在熟人网络基础之上的，尤其是微信所呈现出的"强绑定"特性——将朋友圈发帖和两代人之间的代际家庭交流"绑定"在一起。通过探究这类具有"强绑定"特性的社交媒介是如何塑造代际沟通并影响年轻人的幸福感，有较为深刻的意义。如前文所讨论的，2020年至今我国代际沟通模式变得更为多元，也呈现出了更大的差异性。在家庭连通

---

① Doty J. , Dworkin J. Parents of adolescent's use of social networking sites [J]. Computers In Human Behavior, 2014, 33: 349-355.

②⑦ Ramsey M. , Gentzler A. , Morey J. , Oberhauser A. , Westerman D. College students' use of communication technology with parents: Comparisons between two cohorts in 2009 and 2011 [J]. Cyberpsychology, Behavior, And Social Networking, 2013, 16 (10): 747-752.

③⑤ Mullen C. , Fox Hamilton N. Adolescents' response to parental Facebook friend requests: The comparative influence of privacy management, parent-child relational quality, attitude and peer influence [J]. Computers In Human Behavior, 2016, 60: 165-172.

④ Tanis M. , van der Louw M. , Buijzen M. From empty nest to social networking site: What happens in cyberspace when children are launched from the parental home? [J]. Computers In Human Behavior, 2017, 68: 56-63.

⑥ Drouin M. , McDaniel B. , Pater J. , Toscos T. How parents and their children used social media and technology at the beginning of the COVID-19 pandemic and associations with anxiety [J]. Cyberpsychology, Behavior, And Social Networking, 2020, 23 (11): 727-736.

⑧ Ackard D. M. , Neumark-Sztainer D. , Story M. , Perry C. Parent-child connectedness and behavioral and emotional health among adolescents [J]. American Journal of Preventive Medicine, 2006, 30 (1): 59-66.

性方面，中国当代社会的青年群体受到了不同程度的影响。例如，与父母同住的年轻人可能一直居住在家里，与父母每天见面，因而他们与父母通过社交媒体所进行的联系则会相应减少。然而，另一部分并不与父母一同居住的青年群体则与父母在互联网上的接触频率将大大增加，而他们的父母对子女在微信朋友圈内发布内容的反应将是更为直接和面对面的。

四、当前研究与研究假设

本章的研究旨在探究微信朋友圈状态发布行为（一种特殊的社交媒体使用方式）和社会脆弱性是否影响青少年的心理健康结果；以及朋友圈发布行为和心理健康之间的关系是否受到社会连通和家庭连通水平的中介效应影响。此外，我们还研究了青年群体的朋友圈发布行为在不同健康风险水平的各个地区所引发的心理问题中是否发挥了不同的作用。

根据以上的回顾和讨论，我们提出以下假设命题（见图 7-1）：

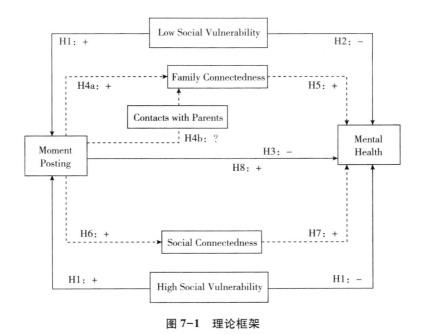

图 7-1　理论框架

H7-1：公共卫生事件导致的社会脆弱性与青少年微信朋友圈的发帖行为存在正相关关系。

H7-2：公共卫生事件导致的社会脆弱性对青少年的心理健康结果（以抑郁和幸福为衡量指标）存在着消极影响。

H7-3：频繁地在微信朋友圈内进行发帖，或可以称为过度的社交媒体使用，与较差的心理健康结果相关。

H7-4：在居家生活，频繁的微信朋友圈发布可能对家庭连通性产生积极影响。

H7-5：家庭连通性与心理健康水平呈正相关关系。

H7-6：微信朋友圈的发布行为可以正向影响社会连通性水平。

H7-7：社会连通性可能会带来更好的心理健康情况。

H7-8a：微信朋友圈发布可以帮助缓解抑郁，并通过增强社会连通来提高幸福感水平。

H7-8b：微信朋友圈发布可以通过增强家庭连通来缓解抑郁，进而提高幸福感。

第三节　研究方法、指标测算与数据分析

一、研究设计和参与者

本章的研究依然是基于中国家庭追踪调查（CFPS）的问卷数据。CFPS 是由中国北京大学社会科学调查研究所（ISSS）于 2010 年启动展开的一项具有全国代表性的大规模纵向调查项目。调查采用了多阶段、内隐分层和与人口规模成比例的系统概率抽样方式，以保障数据的代表性与方法的科学性（谢宇等，2014）[①]；其中三大分层包含了县、社区（村）和家庭（个人）三大层面。它收集了个人、家庭和社区层面的数据，旨在追踪中国社会、经济、人口、教育、健康等方面的变化。本章使用的是最新的 2020 年数据，聚焦 18～28 岁青年人口群体。

2020 年的 CFPS 数据能够帮助我们有效探究在公共卫生事件暴发后微信朋友

---

① 谢宇，胡婧炜，张春泥. 中国家庭追踪调查：理念与实践 [J]. 社会，2014，34（2）：1-32.

圈发布的频率与年轻人的心理健康、幸福感和抑郁感之间的关系。

本章的实证样本共包含3474名年龄范围在18~28岁的青年网民，其中含女性1726人，男性1748人，平均年龄为23.34（SD=3.15）。其中的绝大多数受访者是微信的使用用户，这部分群体的比例高达99.58%；而这其中81.68%的用户还发布了朋友圈。同时，我们根据省级累计感染病例将样本分为健康风险高低两组，也称为社会脆弱性高低两组。样本中青年群体居住地内感染病例超过800例为一组。根据居民居住地的感染病例数量情况排列，这部分群体处于人口分布的前50%，被称为高风险组，其余则属于低风险组。在分析方法上，研究针对样本总体进行了结构方程模型估计，并且就不同健康风险的两个地区的各自群体分别进行了结构方程模型估计。

二、指标评估与测算

1. 幸福感

幸福感这一指标是通过受访者自我评价与自我汇报感知的幸福感水平来进行衡量的。受访者被咨询"你感觉自己有多幸福？请从以下评价范围中选取一个水平：0~10"，最低水平为0，最高水平为10。如表7-1所呈现的，实证样本的幸福感水平平均值为7.54（SD=1.824）。

2. 抑郁症状

抑郁症状的度量借用美国洛杉矶大学流行病学研究中心的抑郁评价量表；此量表是由20个反映抑郁感受的项目所构成的（Radloff，1977、1991）[1][2]，量表咨询调查了被访者过去一周内20种不一样的情绪出现的频率。所有的题目回答均按以下等级计分：1（一天都没有过，或从不）；2（部分时间，1~2天有过）；3（经常，3~4天）；4（大部分时间，6~7天）。针对这一系列问题，我们进行了一致性检验，Cronbach's α=0.86。最终，我们将20项的所得分数相加用以构建抑郁指数。本章研究样本的统计调查中，被访者抑郁量表的平均值分值为32.427（SD=7.238）。为了进行稳健性评估，我们替代性使用20项情绪的均值作为因变量，并得出一致的结论。

---

① Radloff L. S. The CES-D scale：A self-report depression scale for research in the general population [J]. Applied Psychological Measurement，1977，1（3）：385–401.

② Radloff L. S. The use of the center for epidemiologic studies depression scale in adolescents and young adults [J]. Journal of Youth and Adolescence，1991，20（2）：149–166.

3. 微信朋友圈状态的发布

我们通过直接问询形式获取受访者的微信朋友圈发布频率，受访者根据自身情况选择0~6级回答：0（从不）；1（几个月内一次）；2（每月一次）；3（每月2~3次）；4（每周1~2次）；5（每周3~4次）；6（几乎每天）。根据数据统计结果，微信朋友圈发布频率变量的平均值为2.196，标准差为1.677。

4. 地区社会脆弱性度量

通过国家卫生委员会、中国疾病预防控制中心和省级公共医疗卫生机构提供的数据，我们收集了2019~2020年中国省级维度层面的累计感染病例，取其对数（M = 6.392；SD = 1.034）。这一数据结果衡量与呈现了2019年各省一级地域的社会脆弱性、各地健康风险水平。

5. 家庭连通性

在本章研究中我们主要通过两个核心问题来评估被访者与父母之间的连通水平。问题一为："你与母亲的关系如何？"问题二为："你与父亲的关系如何？"被访者应依据实际情况进行选择：1代表完全不亲密；2代表不亲密；3代表一般；4代表亲密；5代表非常亲密。我们将受访者所给出的两个问题的答案分值进行相加，从而构建了家庭连通水平指数，指数越高就表明家庭连通性越紧密。该指标变量的平均值为8.256（SD = 1.808）。

6. 与父母的接触和联系

在这项内容中，我们也将使用两个相关问题进行指标的评估与量化。问题一："在过去的半年里，你与母亲通过电话、信息、信件或电子邮件等方式进行联系的频率？"问题二："在过去的半年里，你与父亲通过电话、信息、信件或电子邮件等方式进行联系的频率？"被访者从以下分级中进行选择：1代表从不联系；2代表过去几个月一次的频率；3代表每月一次；4代表每月2~3次联系频率；5代表每周1~2次交往频率；6代表每周3~4次频率。我们通过计算选取两个问题的平均分值作为与父母接触和联系的综合指标。该指标的样本平均值为3.850（SD = 1.540）。

7. 社会连通性

社会连通性在本章研究中主要通过个人对其所属社会网络中的归属感问题的自身期望来进行衡量。具体选择了调查问题中"你对自己的个人交往和社会关系感觉如何？"的反馈进行度量。这一调查问题评估了个人对自身社会连通水平的满意程度（Ahn 和 Shin，2013）①。分数越高则表明个体具有越强的社会连通性，该指标的平均值为 6.872（SD＝1.570）。

8. 协变量

我们参考了现有的相关文献，在结构方程模型中控制了广泛的社会人口学变量因素，其中包括：性别（0＝男性，1＝女性），居住地（0＝城市，1＝农村），感知性社会地位（从最低到最高为 1~5 分），年龄（岁），婚姻状况（1＝已婚/同居，0＝单身/离婚），就业状况（1＝目前在职工作；0＝其他），受教育年限（已经完成的教育年限）以及自我感知的主观健康状况（0＝比去年差；1＝与去年相同；2＝比去年好）。表 7-1 汇报了各个变量的数据统计结果。如表所示，样本的受教育年限平均值为 12.66（SD＝3.02），即平均受教育程度为高中毕业；样本中 49.7%的人是女性，59.1%的人拥有工作，75.2%的人生活在农村，17.3%的受访者已婚或与伴侣同居。

表 7-1　描述性统计

变量	样本	平均值	标准离差	最小值	最大值
幸福	3472	7.548	1.824	0	10
抑郁	3472	32.427	7.238	22	72
微信朋友圈发布	3474	2.196	1.677	0	6
家庭连通性	3007	8.256	1.808	1	10
社会连通性	3472	6.846	1.611	0	10
与父母接触	2790	3.850	1.540	0	6
社会脆弱性（累积病例对数）	3474	6.392	1.034	0.693	11.129
性别	3474	0.497	0.500	0	1
居住地	3474	0.752	0.432	0	1
受教育年限	3140	12.656	3.018	0	22
年龄	3474	23.337	3.151	18	28
就业状况	3474	0.591	0.492	0	1
感知性社会地位	3467	2.675	0.883	1	5
婚姻状况	3474	0.173	0.378	0	1
主观健康状况	3473	1.009	0.575	0	2

---

① Ahn D., Shin D. H. Is the social use of media for seeking connectedness or for avoiding social isolation? Mechanisms underlying media use and subjective well-being [J]. Computers in Human Behavior, 2013, 29 (6)：2453-2462.

三、数据分析

我们通过结构方程模型（SEM）进行假设分析，并参照大量相关文献进行了确定性分析（Bartsch 和 Dienlin，2016；Brooks，2015；Hooper 等，2008；Phu 和 Gow，2019）[1][2][3][4]。本章研究中的所有数据分析均在 Stata 第 16 版中完成，并使用了最大似然法进行缺失值的估计和 1000 次复制（replication）。第一个结构方程模型以幸福感为因变量，以家庭连通性和社会连通性作为中介因素变量，朋友圈发帖和社会脆弱性则是主要解释变量。所有回归都控制了年龄、性别、教育、农村居住地指标、就业状况、关系状况、社会地位和健康状况作为协变量（遵循现有文献，如 Ozimek 和 Bierhoff，2016；Lin 等，2016）[5][6]。在第二个模型中，则以抑郁为因变量，结构方程模型设定保持不变。在估计结果中，所有的系数均为标准化过的系数。

第四节　实证结果

一、相关性分析

表 7-2 汇报了重要变量之间的斯皮尔曼（Spearman）相关性评估。统计值表明虽然微信朋友圈的发布行为与幸福感或抑郁之间都没有直接的显著关系，但它

① Bartsch M. , Dienlin T. Control your Facebook：An analysis of online privacy literacy ［J］. Computers in Human Behavior, 2016, 56：147-154.

② Brooks S. Does personal social media usage affect efficiency and well-being? ［J］. Computers in Human Behavior, 2015, 46：26-37.

③ Hooper D. , Coughlan J. , Mullen M. R. Structural equation modelling：Guidelines for determining model fit ［J］. Electronic Journal of Business Research Methods, 2008, 6（1）：53-60.

④ Phu B. , Gow A. J. Facebook use and its association with subjective happiness and loneliness ［J］. Computers in Human Behavior, 2019, 92：151-159.

⑤ Ozimek P. , Bierhoff H. W. Facebook use depending on age：The influence of social comparisons ［J］. Computers in Human Behavior, 2016, 61：271-279.

⑥ Lin L. Y. , Sidani J. E. , Shensa A. , Radovic A. , Miller E. , Colditz, J. B. & Primack B. A. Association between social media use and depression among US young adults ［J］. Depression and Anxiety, 2016, 33（4）：323-331.

与社会连通性和家庭连通性有着显著的正相关关系；而后者两个变量则与幸福感呈正相关关系，与抑郁感呈负相关关系。不仅如此，微信朋友圈发帖与子女和父母的联系密切指数也呈正相关关系。

表 7-2　相关系数

变量	1	2	3	4	5	6
1. 幸福	1					
2. 抑郁	-0.36***	1				
3. 朋友圈发布	0.01	0.02	1			
4. 家庭连通	0.29***	-0.15***	0.03***	1		
5. 社会连通	0.46***	-0.19***	0.05***	0.21***	1	
6. 与父母接触	0.10***	-0.04***	0.14***	0.21***	0.09***	1
7. 社会脆弱性	-0.05***	-0.01	0.03***	-0.07***	-0.04***	-0.04***

注：***表示 $p<0.01$。

数据分析显示，社会脆弱性与幸福感呈负相关关系，但与抑郁感之间的相关性关系并不显著；而较低的社会连通性和家庭连通性水平与较高社会脆弱性呈负相关。数据统计结果显示，在社会脆弱性高的地方，微信朋友圈发帖频率越高，但子女和父母联系密切性较低。也就是说，2020 年生活在社会脆弱性较高区域的青年相较于居住在社会脆弱性较低区域的青年朋友圈发帖数量更多，且与父母联系水平较低，这与社会公共政策直接相关尽管在微信朋友圈发帖更多的人可能与父母的联系更多，但基于整体数据而言，他们与父母联系水平较低。

二、朋友圈发布和幸福感

图 7-2 呈现了关于幸福指数的 SEM 分析结果，所有系数都进行了标准化处理。在所有的回归中我们都控制了相关的社会、人口特征变量。在下图的呈现中，为简洁与清晰，本章仅展现本研究所感兴趣的路径的标准化系数。首先，如数据展现结果所示，社会脆弱性与青年群体的幸福感之间存在着负相关关系，但并不显著；而在健康风险越高的地区，青少年微信朋友圈发布行为也越频繁（$\beta=0.048$，$p<0.05$）。其次，生活在高风险地区的青年群体与父母的联系较少（$\beta=-0.071$，$p<0.01$）；同时，这部分青年群体的社会连通性和家庭连通性水平更低（$\beta=-0.037$，$p<0.05$，社会连通；$\beta=-0.047$，$p<0.01$，家庭连通）。

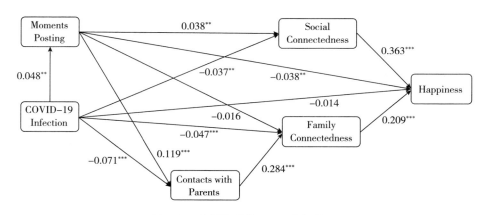

图7-2　幸福指数的 SEM 分析结果

注：为简洁和清晰呈现，该图仅呈现了重要的标准化系数。其他控制变量包括农村/城市居民、性别、受教育年限、年龄、健康状况、婚姻状况、就业状况和自评社会地位等，并采用考虑缺失值的最大似然法进行估计，同时进行了 1000 次的重复估计。模型拟合指数：$N = 3474$，$\chi^2 = 37.77$，自由度 = 3，CFI = 0.977，TLI = 0.644，RMSEA = 0.058。* 表示 $p < 0.1$，** 表示 $p < 0.05$，*** 表示 $p < 0.01$。

　　青少年微信朋友圈发布行为对幸福感有直接的负面影响（$\beta = -0.038$，$p < 0.05$）。发朋友圈状态越多的青年似乎幸福水平较低。朋友圈发布越多并没有直接提高与父母之间的亲密程度，与家庭连通性水平则没有呈现出显著的直接关联，但是微信朋友圈发布频率更高的青年群体与父母的往来、联系更为频繁（$\beta = 0.119$，$p < 0.01$），而这一路径有利于提升家庭连通性水平，促进父母与孩子之间的亲密程度（$\beta = 0.284$，$p < 0.01$）。与父母联系的增加在微信朋友圈发布和家庭连通性的关系中起到了有效的中介作用。再者，中介变量家庭连通性和社会连通性与个体幸福感呈直接的正相关关系：家庭连通性（$\beta = 0.209$，$p < 0.01$），社会连通性（$\beta = 0.363$，$p < 0.01$）。

　　根据估计系数方向，微信朋友圈发布得越多的青少年往往幸福感水平较低，但是发朋友圈的行为可以通过家庭联结和社会联结等方面间接提升他们的幸福感水平。并不是说朋友圈频繁发布就可以直接促进子女与父母之间的亲密感，但是朋友圈发布的青少年与父母的联系、交流会因此增加，这是一个间接的途径推动子女与父母之间亲密感的上升。此次社会突发事件的暴发带来的社会脆弱性与青少年幸福感没有直接显著关系，但又通过相关联结渠道对青少年的幸福感产生了明显的负向间接影响。综上所述，微信朋友圈发布行为有望通过增加个体与父母的联系来提升家庭连通性水平，增加与外界的交流提高社会联结性，进而实现提升个体的幸福感水平。

三、朋友圈发布和抑郁症状

实证结果显示青年微信朋友圈发布行为更高的抑郁水平直接相关（β=
-0.038，p<0.05）。与图7-2一致，图7-3结构方程估计结果显示朋友圈发得
越多并不能直接提高孩子与父母之间的亲密程度，即家庭联结的构建并不会直
接加强。但自我分享的行为可以通过增加个体与父母的联系与交流进而间接影
响家庭连通性水平（β=0.119，p<0.01）；并且自我分享的行为还增强了社会
连通性（β=0.039，p<0.05）。而这两个中介因素都有助于降低抑郁情绪水平
（β=-0.164，社会连通性的 p<0.01；β=0.115，家庭连通性的 p<0.01）。综
上所述，微信朋友圈发布行为可以通过间接路径，即增强社会连通性和家庭连
通性降低抑郁情绪水平。

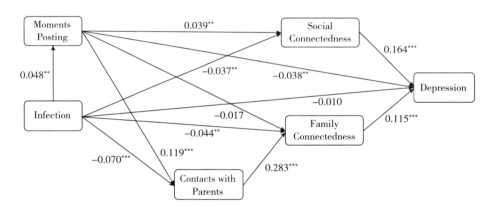

图7-3　结构方程模型结果

注：模型拟合指数：N = 3474，χ^2 = 38.987，自由度 = 3，CFI = 0.963，TLI = 0.428，RMSEA =
0.059。＊表示 p<0.1，＊＊表示 p<0.05，＊＊＊表示 p<0.01。

四、微信朋友圈的发布行为与社会脆弱性水平的影响

在表7-3中，我们按不同地区分成高风险和低风险两组，分别进行结构方程
回归分析，并将朋友圈发布行为对幸福感和抑郁感直接与间接影响效应标准化。
研究数据显示，在低风险地区，微信朋友圈分享状态的行为并没有对个体的抑郁

症状产生直接调节作用，也没有直接显著地提高幸福感。但是在高风险、高社会脆弱性的地区，青年微信朋友圈的分享行为对抑郁症状有着正向的直接影响作用（β=0.277，p<0.01），跟幸福感有负面的显著相关关系（β=−0.071，p<0.01）。具体而言，高频率发朋友圈的青年往往心理健康程度较差，比如说幸福感水平较低、抑郁症状较为严重。而这样的现象在低风险、低社会脆弱性、管控政策较低的地区则不存在。青年们微信朋友圈发状态的行为与抑郁感和幸福感变量没有显著相关性。深入检查家庭联结和社会联结两个关键中介变量时，生活在两种地区的青年群体也存在显著差异。低风险组，两种中介作用路径并不显著。然而，对于那些生活在高风险地区的青年而言，微信朋友圈的分享行为可以有效地通过社会和家庭联结两条路径对抑郁症状有所抑制（β=−0.050，p<0.03），提高幸福感水平（β=0.025，p<0.05）。

表7-3　组别异质性

组别样本	高风险组	低风险组
	Std. Coef.（P>｜Z｜）	Std. Coef.（P>｜Z｜）
直接影响		
微信朋友圈发布→幸福	−0.071 *** （0.003）	−0.013（0.572）
微信朋友圈发布→抑郁	0.277 *** （0.007）	0.079（0.429）
间接影响		
微信朋友圈发布→幸福	0.025 ** （0.023）	0.012（0.284）
微信朋友圈发布→抑郁	−0.050 ** （0.026）	−0.021（0.335）

注：结构方程模型按组进行估计，并采用考虑缺失值的最大似然法估计，且进行 1000 次的反复，同时对所有系数进行标准化处理。所有的回归都包括了传染性疾病感染人数对数值、城乡居民、性别、受教育年限、年龄、婚姻状况、就业状况、健康状况和社会地位等控制变量。模型拟合指数：N1 = 1756，N2 = 1718；幸福感回归，χ^2 = 43.672，自由度 = 6，CFI = 0.974，TLI = 0.607，RMSEA = 0.060；抑郁感回归，χ^2 = 43.859，自由度 = 6，CFI = 0.960，TLI = 0.391，RMSEA = 0.060。* 表示 p<0.1，** 表示 p<0.05，*** 表示 p<0.01。

第五节　讨论与思考

个体心理健康，无论是幸福感的体会还是抑郁症状的表现，都会受到许多因素影响。近几年，社交媒体被广泛使用，而社交媒体的使用也成为预测青年群体心理健康的一个重要因素。本章主要研究微信朋友圈的发帖频率是否与青年群体的幸福感和抑郁感水平有关，以及若有关，其又是如何作用于青年群体的心理健康的。我们不仅在研究中创新性地对突发事件的严重程度进行了直接的衡量与控制，而且还探究了微信的使用对由突发事件造成的不同社会脆弱性的青年群体之间的影响作用是否不同。本研究的发现有助于更好地理解特殊时期社会福利的变化。本文研究内容主要是通过实证检验分析社会脆弱性程度和微信朋友圈的发布是如何通过改变青年群体的社会连通性和家庭连通性水平进而对他们的幸福水平和抑郁程度产生影响的。

一、微信朋友圈发布状态与青年群体的心理健康

本研究结果显示，朋友圈发布频率更高的青年往往幸福感水平较低，抑郁水平则相对较高，因此假设 H7-3 成立。

社交媒体的使用对于生活在社交疏离更严重、健康风险感知更强烈的地区中的个体而言，尤为重要。2020 年，受访者们由于受到地理空间位置流动的限制；为了避免社会隔离，他们由此转向互联网中的社交互动，以此维系人际联系，社交媒体内的联系在很大程度上取代了人与人之间面对面的交流。因此高风险地区，微信朋友圈的发布对抑郁症状和幸福感的影响作用更为显著；而对于低风险地区的青年群体，朋友圈的发布行为对其幸福感和抑郁症状的直接影响并不明显。

二、微信朋友圈发布、自我披露和连通性

"连通性"这一概念是基于"归属感"理论的相关研究而延伸发展出来的（Baumeister 和 Leary，1995；Lee 和 Robbins，1998）[1][2]。归属感理论提出，个人受到驱使去发展和延续自身积极的社会关系，以此获得归属感，进而获取更多的幸福感（Baumeister 和 Leary，1995）[3]。与他人交流和联系是人类的最为基本的需求之一，人际交流有助于增强个体的归属感。当前，各类社交媒体已经在全球

---

[1][3] Baumeister R. F., Leary M. R. The need to belong: Desire for interpersonal attachments and fundamental motivation [J]. Psychological Bulletin, 1995, 117: 497-529.

[2] Lee R. M., Robbins S. B. The relationship between social connectedness and anxiety, self-esteem, and social identity [C]. 1998.

范围内盛行，大量人口利用社交媒体与家人、朋友和社区等进行日常的沟通、交流和联系（Valkenburg 和 Peter，2009；Wittkower，2010）④⑤。已有的系列研究文献表明，SNS 的使用可以增强个体的社会连通性，培养更好的人际关系，并有助于提高个体的幸福感水平（Allen 等，2014；Kim 和 Shen，2020；Maclean 等，2022；Taylor-Jackson 等，2021）⑥⑦⑧⑨。

根据社会渗透理论（Altman 和 Taylor，1973），通过朋友圈发帖行为的自我披露能够帮助青年群体更好地了解对方，增强社会连通性和家庭连通性。缺乏社会联系往往会引发负面心理健康结果，如抑郁症等（Marciano 等，2022）⑩。互联网使人们能够实现在线的"虚拟"交流，包括同步和异步交流（Barbosa 等，2017）⑪；借助互联网，青少年能够与同龄人或朋友实现在线联系，增加他们的社会连通性（Wu 等，2016）⑫。同时，网络发帖能够增加用户的自我披露，从而有可能提升人际关系质量（Desjarlai 等，2017）⑬。据数据统计显示，在中国微信的用户数量达 12.9 亿，微信朋友圈发布成为大众进行自我披露的常规方式，青

④　Valkenburg P. M.，Peter J. Social consequences of the Internet for adolescents：A decade of research ［J］. Current directions in psychological science，2009，18（1）：1-5.

⑤　Wittkower D. E. Facebook and philosophy：what's on your mind?（Vol. 50）. Open Court ［C］. 2010.

⑥　Allen K. A.，Ryan T.，Gray D. L.，McInerney D. M.，Waters L. Social media use and social connectedness in adolescents：The positives and the potential pitfalls ［J］. The Educational and Developmental Psychologist，2014，31（1）：18-31.

⑦　Kim C.，Shen C. Connecting activities on social network sites and life satisfaction：A comparison of older and younger users ［J］. Computers in Human Behavior，2020，105：106222.

⑧　Maclean J.，Al-Saggaf Y.，Hogg R. Instagram photo sharing and its relationships with social connectedness，loneliness，and well-being ［J］. Social Media+ Society，2022，8（2）：20563051221107650.

⑨　Taylor-Jackson J.，Abba I.，Baradel A.，Lay J.，Herewini J.，Taylor A. Social media use，experiences of social connectedness and wellbeing during COVID-19 ［J］. Mental Health Effects of COVID-19，2021：283-300.

⑩　Marciano L.，Schulz P. J.，Camerini A. L. How do depression，duration of internet use and social connection in adolescence influence each other over time? An extension of the RI－CLPM including contextual factors ［J］. Computers in Human Behavior，2022，107390.

⑪　Barbosa Neves B.，Franz R.，Judges R.，Beermann C.，Baecker R. Can digital technology enhance social connectedness among older adults? A feasibility study ［J］. Journal of Applied Gerontology，2017，38（1）：49-72.

⑫　Wu Y.-J.，Outley C.，Matarrita-Cascante D.，Murphrey T. P. A systematic review of recent research on adolescent social connectedness and mental health with internet technology use ［J］. Adolescent Research Review，2016，1（2）：153-162.

⑬　Desjarlais M.，Joseph J. J. Socially interactive and passive technologies enhance friendship quality：An investigation of the mediating roles of online and offline self-disclosure ［J］. Cyberpsychology，Behavior，and Social Networking，2017，20（5）：286-291.

年群体能通过朋友圈发布分享情感与各类经历；因此，朋友圈的发布可以增强的社会连通性，进而提高个体的幸福感和心理健康水平。

我们的结果显示，微信朋友圈的发帖频率可以改善个体的社会连通性水平，由此假设 H7-6 得到数据支持；而这对于提升个体幸福感水平和降低抑郁感水平有着积极的影响作用，假设 H7-7 也得到数据支持。同时，朋友圈的发布行为亦可以通过培养个体的归属感及改善社会连通性来提高幸福感或缓解抑郁症，假设 H7-8a 也得到了支持。

三、家庭连通性和心理健康结果

本书研究的重点对象是青年群体，而在这部分调查群体中，89%的人处于单身状态，2020 年前半年多与父母一起居住；我们的研究结果发现，突发事件明显减少了青年群体与父母之间的联系频率，但微信朋友圈发帖却增加了其与父母的联系。但其可能由于担心父母突发事件下的身心健康情况而增加通过社交媒体与父母的联系频率。我们的研究结果发现突发事件明显减少了青年群体与父母之间的联系频率，但微信朋友圈发帖却增加了其与父母的联系。

对于青年群体而言，良好的家庭关系是其心理健康和精神健康的重要影响因素（Park，2004；Yang 和 Williams，2021）[1][2]。同时，高质量的家庭关系也能够促进父母更好地了解孩子们的互联网活动，并帮助父母调节青少年避免有问题的使用（Marciano 等，2022）[3]。与已有文献结果一致，本研究结果表明，家庭联结可以显著提高个体的幸福水平，假设 H7-5 得到支持。但根据数据分析结果，我们并未发现微信朋友圈发布行为和家庭联结，即与父母的亲密程度之间有显著的直接关系，因而假设 H7-4 未得到研究结果支持。但由于子女与父母的日常交往和接触能够对家庭连通性水平的提升产生积极的影响，因而本研究发现，青年的微信朋友圈发布行为可以通过增加其与父母的联系频率来改善他们的心理健康

① Park N. The role of subjective well-being in positive youth development [J]. The annals of the American Academy of Political and Social Science，2004，591（1）：25-39.
② Yang Z.，Williams N. Parenting self-efficacy mediates the association between Chinese parents' depression symptoms and their young children's social and emotional competence [J]. Journal of Child and Family Studies，2021，30（5）：1261-1274.
③ Marciano L.，Schulz P. J.，Camerini A. L. How do depression，duration of internet use and social connection in adolescence influence each other over time? An extension of the RI-CLPM including contextual factors [J]. Computers in Human Behavior，2022：107390.

情况，假设 H7-8b 得到支持。

第六节 结论和局限性

随着新媒体的发展和普及，社交媒体使用与公众心理健康之间的关系已经引起了来自各个学科学者们的极大关注。各类研究发现的结论和探讨的相关机制各不相同。本研究赋予了社交媒体使用与公众心理健康两者关系的研究以特定的情景和背景，对这一关系的研究实现了创新与发展。

本章的研究对象为中国青年群体，研究所基于的社交媒体为微信。微信是当前中国使用最为广泛与普遍的社交媒体应用；微信在中国人际交往中扮演了不可或缺的重要角色，加之中国社交网络的独特性特点，这些都为探索社交媒体使用和中国青年群体心理健康水平之间的关系和机制赋予了新的重要意义。其次基于研究的中国社会背景，我们认为"连通性"这一概念并不能完全反映年轻人的社会互动模式，因为他们的强关系包含了从最为亲密的核心家庭圈关系到那些相识但并不如家庭成员那般亲密的关系。因而，我们强调了中国社会网络的"同心圆波"结构，并将社会连通性和家庭连通性作为中介变量。

我们使用现有具有全国代表性的家户问卷进行分析，结论具有普适性，但也受到了调查问卷设计的限制，如社会连通性水平只有唯一单一维度的测量方法。同时，我们只研究了微信朋友圈发布行为对幸福感和抑郁症的影响，并关注了社会和家庭连通性的中介效应。未来的研究可以进一步分析人们在查看和评论微信朋友圈时产生异质性影响；并且积极和消极的自我分享信息，以及所遇到的不同反馈都有可能产生不一样的影响。在微信朋友圈使用和心理健康水平的关系研究中，信息获取和社会包容等路径机制也值得更进一步的研究。

第八章 网络游戏对青少年心理健康的 影响及机制研究

　　网课学习成为了一种数字化教育的新形式。众多活动开启线上活动模式，互联网改变了青少年的生活方式，这种改变对于成长中的青年人来说可能是不可逆的。互联网具备各种功能，它不仅有积极正面的影响，也不只有社交和教育的功能，它也有可能存在着负面的影响，也会使人沉迷。过度网络游戏便是其中一种可能。在聚焦青年研究的第二部分，我们将聚焦网络游戏对年轻人心理健康产生的影响进行研究。青少年面对长时间久坐的居家生活，大概率伴随着屏幕使用时间和网络游戏时间的增加，本章旨在分析青少年的网络游戏行为对其主观幸福感和抑郁症状的影响。通过采用微观数据进行实证研究和深度访谈进行质性研究，得出以下结论：第一，对于非成瘾性玩家来说，玩游戏并不会直接造成主观幸福感和抑郁感的变化，游戏之于他们更多仅仅是一种放松的方式，并没有造成生活和情绪的影响；第二，身体自我健康感知是主观幸福感和抑郁症状的重要影响因素之一，青少年处于成长发育的特殊时期，游戏行为会对自我身体健康的感知产生影响，这直接影响其情绪状态；第三，家庭关系和社会联结也是心理健康的重要影响因素。如果玩游戏频率增加，那么家庭关系和社会联结将会受到影响，并从这些途径影响自身的主观幸福感和抑郁情绪。

第一节　研究背景

　　儿童和青少年是应激事件中的脆弱人群，他们在发展的心理敏感时期极易受到持续压力源的影响，因此，他们的心理健康需要特别重视（Courtney 等，2020）[①]。随着线上教育和数字技术的发展，线上教学活动越来越频繁[②]。青少年不论是网络教学，还是娱乐与社交活动，更多转移向电子设备。在我国，根据《2021 年全国未成年人互联网使用情况研究报告》内容，62.3% 的中国未成年网民会经常在网上玩游戏，玩手机游戏的比例为 53.2%。报告指出，未成年网民中拥有属于自己的上网设备的比例达到 86.7%，较 2020 年提升 3.8 个百分点。62.3% 的未成年网民会经常在网上玩游戏，其中玩电脑游戏的比例为 26.8%，玩手机游戏的比例为 53.2%。值得注意的是，上网聊天作为未成年人主要的网上沟通社交活动，占比为 53.4%。目前，未成年人游戏账号的管理在近几年也趋于严格。2021 年 8 月，国家新闻出版署发布《关于进一步严格管理切实防止未成年人沉迷网络游戏的通知》，针对未成年人沉迷网络游戏问题进一步严格管理措施。10 月，教育部等 6 部门发布《关于进一步加强预防中小学生沉迷网络游戏管理工作的通知》，将预防中小学生网络沉迷工作纳入教育督导范围。但未成年人使用家长的账号登录游戏，从而逃避网络游戏服务时段时长管理的情况依然存在。数据显示，通过手机或电脑玩游戏的未成年网民中，使用家长账号玩过游戏的比例为 31.9%。

　　鉴于青少年玩网络游戏的普遍性，学者对网络游戏影响的研究兴趣一直有增无减，对网络游戏的消极影响方面的研究越来越多。然而，暴力网络游戏和相关行为之间关系的证据是混合的，既有研究支持（Anderson，2010）[③]，也有研究未

---

① Courtney D，Watson P，Battaglia M，et al. COVID‑19 impacts on child and youth anxiety and depression：Challenges and opportunities［J］. The Canadian Journal of Psychiatry，2020，65（10）：688‑691.

② 国家卫生健康委办公厅，教育部办公厅. 关于印发高等学校、中小学校和托幼机构新冠肺炎疫情防控技术方案（第五版）的通知［J］. 中华人民共和国教育部公报，2022（9）：7‑19.

③ Ferguson C J，Kilburn J. Much ado about nothing：the misestimation and overinterpretation of violent video game effects in eastern and western nations：Comment on Anderson et al.［Z］. 2010.

发现关系（Ferguson 和 Olson，2010）①，一味地关注游戏的消极影响并不恰当，且青少年不会因为游戏的消极影响停止玩游戏。同时青少年处于人格养成和完善的初步阶段，其心理需求较复杂，也需要就青少年心理这个方面从更丰富的视角去发掘网络游戏对其影响，探索如何让青少年更多地受益于游戏的积极影响，这也是本书的主要研究目的之一。

第二节　文献回顾与研究假说

1. 青少年游戏行为与心理健康

王堃（2004）认为，电子游戏是以电脑游戏机为硬件平台、以玩家操作软件的方式进行的一种游戏类型，主要包括主机游戏（家用机游戏、电视游戏）、掌机游戏、电脑游戏、街机游戏和手机游戏②。网络游戏创造了一个不需要身体在场的虚拟娱乐空间，这是一个由共识、想象和兴趣凝聚而成的，比现实空间更加感性、开放、自由、灵活的社会空间。这些吸引着很多青少年玩家沉浸其中，从事探险、竞争、互动、交易、角色扮演等社会行为（黄少华和朱丹红，2021）③。青少年阶段是人格心理形成的重要阶段。家庭、学校、媒体环境、社会实践是个体人格心理形成的主要影响因素。随着网络游戏的不断普及，玩网络游戏逐渐成为人们宣泄情绪、获取心理满足的一个重要渠道，也成为一种获取陪伴、需求心理慰藉的重要途径。值得关注的是，网络游戏在青少年中的影响更为明显，同时也更为复杂，它既拓展了青少年娱悦身心、探索自我认同、完成社会化的途径，同时也在一定程度上增加了青少年玩家沉迷游戏世界、脱离现实生活的风险，从而对青少年心理健康、青少年行为规范及引导提出了新的挑战。青少年网络游戏行为的心理需求由现实情感补偿与发泄、人际交往与团队归属和成就体验三个维

① Ferguson C J, Olson C K. Friends, fun, frustration and fantasy: Child motivations for video game play [J]. Motivation and Emotion, 2013, 37: 154-164.

② 王堃. 关于电子游戏与电子竞技运动关系的探讨 [J] //甘肃《体育科研》编辑部. 体育科研. 2004, 4. 甘肃省体育科学学会, 2004: 13-14+86.

③ 黄少华, 朱丹红. 青少年网络游戏心流体验与游戏成瘾的关系 [J]. 中国青年社会科学, 2021, 40 (1): 79-89.

度构成（才源源等，2007）[①]。

Suler（1998）研究发现使用者在游戏中克服挑战，从而获得一种自我成就的满足[②]。不断地得分、获得奖励、即刻的情感反馈以及自我成就感的实现都会提升网络游戏者的自尊心和自我满意度。Wang 和 Fang（2005）认为网络游戏的匿名性和多种人格的扮演成为了发展友谊、获得归属感的重要途径[③]。Shao Kang Lo 等（2005）的研究表明，网络游戏的使用引发了焦虑情绪；在虚拟世界中，短暂的人际交往需求的满足会使现实人际交往面临更大的障碍[④]。网络游戏会增大青少年在自我与社会关系认识上的偏差，同时减少了青少年直接与人、与社会交流的机会，可能会产生同一性混乱。而在 Wan 和 Chiou（2006）的研究中，对那些非成瘾者而言，网络游戏实现了他们的满足性需求即自我实现和自我超越，沉浸状态也使这些游戏者拥有了"最佳体验"[⑤]。Kremer（2014）通过对 8256 名 10~16 岁的青少年身体活动、课余时间 ST（屏幕时间）和抑郁症状的关系进行研究，发现儿童青少年中较高水平的身体活动与较低水平的课余时间 ST 及较低的抑郁症状相关，ST 作为中介调节效应变量[⑥]。Chandra 等（2022）研究发现有问题的网络游戏行为（Problematic Online Gaming Behavior）会导致心理健康状况差、有轻度或中度至重度抑郁症状[⑦]。根据以上讨论，本章提出以下假设：

H8-1：网络游戏行为与青少年抑郁程度呈现正相关关系。

H8-2：网络游戏行为与青少年自我满足感呈现负相关关系。

2. 青少年心理健康

20 世纪 60 年代以来，心理学家对主观幸福感（Subjective Well – Being, SWB）的理论与实证研究倾注了极大的热情。Wanner Wilson 在 1967 年回顾了关

① 才源源，崔丽娟，李昕. 青少年网络游戏行为的心理需求研究 [J]. 心理科学，2007（1）：169-172.

② Suler J R. To get what you need：Healthy and pathological Internet use [J]. Cyberpsychology & Behavior, 1999, 2（5）：385-393.

③④ Lo S K, Wang C C, Fang W. Physical interpersonal relationships and social anxiety among online game players [J]. Cyberpsychology & Behavior, 2005, 8（1）：15-20.

⑤ Wan C S, Chiou W B. Psychological motives and online games addiction：Atest of flow theory and humanistic needs theory for taiwanese adolescents [J]. Cyberpsychology & Behavior, 2006, 9（3）：317-324.

⑥ Kremer P, Elshaug C, Leslie E, et al. Physical activity, leisure-time screen use and depression among children and young adolescents [J]. Journal of Science and Medicine in Sport, 2014, 17（2）：183-187.

⑦ Chandra R, Kumar S, Bahurupi Y, et al. The association of problematic online gaming behavior with mental well-being and depressive symptoms among students of professional colleges in rishikesh [J]. Cureus, 2022, 14（2）.

于主观幸福感的概念和相关研究，陈述了现有研究的转变，不再简单论述幸福感的决定因素，如相关的人口统计变量，而是着力研究获取幸福的各种途径①。主观幸福感是个体对自己生活的整体评价与感受，是衡量个体生活质量的一个重要的综合性心理指标，也是影响心理健康的重要因素之一（方红丽，2007）②。越来越多的研究者把主观幸福感作为衡量心理健康的重要指标（赵淑媛，2006）③。青少年期是人从幼稚顽童阶段向成熟个体阶段的过渡时期。同时在这一时期呈现叛逆、敏感等心理特征，极易受到外部环境的影响，这一时期的成长经历和心理健康直接影响了其未来的生活方式和发展方向。

青少年心理健康另一指标是抑郁情绪。研究显示，抑郁症的患病平均年龄呈下降趋势，青少年阶段抑郁症的发生率急剧上升（Keyes 等，2019）④。抑郁症的认知理论认为，个体在信息加工、期望归因和自我评价等认知水平上的消极偏向是导致抑郁的高危原因。同时积极情绪的拓展—建构理论提出，积极情绪能拓展个体的思维和活动，而消极情绪则阻碍个体身心资源的建设（Fredrickson，2001）⑤。对于青少年来说，这种情绪上的抑郁会导致强烈的自我不确定，进而带来更多厌恶感、压力感、焦虑感等消极情绪，使个体丧失对周围环境的控制感。与之伴随的无聊和孤独也会导致个体更多地使用网络社交代替现实社交（毛峥和姜永志，2023）⑥，研究发现，消极情绪与过度智能手机使用高度相关（Enez 等，2016）⑦。

3. 身体自我健康感知

James（2007）认为自我概念可以区分为四个子自我概念，即身体的、社会

①　吴明霞. 30 年来西方关于主观幸福感的理论发展 [J]. 心理学动态，2000（4）：23-28.

②　方红丽. 医学硕士研究生人格特征、应对方式对其主观幸福感影响的研究 [D]. 石河子大学硕士学位论文，2007.

③　赵淑媛. 高中生主观幸福感及其与心理健康的关系 [D]. 湖南师范大学硕士学位论文，2006.

④　Keyes K M，Gary D，O'Malley P M，et al. Recent increases in depressive symptoms among US adolescents：Trends from 1991 to 2018 [J]. Social Psychiatry and Psychiatric Epidemiology，2019，54：987-996.

⑤　Fredrickson B L. The role of positive emotions in positive psychology：The broaden-and-build theory of positive emotions [J]. American Psychologist，2001，56（3）：218.

⑥　毛峥，姜永志. 神经质人格对问题性短视频使用的影响：孤独感和无聊倾向的链式中介作用 [J]. 中国健康心理学杂志，2023，31（3）：440-446.

⑦　Enez Darcin A，Kose S，Noyan C O，et al. Smartphone addiction and its relationship with social anxiety and loneliness [J]. Behaviour & Information Technology，2016，35（7）：520-525.

的、精神的和纯自我概念的，自我具有层次性，身体自我是自我的基础①。身体自我是指个体对自己身体的认知和评价，它是个体自我意识中最早萌发的部分，是自我概念的一个重要的基础部分（曾向和黄希庭，2001）②。这种看法还具有评价性，它以社会为参照，对人的自尊、自信、自我效能产生持久的影响。主观身体感受还可以对生活满意感的预测做出增值贡献，对于主观幸福而言，人的主观身体感受比客观身体形象更重要（张力为，2005）③。

网络游戏虽然是一种虚拟的娱乐方式，但却带来了真实的自我感知和自我反馈，青少年往往希望表达真我并拥有他人的认可，研究发现真实自我表达对个体的心理健康具有一定的积极适应性，如有助于建立亲密关系④、获得更好的社会联结和更少的压力（Grieve 和 Watkinson，2016）⑤，但真实自我表达可能带来的消极影响也引起了关注。例如，在游戏中展现自己的实力，增加自己的魅力获得崇拜，但这并不一定获得更多的网友认可和预期收益，反而会体验更多的孤独和抑郁，降低情绪平衡，长此以往经常没有得到他人的积极回应可能会让人变得具有防御性（Schimel 等）⑥。洛克所言，"健全的精神寓于健康的身体"，大量研究表明身体健康状况是幸福感最重要的影响因素之一，其对幸福感的影响甚至比收入还要大（Graham，2008）⑦。身体健康问题可能通过生理痛苦或心理压力对个体幸福感产生单独或者交互的作用（王彤等，2014）⑧。青少年正处在自我概念建构的阶段，身体自我感知的健康与否也会直接影响到其心理健康。根据以上讨论，本章提出以下假设：

H8-3：身体自我感知作为中介因素影响游戏行为与主观幸福感的关系。

---

① James W. The principles of psychology［M］. Cosimo, Inc., 2007.
② 曾向，黄希庭. 国外关于身体自我的研究［J］. 心理学动态，2001（1）：41-46.
③ 张力为. 身体自我与心理发展［J］. 体育科学，2005（5）.
④ McKenna K Y A, Green A S, Gleason M E J. Relationship formation on the Internet：What's the big attraction？［J］. Journal of Social Issues, 2002, 58（1）：9-31.
⑤ Grieve R, Watkinson J. The psychological benefits of being authentic on Facebook［J］. Cyberpsychology, Behavior, and Social Networking, 2016, 19（7）：420-425.
⑥ Schimel J, Arndt J, Banko K M, et al. Not all self-affirmations were created equal：The cognitive and social benefits of affirming the intrinsic（vs. extrinsic）self［J］. Social Cognition, 2004, 22（1：Special issue）：75-99.
⑦ Graham C. Happiness and health：Lessons—and questions—for public policy［J］. Health Affairs, 2008, 27（1）：72-87.
⑧ 王彤，黄希庭，毕翠华. 身体健康对中国人幸福感的影响：宗教信仰的调节作用［J］. 中国临床心理学杂志，2014，22（6）：1053-1056.

H8-4：身体自我感知作为中介因素影响游戏行为与抑郁感的关系。

4. 家庭关系

父母或其他抚养者作为青少年的主要养育者，以及在居家期间与其长时间接触的主要对象，对青少年的发展具有重要影响。情绪安全理论（Emotional Security Theory，EST）认为父母的情绪问题和亲子关系能够通过影响子女感知到的家庭关系进而导致子女外化问题的出现（Cummings 等，2008）[1]。创伤包含情感虐待、躯体虐待、性虐待、情感忽视和躯体忽视五大类。儿童期创伤会影响青少年的心理健康。而情感忽视是中国家庭中存在情况较多的儿童创伤源。有创伤经历的青少年更容易出现抑郁和焦虑症状（Baddam，2019）[2]。王极盛和丁新华（2003）的研究结果进一步显示，父母亲多理解、关心孩子，孩子体验到的真性情感就较多，对生活各方面的满意感就强[3]。

任志洪和叶一舵（2006）对青少年的研究发现家庭的稳定、成员间的相互关怀、没有明显的家庭矛盾是青少年总体满意度的预测因素，反之则成为他们产生不幸福感觉的预测因素[4]。而家庭关系的不健康会使其生活环境和条件充满不确定性和不安全感，心理压力增加，家庭凝聚力和家庭支持相应减少；同时留守儿童的情况也带来了空间距离的增大，对青少年的关注有所降低，不可避免地出现情感忽视，影响安全依恋关系的建立，增加了发生抑郁症状的可能性（黄欣欣等，2023）[5]。余小芳和雷良忻（2004）研究结果还显示如果家庭气氛民主、愉快，并且成员间相互关心，关系密切，那么学生的 SWB 就强[6]。

H8-5：家庭关系作为中介因素影响游戏行为与主观幸福感的关系。

H8-6：家庭关系作为中介因素影响游戏行为与抑郁感的关系。

① Cummings E M，Schermerhorn A C，Keller P S，et al. Parental depressive symptoms，children's representations of family relationships，and child adjustment [J]. Social Development，2008，17（2）：278-305.

② Baddam S K R，Olvera R L，Canapari C A，et al. Childhood trauma and stressful life events are independently associated with sleep disturbances in adolescents [J]. Behavioral Sciences，2019，9（10）：108.

③ 王极盛，丁新华. 初中生主观幸福感与应对方式的关系研究 [J]. 中国公共卫生，2003（10）：33-34.

④ 任志洪，叶一舵. 国内外关于主观幸福感影响因素研究述评 [J]. 福建师范大学学报（哲学社会科学版），2006（4）：152-158.

⑤ 黄欣欣，李雨婷，陈剑华，马晶晶，丛恩朝，徐一峰. 家庭结构对青少年抑郁和焦虑症状的影响：情感忽视的中介作用 [J]. 中国当代儿科杂志，2023，25（1）：80-85.

⑥ 余小芳，雷良忻. 民办高校学生主观幸福感与人格、家庭功能关系研究 [J]. 中国学校卫生，2004（3）：269-270.

5. 社会联系

荷兰人类学家吉尔特·霍夫斯泰德（2001）提出了文化维度理论，指出集体主义与个体主义维度，此维度定义特征是：个人将自己看作自控的、自我满足的个体的程度。中国属于集体主义较强的国家①。而个人—集体主义（individualism-collectivism）或自我独立—依赖概念（socially independent-interdependent）会造成人们体验幸福感的差异，Kwan 等（1997）发现，在集体主义文化有所差异的区域，社会关系对主观幸福感的影响不同，在美国自尊感和生活满意感有很强的相关性，而在中国人际和谐是生活满意感的预测指标②。同时学者 Kahn（1980）认为具有良好的社会支持的个体会有比较高的主观幸福感、比较高的生活满意度、积极情感和较低的消极情感③。

在这样大背景下的中国青少年，一个重要的心理特征就是其"自我"意识的发展，以及需要建立各种外部关系进行自我肯定和评价，因此人际关系的情况会对其心理健康产生影响。网络游戏提供了可以进行人际交流的虚拟社区平台，青少年可以通过游戏扩大社会关系。Gentile 等（2009）④ 在调研的问卷中显示，控制相关变量（玩游戏总时间、性别、年龄）的影响后，亲社会游戏和亲社会行为仍存在显著的正相关；同时，亲社会行为可以通过提高同伴的接纳性来预测后来的社会适应性（Warden 和 Mackinnon，2003）⑤。此外，研究者还发现，游戏可以帮助社交焦虑的青少年获得接纳性和自尊。Yee（2006）⑥ 研究发现，54.2% 的女孩和 30.0% 的男孩愿意将秘密分享给游戏伙伴，而不是愿意告诉现实生活中的朋友。这使社交焦虑的青少年把在线交流作为社交的一种补偿，在线

① Hofstede G H, Hofstede G. Culture's consequences：Comparing values, behaviors, institutions and organizations across nations [M]. Sage, 2001.
② Kwan V S Y, Bond M H, Singelis T M. Pancultural explanations for life satisfaction：adding relationship harmony to self-esteem [J]. Journal of Personality and Social Psychology, 1997, 73 (5)：1038.
③ Kahn R L, Antonucci T C. Convoys over the life course：Attachment, roles, and social support [J]. Lifespan Development and Behavior, 1980.
④ Gentile D A, Anderson C A, Yukawa S, et al. The effects of prosocial video games on prosocial behaviors：International evidence from correlational, longitudinal, and experimental studies [J]. Personality and Social Psychology Bulletin, 2009, 35 (6)：752-763.
⑤ Warden D, Mackinnon S. Prosocial children, bullies and victims：An investigation of their sociometric status, empathy and social problem-solving strategies [J]. British Journal of Developmental Psychology, 2003, 21 (3)：367-385.
⑥ Yee N. The demographics, motivations, and derived experiences of users of massively multi-user online graphical environments [J]. Presence：Teleoperators and Virtual Environments, 2006, 15 (3)：309-329.

交流没有直接的视线接触，让社交焦虑的青少年感觉更舒适。

很多青少年喜欢多人在线游戏（如英雄联盟）。这种游戏要求玩家互相帮助，团结一致，以团队形式完成共同目标。Greitemeyer 等（2012）[①] 发现相比单人游戏，以合作小组形式玩暴力游戏后，玩家在决策困境中的合作行为增加。出现这一结果可能是因为以团队方式玩游戏提高了玩家的凝聚力，玩家感觉到彼此是团结、可信任的，进而增加合作行为。根据以上讨论，本章提出以下假设：

H8-7：社会联系作为中介因素影响游戏行为与主观幸福感的关系。

H8-8：社会联系作为中介因素影响游戏行为与抑郁感的关系。

第三节　研究方法

一、数据来源

本章所使用数据源自北京大学中国社会科学调查中心（ISSS）实施的中国家庭追踪调查（CFPS）项目 2020 年的数据，这项调查访问了中国 31 个省份 941 个县的约 11245 个家庭和 26759 名个人。一般来说，青少年分为 14~17 岁和 18~25 岁两个阶段，14~17 岁为中学时期，18~24 岁为大学时期。因此，本章选取 3335 名年龄在 14~24 岁的年轻网民作为研究样本。其中女性有 1635 人，占比 49.03%。绝大多数受访者使用移动互联网（93.25%），其中有 55.9% 的人玩游戏。

二、变量设置

本章的主要变量及统计结果如表 8-1 所示。

表 8-1　描述统计表

变量名称	样本量	均值	标准差	最小值	最大值
CES-D20	3313	31.74	7.08	22	72
主观幸福感	3312	7.74	1.78	0	10

---

① Greitemeyer T, Traut-Mattausch E, Osswald S. How to ameliorate negative effects of violent video games on co-operation: Play it cooperatively in a team [J]. Computers in Human Behavior, 2012, 28 (4): 1465-1470.

变量名称	样本量	均值	标准差	最小值	最大值
是否玩网络游戏	3110	0.37	0.48	0	1
是否每天玩网络游戏	3110	0.23	0.42	0	1
身体自我感知	3313	1.13	0.59	0	2
家庭和睦	2884	4.94	2.79	0	7
人际关系	3312	6.89	1.65	0	10
性别（女性＝1）	3335	0.51	0.50	0	1
农村户口	3335	0.60	0.49	0	1
年龄	3335	18.96	3.20	14	24
就业状况	3335	0.29	0.45	0	1
婚姻状况	3335	0.03	0.17	0	1
受教育年限	3335	11.11	2.92	0	19

1. 自变量

是否玩游戏和是否每天玩游戏是通过两个维度测量青少年的游戏行为和游戏习惯，是的为 1，否定为 0。一般来说，每天玩游戏的青少年对游戏的依赖更深，网络游戏对这部分群体的影响更大。

2. 因变量

幸福感是对生活的总体满意感，幸福的个体拥有较多的积极情感体验和较少的消极情感体验①。因此，因变量从主观幸福感和抑郁两种情绪衡量青少年的心理健康。

主观幸福感是通过自我报告的幸福感水平来衡量的，从 0 到 10，最低到最高。受访者被直接问道："你觉得快乐多少?"如表 8-1 所示，幸福的平均值为7.74（SD＝1.783）。

抑郁症状由美国加州洛杉矶大学流行病学研究中心抑郁量表的 20 项量表测量。CES-D 已被证明是评估跨种族、性别和年龄类别的抑郁症状的数量、类型和持续时间的可靠指标②。所有问题均按以下等级评分：1（不到一天或从不）、

① 陈红，肖子伦，李书慧，刘舒阳. 幸福感的神经机制：来自中枢神经系统的证据 [J]. 西南大学学报（社会科学版），2017，43（2）：106-133+199.

② Knight R G, Williams S, McGee R, et al. Psychometric properties of the centre for epidemiologic studies depression scale (CES-D) in a sample of women in middle life [J]. Behaviour Research and Therapy, 1997, 35 (4)：373-380.

2（部分时间为 1~2 天）、3（通常为 3~4 天）和 4（大部分时间为 6~7 天）。抑郁量表的平均值为 31.716（SD=7.149）。

3. 中介变量

（1）身体自我健康感知。

身体自我感知的健康变化通过一个问题来衡量，受访者被要求评估他们与一年前相比的健康变化，其中 0 表示"更差"，1 表示"没有变化"，2 表示"更好"。

（2）家庭关系。

我们通过每周与家人共进晚餐的时间创建了家庭关系指数。在中国，人们普遍重视幸福和谐的家庭环境，与家人一起吃饭是中国家庭的传统和仪式，也体验家庭生活的主要方式。在餐桌上，家庭成员可以相互交流和分享他们的生活和问题，这是家庭之间的重要纽带。受访者被直接问道："你每周和家人一起吃几次晚饭？"一般认为，家庭成员共进晚餐数量越多，家庭联系越紧密。与家人共进晚餐的平均时间为 4.931（SD=2.789）。

（3）人际关系。

社交联系是通过自我报告的人际关系评估来衡量的，范围从 0 到 10。受访者被问到"如果 0 是最低的，10 是最高的，你认为自己的人缘有多好？"并通过选择 0 到 10 的分数来回答。

此外，本章还选取年龄、性别、婚姻状况和农村/城市居民、就业状况作为控制变量。表 8-1 中报告了主要变量的详细统计信息。

第四节　实证结果和访谈分析

本章采用结构方程建模（Structural Equation Modeling，SEM）进行路径分析，以研究提出的中介机制途径，这是一种融合了因素分析和路径分析的多元统计技术。它的优势在于对多变量间交互关系进行定量研究。所有数据分析均在 Stata16 中进行，并使用最大似然估计。对于每个预测因子，我们将抑郁和主观幸福感作为结果变量。研究游戏对"Z 世代"青少年心理健康的影响。同时利用身体自我感知、家庭和谐和社会联系作为中介，探索网络游戏在青少年居家生活期间影响心理健康的渠道。

1. 网络游戏行为对主观幸福感的影响

首先，图8-1的SEM模型结果显示，网络游戏行为与主观幸福感的关系不显著，未通过检验（p<0.05），说明无论是玩网络游戏还是每天玩网络游戏都未对主观幸福感直接产生影响。假设H8-1不成立。这表明网络游戏仅是一种娱乐消遣的方式，作为数字原住民的新一代青少年，他们能够区分虚拟和现实的区别，加着政策伴随而生的游戏时长管控和父母的教导，导致他们不会只因为玩网络游戏就一定沉迷于虚幻的快乐，直接影响自己的主观幸福感。但作为一种消费行为，游戏这一消费品对主观幸福感的边际影响不显著，或许也跟游戏者的行为和游戏的内容相关。

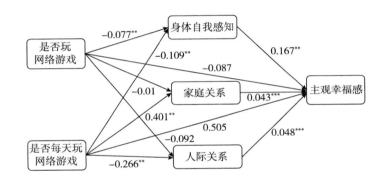

图8-1　因变量为主观幸福感的结构方程模型结果

注：为简洁起见，仅报告了重要的标准化系数。所有回归包括省级、农村/城市居民、性别、受教育程度、年龄、婚姻状况和就业状况。模型拟合指数：N=2570，χ^2=12.88，自由度=3，CFI=0.987，TLI=0.822，RMSEA=0.036，SRMR=0.008。＊代表p<0.1，＊＊代表p<0.05，＊＊＊代表p<0.01。

其次，对于青少年来说，身体自我感知、家庭和谐和人际关系与其主观幸福感呈现正相关关系，系数显著，说明与现有文献一致，良好的身体自我健康感知、舒适的家庭氛围和人际关系能够对青少年的主观幸福感产生正向影响。其中，人际关系的解释效果最好，其次是身体自我感知和家庭和谐。这说明青少年建立新友谊或者保持现有同伴关系可以通过缓解社交焦虑建立良好的社会关系来提高青少年的主观幸福感。在我们配合展开的深度调查中，资深的游戏玩家（26岁，在校学生）反馈游戏可以帮助逃离现实，宣泄情绪，跟游戏朋友聊天便是其中主要渠道，可能也不是游戏本身了，更多是游戏中的社交带来的愉悦感。

最后，分析中介效应时，情况发生了一些变化。当是否玩网络游戏作为自变量时，其对身体自我感知产生了显著的负相关关系，这在一定程度上是因为宅家玩游戏增加了屏幕时间，减少了户外运动，而每天玩网络游戏影响了正常的作息和睡眠，对身体的自我感知产生了负面影响，不利于青少年的身体健康。这一结论在我们展开的深度访谈中也得到了验证，玩家的时间禀赋有限，如果选择游戏，那么运动的时间相对减少。是否网游戏并不会对家庭和谐和人际关系造成影响，这说明是否玩网络游戏并不一定会直接带来家庭关系的变化，也不会通过家庭关系的变化影响其幸福感。在一定程度上是因为"Z世代"的父母更为开明，家庭相处模式更为平等，"Z世代"有自己的空间去娱乐和探索爱好。同时仅是玩网络游戏而没有沉迷其中并不会对青少年的正常交友和人际关系产生负面的影响。

当自变量是每天玩网络游戏时，即存在过度玩游戏的倾向，对时间的挤占效应就变得十分显著，对身体自我健康感知产生负相关关系。同时，潜在沉迷游戏，也会挤占线下交往的时间，对现实人际关系产生了负向影响。Rechichi等（2017）研究显示，高频率接触电子游戏的儿童更易产生视觉疲劳（特别是头痛、眼睑抽搐、短暂性复视和头晕）症状，这些症状可能是电子游戏视觉综合征的表现形式。同时宅家娱乐代替了线下的社交活动，对于渴望和需要线下活动的青少年来说，对他们的家庭关系和人际关系造成负面影响。对电子游戏行为对于儿童青少年身体和心理健康的不良影响，国内外学者均认为增加户外活动对儿童青少年发展具有一定的积极作用。

2. 网络游戏行为对抑郁的影响

首先，无论是普通网络游戏玩家还是有重度游戏倾向的玩家其游戏行为对抑郁感都不存在显著的直接影响。可见对青少年来说在2020年玩网络游戏本身并不会直接导致抑郁感的增加，假设H8-2未通过检验。这结果也体现了网络游戏影响的复杂性，并非人们一味地认为玩游戏一定对青少年不好，影响孩子的情绪。打破了以往一些学者的结论，说明生活在"Z世代"的青少年对于网络环境和网络游戏有着较好的适应能力，并不会仅因为玩网络游戏就直接带来抑郁。进一步讨论来说，网络游戏对青少年产生的影响可能需要通过更深层的中介作用发挥影响，与个人的成长环境和成长方式有着重要的关系。

在抑郁症为因变量的回归分析中，身体自我健康感知、家庭和谐和人际关系对抑郁感的影响通过了显著性检验。玩游戏的青少年自我主观评价的健康水平较低，而同时自我健康感知可以降低抑郁症水平，所以这一中介路径体现玩游戏这一行为的消极影响。久坐、玩网络游戏可能会带来一些身体的负面影响，对青少年的身体发育和身体健康产生影响，进而带来抑郁感的增加。儿童青少年时期是生长发育最快和躯体形态变化最多的时期，骨骼容易变形，肌肉力量较弱（钟燕，2014）[1]，而身体自我感知的变化直接影响其日常情绪和心态变化；而且随着年龄增长，青少年的社会感知、人际关系敏感性等心理特质呈现十分复杂的情况。另外根据情绪安全性假说（the emotional security hypothesis）[2]，孩子的情绪安全是家庭亲密度影响孩子发展的中间因素，疏离、低温暖的家庭环境会降低子女的情绪安全感、增加抑郁等消极情绪；家庭亲密度是青少年抑郁的重要保护性因素。

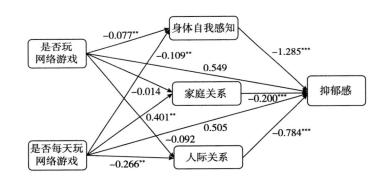

图 8-2   因变量为抑郁感的结构方程模型结果

注：为简洁起见，仅报告了重要的标准化系数。所有回归包括省级、农村/城市居民、性别、受教育程度、年龄、婚姻状况和就业状况。模型拟合指数：N=2570，χ^2=12.88，自由度=3，CFI=0.982，TLI=0.751，RMSEA=0.036，SRMR=0.007。＊代表 p<0.1，＊＊代表 p<0.05，＊＊＊代表 p<0.01。

综上所述，假设 H8-3 和假设 H8-4 成立。假设 H8-5 和假设 H8-7 部分成立，以是否玩网络游戏作为衡量游戏行为的变量时，家庭关系和人际关系发挥中

① 钟燕．儿童青少年的躯体发育特征与营养需求［J］．中国儿童保健杂志，2014，22（11）：1124-1125+1129.

② Davies P T, Cummings E M, Winter M A. Pathways between profiles of family functioning, child security in the interparental subsystem, and child psychological problems［J］. Development and Psychopathology, 2004, 16 (3): 525-550.

介效应；然而随着游戏沉迷程度加深，当受访者每天都玩网络游戏时，假设 H8-5 和假设 H8-7 是成立的。同样地，假设 H8-6 和假设 H8-8 也是部分成立，仅仅是玩游戏并不会导致家庭关系和人际关系这两个中介效应的发生，而每天玩游戏的行为会诱发这两者的中介效应。

第五节　结论和讨论

中国儿童青少年的身心健康不仅是未来中国人民健康的"基石"，而且肩负着一代更比一代强的历史使命。促进儿童青少年的身心健康和德、智、体、美、劳全面发展，是建成社会主义现代化强国、实现中华民族伟大复兴的应有之义。本章研究青少年居家玩网络游戏对其幸福感的影响，得出以下几个重要的结论，并根据结论提出相关建议和想法。

第一，不同于以往一些结论，本章研究发现在居家生活期间，网络游戏行为与青少年自我满意度和抑郁程度没有直接的相关关系。这在一定程度上是因为作为网络原住民的"Z世代"对网络游戏和网络环境有着基本的分辨能力和情绪调节能力，非成瘾者不太容易仅通过玩游戏对自身的幸福感产生直接的影响。这也说明了互联网普及以及互联网技能教育的重要性，对于当今的青少年来说，具备良好的数字素养以及养成较好的网络使用习惯有助于其未来的健康发展。同时由于科技进步导致阅读、社交、休闲等生活方式的改变，完全"绝缘"屏幕行为（含电竞与电子游戏行为）已无可能。因此，在控制电子游戏行为时间的同时，应重点对游戏类型进行检测，帮助青少年选择合作类或者策略类游戏，减少青少年接触暴力或者色情游戏，以此确保对儿童青少年有积极的影响。

第二，在中介效应中，身体自我感知作为中介因素影响游戏行为与主观幸福感的关系。仅是会玩游戏或者每天玩游戏都会对身体自我感知产生负面的影响，即青少年感觉自己的健康状况和一年前比较起来变差了。这种身体状态则进一步影响青少年的主观幸福感。青少年的宅家时间和屏幕使用时长不断延长，这可能对青少年近视、驼背、睡眠等方面产生了一系列的负面影响。这要求青少年自身或者其监护人有意识地控制玩游戏的频次，保持良好的坐姿和电子产品使用习惯，以及多开展体育锻炼。

第三，对于家庭关系和人际关系这两个中介变量而言，单纯地玩游戏并不会产生有效影响，然而每天玩游戏则会触发其中介作用。家庭是个体社会化的第一个场所，是影响个体发展最基本的微系统。家庭成员之间互动形成的家庭氛围对于青少年的发展至关重要（Davies 和 Cummings，1994）[1]。而在线上教育的背景下，青少年的手机等电子产品成瘾问题和过长的游戏时间和屏幕使用时间可能被格外凸显和放大。父母或教育者应该引导青少年科学地玩游戏而不是完全禁止。父母反而可以利用青少年玩游戏的特性，和孩子一起玩游戏，彼此之间建立良好的关系，这也是尊重青少年兴趣的表现，同时在这个过程中对玩游戏的时间进行合理限制以及监控消极影响。青少年一旦形成网瘾，他们的身心发展就会受到一系列不良影响。所以，开发有效的预防和干预方案具有重要意义。

---

[1]　Davies P T, Cummings E M. Marital conflict and child adjustment: An emotional security hypothesis [J]. Psychological Bulletin, 1994, 116（3）: 387.

第九章 短视频 App 使用对青少年心理健康的影响及机制研究

　　本章，我们将关注在全球范围内流行的短视频平台的使用对青少年健康行为和心理健康带来的影响。2021 年中国短视频用户规模增至 8.09 亿，随着短视频平台社交属性越发突出，其覆盖人群不断扩大，头部平台抖音、快手已发展成超级应用。2021 年抖音日活超 6 亿。现有文献很少关注到青少年的心理健康与短视频观看行为之间的关系。本章研究重点关注中国青少年观看短视频与其抑郁程度之间的关系，及健康相关行为的中介作用。本章实证样本来自 2020 年中国家庭追踪调查（CFPS）中 4674 名 16~30 岁的青少年。结构方程模型（SEM）的结果支持了适度的短视频观看与较低的抑郁水平有关，并且可以通过增加体育活动间接降低抑郁程度。然而，潜在成瘾性使用行为很可能通过造成睡眠困难而间接地恶化青少年的心理健康。这项研究为青少年的健康与社交媒体使用之间的非线性关系提供了重要的见解，并提出了减少青少年精神问题的可行性建议。

在 2020 年后，由于社会环境变化，青少年的心理健康也有所变化（Racine 等，2021）①。同时，许多线下活动转移到网上，在线社区和短视频平台的用户和使用时长大幅上升。制作、分享和观看长度为 15 秒至 5 分钟的短视频，已经成为全球流行的娱乐方式，特别是对于青少年来说。例如，抖音（包括海外版 TikTok）在全球拥有 10 亿月活跃用户，67% 的美国青少年都曾使用过它（Pew Research Center，2022）②。中国则有 9.62 亿短视频用户，占全国互联网用户总数的 97.7%（CNNIC，2022）③，并且，有 70.8% 的青少年使用过短视频平台（中国青少年研究中心，2021）④。值得关注的是，青少年仍处于大脑发育阶段，自控力较差（Casey 和 Caudle，2013）⑤，因此更有可能沉迷于流媒体平台，导致心理状况受到影响。青少年短视频沉迷问题受到了大量的关注，如《人民日报》于 2022 年指出，当下社会未成年人沉迷于短视频，给他们的身体、心理都带来了严重的负面影响，并呼吁要对"刷屏上瘾"的现象引起重视。因此，研究使用短视频平台的不同行为对青少年健康的影响至关重要。

目前，有关社交媒体使用与青少年健康关系的研究还没有取得共识。一方面，一些研究发现，社交媒体的使用可以通过增加互动、减少社会孤立、提供健康信息对用户的健康状况，例如主观幸福感（Valkenburg 等，2006；Verduyn 等，2017；金旭，2020）⑥⑦⑧ 和健康相关行为（Goodyear 等，2021；Korda 和 Itani，

① Racine N., McArthur B. A., Cooke J. E., Eirich R., Zhu J., Madigan S. Global prevalence of depressive and anxiety symptoms in children and adolescents during COVID-19 a meta-analysis [J]. Jama Pediatrics, 2021, 175 (11): 1142-1150.

② Pew Research Center. Teens, social media and technology [Z]. 2022.

③ CNNIC. The 50th China Internet Development Statistics Report [Z]. 2022.

④ 中国青少年研究中心. 未成年人短视频青少年模式研究 [Z]. 2021.

⑤ Casey B. J., Caudle K. The teenage brain: Self control [J]. Current Directions in Psychological Science, 2013, 22 (2): 82-87.

⑥ Valkenburg P. M., Peter J., Schouten, A. P. Friend networking sites and their relationship to adolescents' well-being and social self-esteem [J]. Cyberpsychology & Behavior, 2006, 9 (5): 584-590.

⑦ Verduyn P., Ybarra O., Résibois M., Jonides J., Kross E. Do social network sites enhance or undermine subjective well-being? A critical review [J]. Social Issues and Policy Review, 2017, 11 (1): 274-302.

⑧ 金旭. 抖音的世界：大学生在短视频中的自我呈现和主观幸福感探寻 [D]. 中国社会科学院研究生院. 硕士学位论文，2020.

2013；Tang 和 Wang，2021）①②③，产生积极的影响。人民时评曾于 2021 年发表《激发短视频的正向社会价值》一文，肯定了短视频 App 的正向价值。抑郁（Radovic 等，2017）④ 或焦虑的青少年可能会使用社交媒体来应对和缓解负面情绪。同时，另一些研究也表明，过度使用社交媒体可能会为青少年带来一系列不良的心理健康结果（刘晓荻，2020）⑤。有问题的使用社交媒体也会导致负面的健康相关行为，如久坐不动、睡眠障碍、吸烟和缺乏运动（Al Mamun 和 Griffiths，2019；Buda 等，2021；Cheung 和 Wong，2011；Kim 等，2015）⑥⑦⑧⑨。并且，健康相关行为会影响个体的心理健康（McNeill，2001；Stenlund 等，2021）⑩⑪。综上所述，社交媒体对健康状况的影响取决于使用的方式和模式（韦

① Goodyear V. A. Social media use informing behaviours related to physical activity, diet and quality of life during COVID-19: A mixed methods study [J]. BMC Public Health, 2021, 21 (1): 1-14.

② Korda H., Itani Z. Harnessing social media for health promotion and behavior change [J]. Health Promotion Practice, 2013, 14 (1): 15-23.

③ Tang L., Wang J. Effects of new media use on health behaviors: A case study in china [J]. Iranian Journal of Public Health, 2021, 50 (5): 949.

④ Radovic A., Gmelin T., Stein B. D., Miller, E. Depressed adolescents' positive and negative use of social media [J]. Journal of Adolescence, 2017, 55: 5-15.

⑤ 刘晓荻. 在社交媒体上花费过多时间可能影响青少年心理健康 [J]. 基础医学与临床, 2020 (3): 314.

⑥ Al Mamun M., Griffiths M. D. The association between Facebook addiction and depression: A pilot survey study among Bangladeshi students [J]. Psychiatry Research, 2019, 271: 628-633.

⑦ Buda G., Lukoševičiūtė J., Šalčiūnaitė L., Šmigelskas K. Possible effects of social media use on adolescent health behaviors and perceptions [J]. Psychological Reports, 2021, 124 (3): 1031-1048.

⑧ Cheung L. M., Wong W. S. The effects of insomnia and internet addiction on depression in Hong Kong Chinese adolescents: an exploratory cross-sectional analysis [J]. Journal of Sleep Research, 2011, 20 (2): 311-317.

⑨ Kim J.-H., Seo M., David P. Alleviating depression only to become problematic mobile phone users: Can face-to-face communication be the antidote? [J]. Computers in Human Behavior, 2015, 51: 440-447.

⑩ McNeill A. Smoking and mental health: A review of the literature. Symposium report: Smoking and mental health [J]. Smoke-free London, 2001.

⑪ Stenlund S., Junttila N., Koivumaa-Honkanen H., Sillanmäki L., Stenlund D., Suominen S., Lagström H., Rautava P. Longitudinal stability and interrelations between health behavior and subjective well-being in a follow-up of nine years [J]. PloS One, 2021, 16 (10): e0259280.

路和陈稳，2015；Hunt 等，2018；Kross 等，2013）①②③。本章将通过研究青少年群体中不同社交媒体使用行为的异质性作用来扩展这一文献分支。

现有关于青少年社交媒体使用和心理健康症状文献的研究结果呈现出高度的异质性（Ivie 等，2020）④，因此应具体讨论不同平台模式的影响（Liu 等，2019）⑤。作为全球范围内新流行的社交媒体形式，短视频平台结合了社交平台（如微博和 Facebook）和视频内容服务的属性。基于用户动机和设计原则（Koivisto 和 Hamari，2019）⑥，Tian 等（2023）提出了短视频的三类独特特征：社交、沉浸和控制⑦。个性化推荐系统（Zhang 和 Liu，2021）⑧ 根据用户需求匹配推荐内容，让他们更加容易集中并沉浸于视频之中（Bormann 和 Greitemeyer，2015）⑨。而控制功能强调了理解、制作和浏览短视频的简易性（Wang 和 Li，2020；Zhang 等，2019）⑩⑪，短视频比文本或图片具有更高的媒介丰富性

① 韦路，陈稳. 城市新移民社交媒体使用与主观幸福感研究［J］. 国际新闻界，2015（1）：114-130.

② Hunt M. G.，Marx R.，Lipson C.，Young J. No more FOMO：Limiting social media decreases loneliness and depression［J］. Journal of Social and Clinical Psychology，2018，37（10）：751-768.

③ Kross E.，Verduyn P.，Demiralp E.，Park J.，Lee D. S.，Lin N.，Shablack H.，Jonides J.，Ybarra O. Facebook use predicts declines in subjective well-being in young adults［J］. PloS One，2013，8（8）：e69841.

④ Ivie E. J.，Pettitt A.，Moses L. J.，Allen N. B. A meta-analysis of the association between adolescent social media use and depressive symptoms［J］. Journal of Affective Disorders，2020，275：165-174.

⑤ Liu D.，Baumeister R. F.，Yang C. -c.，Hu B. Digital communication media use and psychological well-being：A meta-analysis［J］. Journal of Computer-Mediated Communication，2019，24（5）：259-273.

⑥ Koivisto J.，Hamari J. The rise of motivational information systems：A review of gamification research［J］. International Journal of Information Management，2019，45：191-210.

⑦ Tian X.，Bi X.，Chen H. How short-form video features influence addiction behavior？Empirical research from the opponent process theory perspective［J］. Information Technology & People，2023，36（1）：387-408.

⑧ Zhang M.，Liu Y. A commentary of TikTok recommendation algorithms in MIT Technology Review 2021［J］. Fundamental Research，2021，1（6）：846-847.

⑨ Bormann D.，Greitemeyer T. Immersed in virtual worlds and minds：effects of in-game storytelling on immersion，need satisfaction，and affective theory of mind［J］. Social Psychological and Personality Science，2015，6（6）：646-652.

⑩ Wang F.，Li L. The forms，risks and coping strategies of short-form video sharing among college students［J］. Ideological and Theoretical Education，2020，11：92-97.

⑪ Zhang X.，Wu Y.，Liu S. Exploring short-form video application addiction：Socio-technical and attachment perspectives［J］. Telematics and Informatics，2019，42：101243.

（Daft 和 Lengel，1986；Han 和 Stoel，2017）[1][2]。因此，这些特征可能使用户被短视频强烈吸引，甚至上瘾（谢兴政和贾玉璇，2021；Lu 等，2022；Su 等，2021）[3][4][5]。现有的一些相关研究表明，短视频可能与负面情绪有关，并支持这一观点（Lambert 等，2022；McCrory 等，2022）[6][7]。同时，短视频也传播了大量的身心健康信息（郭蔚玲，2018；Qiu 等，2020；Song 等，2021）[8][9][10]，尽管大多数健康信息的质量不高（McCashin 和 Murphy，2022）[11]。因此，短视频使用在理论上可能有助于改善用户的健康状况。

据我们所知，还没有论文关注短视频观看对用户心理健康的影响，以及健康相关行为的中介作用，尤其是在青少年这一正在经历人生关键阶段的主要用户群中（Bossen 和 Kottasz，2020）[12]。短视频可能对青少年的认知产生了巨大的影响，这种影响是长期的、潜移默化的。相关平台推出了"青少年防沉迷系统"，限制了青少年用户使用时长、时段、部分功能和内容，这个系统本身是没有漏洞的，

① Daft R. L., Lengel R. H. Organizational information requirements, media richness and structural design [J]. Management Science, 1986, 32 (5): 554-571.

② Han T. -I., Stoel L. Using rich media to motivate fair-trade purchase [J]. Journal of Research in Interactive Marketing, 2017, 11 (4): 361-379.

③ 谢兴政，贾玉璇. "屏媒时代"青年群体短视频成瘾现象及对策分析 [J]. 编辑学刊，2021 (1): 30-35.

④ Lu L., Liu M., Ge B., Bai Z., Liu Z. Adolescent Addiction to Short Video Applications in the Mobile Internet Era [J]. Frontiers in Psychology, 2022: 13.

⑤ Su C., Zhou H., Gong L., Teng B., Geng F., Hu Y. Viewing personalized video clips recommended by TikTok activates default mode network and ventral tegmental area [J]. NeuroImage, 2021, 237: 118136.

⑥ Lambert J., Barnstable G., Minter E., Cooper J., McEwan D. Taking a one-week break from social media improves well-being, depression, and anxiety: A randomized controlled trial [J]. Cyberpsychology, Behavior, and Social Networking, 2022, 25 (5): 287-293.

⑦ McCrory A., Best P., Maddock A. "It's just one big vicious circle": Young people's experiences of highly visual social media and their mental health [J]. Health Education Research, 2022, 37 (3): 167-184.

⑧ 郭蔚玲. 短视频健康教育在早期女性类风湿性关节炎患者中的应用 [J]. 中国健康教育，2018 (10): 952-956.

⑨ Qiu D., Li Y., Li L., He J., Ouyang F., Xiao S. Policies to improve the mental health of people influenced by COVID-19 in China: A scoping review [J]. Frontiers in Psychiatry, 2020, 11: 588137.

⑩ Song S., Zhao Y. C., Yao X., Ba Z., Zhu Q. Short video apps as a health information source: an investigation of affordances, user experience and users' intention to continue the use of TikTok [J]. Internet Research, 2021.

⑪ McCashin D., Murphy C. M. Using TikTok for public and youth mental health-a systematic review and content analysis [J]. Clinical Child Psychology and Psychiatry, 2022: 13591045221106608.

⑫ Bossen C. B., Kottasz R. Uses and gratifications sought by pre-adolescent and adolescent TikTok consumers [J]. Young consumers, 2020, 21 (4): 463-478.

用户可以自主选择是否开启。短视频对青少年的影响也是流动性的，极可能因人、因行为而异。

本章将利用具有全国代表性的调查数据，研究短视频观看行为与青少年心理健康之间的关系，并构建结构方程模型，以体育活动、吸烟行为和失眠状况三种健康相关行为为中介变量，解释短视频观看行为对青少年心理健康的不同影响。

第一节 理论背景和文献回顾

一、短视频使用对心理健康的影响

对许多青少年而言，观看短视频已经成为一种流行的日常娱乐方式。短视频能够带来娱乐并改善个人的心理状态。根据心流理论，将自己的精力完全投入某项活动中的感觉，如兴奋和成就感，就是心流（flow）（Nakamura 和 Csikszentmihalyi，2009）[1]。当人们积极地观看短视频时，专注使他们忘记了忧虑，因而不太可能陷入负面情绪。居家办公学习的人们更有可能利用社交媒体获得积极情绪，来调节自己的情绪状态，这与情绪管理理论（Emotion Management Theory）解释一致（Greenwood 和 Long，2009；Reinecke 和 Oliver，2016）[2][3]。此外，社交媒体的使用可以通过增加互动，减少社会隔离，提供健康信息，如主观幸福感和健康相关行为，对用户的健康产生积极的影响。短视频平台具有较低的技术门槛和丰富的内容，可以轻松满足个体的信息、娱乐和社会交往需求。

然而，当个体的需求过于强烈时，情况可能会发生变化。有问题的社交媒体使用（Problematic Social Media Use，亦称"社交媒体成瘾"或"社交媒体障

---

① Nakamura J., Csikszentmihalyi M. Flow theory and research [J]. Handbook of Positive Psychology, 2009, 195: 206.

② Greenwood D. N., Long C. R. Mood specific media use and emotion regulation: Patterns and individual differences [J]. Personality and Individual Differences, 2009, 46 (5-6): 616-621.

③ Reinecke L., Oliver M. B. The Routledge handbook of media use and well-being: International perspectives on theory and research on positive media effects [J]. Routledge, 2016.

碍”）的担忧被提出（Bányai 等，2017）①。在现有的文献中，过度使用社交媒体很可能会导致与健康相关强迫行为和心理状态，如久坐不动、睡眠障碍、吸烟和缺乏运动。根据生物心理社会理论模型，有问题的社交媒体使用会导致一系列的行为成瘾症状，如突出性（salience）、容忍性（tolerance）等（Griffiths，2005）②。习惯性过度使用社交媒体和有问题的社交媒体使用十分相似，但其关键区别在于是否导致负面后果和不受控制的强迫性使用（Andreassen，2015）③。社交媒体使用可能会引发负面的心理状态，如错失焦虑（fear of missing out）（Beyens 等，2016）④ 和社会比较（social comparison）（Fardouly 等，2015）⑤，还可能使青少年面临网络暴力（Sampasa-Kanyinga 等，2014）⑥。大量证据表明，过度使用社交媒体与青少年心理健康状况不佳、精神痛苦、自伤行为和自杀意念的增加有关（Abi-Jaoude 等，2020；Alonzo 等，2021）⑦⑧。至于短视频平台，最近的一项研究表明，使用含短视频的社交媒体，如抖音或 Facebook，会导致青少年的抑郁症风险增加（Perlis 等，2021）⑨。短视频平台强大的推荐算法，大量易于模仿的用户生成内容，以及人际关系依赖和网站内容依恋等因素，可能导致用户被其强烈吸引甚至沉迷其中。过度观看短视频可能会对用户的心理健康产生负

---

① Bányai F., Zsila Á., Király O., Maraz A., Elekes Z., Griffiths M. D., Andreassen C. S., Demetrovics Z. Problematic social media use: Results from a large-scale nationally representative adolescent sample [J]. PloS One, 2017, 12 (1): e0169839.

② Griffiths M. A "components" model of addiction within a biopsychosocial framework [J]. Journal of Substance Use, 2005, 10 (4): 191-197.

③ Andreassen C. S. Online social network site addiction: A comprehensive review [J]. Current Addiction Reports, 2015, 2 (2): 175-184.

④ Beyens I., Frison E., Eggermont S. "I don't want to miss a thing": Adolescents'fear of missing out and its relationship to adolescents'social needs, Facebook use, and Facebook related stress [J]. Computers in Human Behavior, 2016, 64: 1-8.

⑤ Fardouly J., Diedrichs P. C., Vartanian L. R., Halliwell E. Social comparisons on social media: The impact of Facebook on young women's body image concerns and mood [J]. Body Image, 2015, 13: 38-45.

⑥ Sampasa-Kanyinga H., Roumeliotis P., Xu H. Associations between cyberbullying and school bullying victimization and suicidal ideation, plans and attempts among Canadian schoolchildren [J]. PloS One, 2014, 9 (7): e102145.

⑦ Abi-Jaoude E., Naylor K. T., Pignatiello A. Smartphones, social media use and youth mental health [J]. Cmaj, 2020, 192 (6): E136-E141.

⑧ Alonzo R., Hussain J., Stranges S., Anderson K. K. Interplay between social media use, sleep quality, and mental health in youth: A systematic review [J]. Sleep Medicine Reviews, 2021, 56: 101414.

⑨ Perlis R. H., Green J., Simonson M., Ognyanova K., Santillana M., Lin J., Quintana A., Chwe H., Druckman J., Lazer D. Association between social media use and self-reported symptoms of depression in US adults [J]. JAMA network open, 2021, 4 (11): e2136113-e2136113.

面影响，尤其是自制力较差的青少年。一项对中国学生的研究发现，短视频的心流体验与短视频成瘾有关，并间接对学生的学习幸福感产生负面影响（Ye 等，2022）①。

由此可见，不同程度的社交媒体使用可能导致不同的健康结果，需要加以区分。例如，现有文献中短视频的使用可能与负面心理状况有关或无关（Masciantonio 等，2021）②。本章对不同形式的短视频观看进行了区分，以提供相对完整的影响机制。据此，本章提出了以下假设：

H9-1a：适度的短视频观看将与抑郁程度呈负相关。

H9-1b：成瘾性的短视频观看将与抑郁程度呈正相关。

二、健康行为的中介作用

根据健康相关行为对个体健康状况的正面或负面作用，可将其分为积极健康相关行为（包括锻炼、睡眠和饮食等）和消极健康相关行为（包括吸烟和饮酒）（Knell 等，2020）③。在现有的研究中，社交媒体的使用通过提供健康信息、社区互动和其他功能来促进积极的健康相关行为改变。个体对获取的信息做出反应，并采取不同的行动。他们的心理状态和健康相关行为会被他们的健康风险认知和知识积累所影响（Yang 等，2019）④。风险的社会放大框架（The Social Amplification of Risk Framework）提出，媒体塑造了公众的风险认知（Kasperson 等，1988）⑤。而现有研究和理论模型，如健康信念模型（Rosenstock，1974）⑥、保护

① Ye J.-H., Wu Y.-T., Wu Y.-F., Chen M.-Y., Ye J.-N. Effects of short video addiction on the motivation and well-being of Chinese vocational college students [J]. Frontiers in Public Health, 2022, 10.

② Masciantonio A., Bourguignon D., Bouchat P., Balty M., Rimé B. Don't put all social network sites in one basket: Facebook, Instagram, Twitter, TikTok, and their relations with well-being during the COVID-19 pandemic [J]. PloS One, 2021, 16 (3): e0248384.

③ Knell G., Robertson M. C., Dooley E. E., Burford K., Mendez K. S. Health behavior changes during COVID-19 pandemic and subsequent "stay-at-home" orders [J]. International Journal of Environmental Research and Public Health, 2020, 17 (17): 6268.

④ Yang Q., Liu J., Lochbuehler K., Hornik R. Does seeking e-cigarette information lead to vaping? Evidence from a national longitudinal survey of youth and young adults [J]. Health Communication, 2019, 34 (3): 298-305.

⑤ Kasperson R. E., Renn O., Slovic P., Brown H. S., Emel J., Goble R., Kasperson J. X., Ratick S. The social amplification of risk: A conceptual framework [J]. Risk Analysis, 1988, 8 (2): 177-187.

⑥ Rosenstock I. M. Historical origins of the health belief model [J]. Health Education Monographs, 1974, 2 (4): 328-335.

动机理论（Rogers，1975）[1] 和预防适应过程模型（Weinstein，1987）[2]，都支持感知健康风险促使人们采取预防性健康相关行为来降低风险的观点（Oh 等，2021；Yoo 等，2018）[3][4]。作为社交媒体的一种重要形式，短视频平台可以快速传播健康知识和信息，最近的一项国内研究发现，包括抖音在内的社交媒体的使用可以帮助老年人获得健康知识并促进健康相关行为（Chai，2022）[5]。因此，青少年有可能通过观看短视频培养更好的健康相关行为，本章提出了以下假设：

H9-2a：适度的短视频观看与体育活动呈正相关，与吸烟和失眠呈负相关。

与之相反，有问题的社交媒体使用则会导致睡眠问题，包括失眠和慢性失眠（Owens 等，2014）[6]。夜间使用电子媒体与睡眠困难呈正相关（Carter 等，2016；Lemola 等，2015）[7][8]，通过延迟睡眠或通过数字屏幕暴露干扰褪黑激素的产生（Woods 和 Scott，2016）[9]。此外，久坐行为和长时间的屏幕时间与吸烟行为呈正

---

[1] Rogers R. W. A protection motivation theory of fear appeals and attitude change1 [J]. The Journal of Psychology, 1975, 91（1）：93-114.

[2] Weinstein N. D. Unrealistic optimism about susceptibility to health problems：Conclusions from a community-wide sample [J]. Journal of Behavioral Medicine, 1987, 10（5）：481-500.

[3] Oh S. -H., Lee S. Y., Han C. The effects of social media use on preventive behaviors during infectious disease outbreaks：The mediating role of self-relevant emotions and public risk perception [J]. Health Communication, 2021, 36（8）：972-981.

[4] Yoo W., Paek H. -J., Hove T. Differential effects of content-oriented versus user-oriented social media on risk perceptions and behavioral intentions [J]. Health communication, 2018.

[5] Chai X. N. How has the nationwide public health emergency of the COVID-19 pandemic affected older chinese adults' health literacy, health behaviors and practices, and social connectedness? qualitative evidence from urban china [J]. Frontiers in Public Health, 2022, 9（12）：774675.

[6] Owens J., Group A. S. W., Adolescence C. Au R., Carskadon M., Millman R., Wolfson A., Braverman P. K., Adelman W. P., Breuner C. C. Insufficient sleep in adolescents and young adults：An update on causes and consequences [J]. Pediatrics, 2014, 134（3）：e921-e932.

[7] Carter B., Rees P., Hale L., Bhattacharjee D., Paradkar M. S. Association between portable screen-based media device access or use and sleep outcomes：A systematic review and meta-analysis [J]. Jama Pediatrics, 2016, 170（12）：1202-1208.

[8] Lemola S., Perkinson-Gloor N., Brand S., Dewald-Kaufmann J. F., Grob A. Adolescents' electronic media use at night, sleep disturbance, and depressive symptoms in the smartphone age [J]. Journal of Youth and Adolescence, 2015, 44（2）：405-418.

[9] Woods H. C., Scott H. Sleepyteens：Social media use in adolescence is associated with poor sleep quality, anxiety, depression and low self-esteem [J]. Journal of Adolescence, 2016, 51：41-49.

相关。网络成瘾者更有可能吸烟（Ko 等，2006；Sung 等，2013)①②。短视频成瘾的机制可视作社交媒体成瘾的一种特殊情况。短视频观看可能通过不健康行为潜在地导致心理问题。据此，本章提出了以下假设：

H9-2b：成瘾性短视频观看与吸烟和失眠呈正相关，与体育活动呈负相关。

此外，健康行为，如体育活动、饮食习惯、睡眠和吸烟，都会影响心理健康和身体健康（Firth 等，2020；Ohrnberger 等，2017)③④。据此，本章提出了以下假设，并将理论模型总结于图 9-1：

H9-3：体育活动将与抑郁程度呈负相关，而吸烟和失眠将与抑郁程度呈正相关。

H9-4：两种形式的短视频观看与青少年的抑郁程度之间存在间接关系，并由健康相关行为中介。

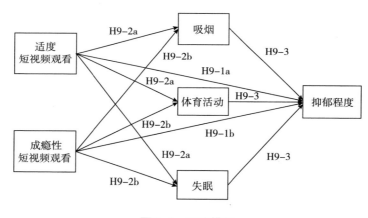

图 9-1 理论模型

① Ko C. -H., Yen J. -Y., Chen C. -C., Chen S. -H., Wu K. -W., Yen C. -F. Tridimensional personality of adolescents with internet addiction and substance use experience [J]. The Canadian Journal of Psychiatry, 2006, 51: 887-894.

② Sung J. S., Lee J., Noh H. -M., Park Y. S., Ahn E. Associations between the Risk of Internet Addiction and Problem Behaviors among Korean Adolescents [J]. Korean Journal of Family Medicine, 2013, 34: 115-122.

③ Firth, J., et al. A meta-review of "lifestyle psychiatry": The role of exercise, smoking, diet and sleep in the prevention and treatment of mental disorders [J]. World Psychiatry, 2020, 19 (3): 360-380.

④ Ohrnberger J., Fichera E., Sutton M. The relationship between physical and mental health: A mediation analysis [J]. Social Science & Medicine, 2017, 195: 42-49.

第二节　数据、变量和研究方法

一、数据来源

我们继续使用 2020 年中国家庭追踪调查（CFPS）数据，具体聚焦 4674 名 16~30 岁样本的短视频观看行为进行研究。表 9-1 总结了关键变量统计学特征，其中包含 2351 名女性和 2323 名男性，平均年龄为 23.54 岁（SD = 4.45），受教育程度的平均值为 12.14（SD = 3.26），即高中毕业。样本中 0.7% 的人是少数民族，74.6% 的人生活在农村地区。32.7% 的受访者已婚或与伴侣同居。

二、变量与度量

1. 心理健康结果

心理健康的测量持续使用了由流行病学研究中心抑郁量表 8 项和 20 项量表测量的抑郁程度指数。问卷分别调查了过去一周内 8 种或 20 种情绪的频率，如"感到情绪低落/感到悲伤难过/感到生活无法继续/生活快乐/……"所有问题都按 4 点李克特量表进行评分：1（几乎没有，不到一天）、2（有些时候，1~2 天）、3（经常有，3~4 天）和 4（大多数时候有，5~7 天）。该系列问题的一致性检验指数 Cronbach's α = 0.86。健康个体偶尔可能会出现这些症状，而严重的抑郁症患者预计会出现许多（但不一定为全部）症状。我们主要采用 8 项量表，研究样本中的抑郁程度均值为 33.328（SD = 7.189）。除了主度量之外，我们同时使用了 20 项量表、各量表问题的求和、各量表问题求均值等方法来构造抑郁指数，结论一致。

2. 短视频观看行为

在调查中，有两个与观看短视频有关的问题。受访者被问及"在过去一周内，你是否在抖音、火山短视频、微信视频号等网站上观看过短视频？""你是否每天观看短视频？"。依据以上问题将短视频观看行为区分为两种：一种是"适度的短视频观看"，即 SVW（Short Video Watching），其中以 0 代表从未观看短视频的人群，1 则代表有观看但并非每天的人群；另一种是"潜在短视频观成瘾"，即 SVWED（Short Video Watching Every Day），其中将每天都看短视频的个体赋值为 1，其他群体则为 0。

众所周知，短视频平台一般需要使用网络。该调查还询问了受访者每天花在移动互联网上的时间。因此，我们交替使用花在移动互联网上的时间（包括手机和 iPad 等）的信息，将受访者分为三组：没有看过短视频的参考组；看过短视频但每天花在移动互联网上的时间少于 8 小时的适度组；每天都看短视频且每天花在移动互联网上的时间在 8 小时以上的潜在过度使用组。最后一组更能代表短视频的过度使用和潜在成瘾。

此外，我们还设计了第三个替代策略。受访者被重新分为四组：没有看过短视频作为的参考组；看过短视频但不是每天都看的组（SVW）；每天都看短视频但每天花在移动互联网上的时间较少的组（SVWA）；每天都看短视频且每天花在移动互联网上 8 小时以上的过度使用组（SVWA-S）。最后一组 SVWA-S 更好地代表了对短视频的过度使用和潜在成瘾，而 SVW 则代表了适度的短视频观看行为。

3. 健康相关行为

本章将健康有关行为作为重要影响机制，短视频观看行为可以影响健康行为，并进一步影响心理健康。本研究调查了三种与健康有关的行为，即体育锻炼、吸烟和失眠。

体育活动：体育锻炼变量为受访者过去 12 个月的户外活动和锻炼频率，答案从 0~7 进行选择：0＝从不，1＝平均每月不足 1 次，2＝平均每月 1 次以上，但每周不足 1 次，3＝平均每周 1~2 次，4＝平均每周 3~4 次，5＝平均每周 5~6 次，6＝每天 1 次，7＝每天 2 次或以上。这里的体育活动指"以强身健体、娱悦身心等为目的的室内外体育活动，不包括以上下班为单一目的的骑车、走路"。吸烟：度量受访者"过去一个月是否吸烟"，回答 1 代表是，0 代表不是。失眠：相应的问题是"过去一周内，你感到难以入睡的频率如何"。受访者通过选择 1~4 的范围来回答：1＝从不（少于一天），2＝有时（1~2 天），3＝经常（3~4 天），4＝几乎总是（5~7 天）。

三、统计分析

所有数据分析在 Stata 16 中进行，并使用了最大似然估计和 1000 次的 Bootstrap 重复方法。结构方程模型以抑郁程度为因变量，同时将三种与健康有关的行为作为中介因素加入。SVW 和 SVWED 是主要预测变量。所有回归都控制了有关社会人口学协变量，包括性别（0＝女性，1＝男性）、居住地（0＝城市，1＝农村）、自评社会地位（从低到高分为 1～5 分）、年龄（具体岁数）、健康状况（1～5 分，从低到高）、婚姻状况（1＝已婚/同居，0＝单身/离婚）、受教育年限（0～22 年的学校教育）、就业状况（1＝就业，0＝失业）和与父母的亲密度（0～10 分，从最差到最好），显示于表 9–1。

表 9–1　样本特征描述性统计

变量	样本量	均值	标准差	最小值	最大值
年龄	4674	23.540	4.455	16	30
男性	4674	0.497	0.500	0	1
农村居民	4674	0.746	0.435	0	1
婚姻状况	4674	0.327	0.469	0	1
受教育年限	4674	12.136	3.255	0	24
健康状况	4674	3.632	0.961	1	5
自评社会地位	4674	2.691	0.891	1	5
就业状况	4674	0.559	0.497	0	1
与父母亲密度	4674	6.884	1.641	0	10

第三节　实证结果

一、核心变量的相关性

表 9–2 展示了重要变量描述性统计和相关分析结果。结果显示，大多数受访者曾看过短视频（如抖音、快手、火山短视频），占比 81.3%。体育活动与抑郁程度负向相关（r＝-0.10，p<0.01），而失眠（r＝0.58，p<0.01）和吸烟（r＝0.05，p<0.01）均与抑郁程度呈正相关。适度观看短视频（SVW）与抑郁程度显著负相关（r＝-0.04，p<0.01），短视频潜在成瘾（SVWED）则与抑郁程度显

著正相关（r=0.04，p<0.01）。相关分析结果初步描述了重要变量之间的关系。

表 9-2　重要变量的描述性分析和相关系数

	均值	标准差	1	2	3	4	5
1. 抑郁程度	32.328	7.189	1				
2. 体育活动	1.936	2.138	-0.10***	1			
3. 失眠	1.662	0.853	0.58***	-0.05***	1		
4. 抽烟	0.204	0.403	0.05***	-0.04***	0.04***	1	
5. SVW	0.255	0.436	-0.04***	0.06***	-0.02	-0.05***	1
6. SVWED	0.558	0.497	0.04***	-0.04***	0.04***	0.10***	-0.66***

注：SVW=短视频观看，SVWED=成瘾性短视频观看。***表示 p<0.01。

二、结构方程模型估计

图 9-2 展示了不同程度短视频使用和抑郁程度的结构方程估计结果。所有回归均控制了社会、人口特征等控制变量的影响。为简洁起见，只表示感兴趣的路径的系数。

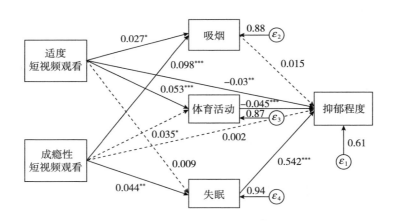

图 9-2　结构方程模型估计结果：观看短视频对抑郁症的影响和健康相关行为的中介作用

注：基于县级水平的 636 个聚类稳健性标准误，采用最大似然估计法进行 1000 次复制的 Bootstrap 估计，所有的回归均控制了全部控制变量，三种健康相关行为作为中介变量。N=4674。稳健模型拟合指数：$\chi^2=17.725$，df=3，CFI=0.996，TLI=0.941，RMSEA=0.032，pclose=0.972，SRMR=0.006。*表示 p<0.1，**表示 p<0.05，***表示 p<0.01。

首先，如结果所示，青少年的 SVW 与抑郁程度之间存在负相关（β=-0.03，p<0.05），但 SVWED 与抑郁程度之间的关联不显著。吸烟与抑郁程度没有显著关系。体育锻炼有助于降低抑郁水平（β=-0.045，p<0.01），而失眠则导致抑郁水平升高（β=0.542，p<0.01）。

其次，适度观看短视频与更频繁地锻炼有关（β=0.053，p<0.01）。虽然结果显示其也与吸烟的可能性正相关（β=0.027，p<0.1），但显著程度较弱，仅在 10% 的水平上。相较而言，每天观看短视频的群体更有可能吸烟和遭遇失眠（吸烟：β=0.098，p<0.01；失眠：β=0.044，p<0.05）。值得注意的是，SVWED 和体育锻炼之间无显著相关。

体育锻炼的增加在 SVW 与抑郁程度的负向关系中起到了中介作用，而失眠的增加在 SVWED 与抑郁程度的正向关系中起到了中介作用。总之，SVW 的标准化间接效应为 0.003，但不显著，而 SVWED 的标准化间接效应为 0.024（p<0.05）。

三、替代估计策略

采取替代方案测量短视频平台的过度使用，以提供更多的证据来证明结论的稳健性。如上所述，我们首先使用第二个替代变量来衡量潜在的过度使用。样本被分为三组：从未观看过短视频的参考组、看过短视频且每天移动上网时间小于 8 小时的短视频观看组，以及看过短视频且每天移动上网时间大于 8 小时的成瘾性短视频观看组。SEM 的结果如表 9-3 所示。潜在成瘾性短视频观看的代理变量对青少年的抑郁水平有积极的总效应。通过健康相关行为的间接效应非常显著，而直接效应则不显著。

表 9-3　替代估计策略一

因变量	抑郁程度				
	系数	OIM 标准误	Z 值	P 值	标准化系数
直接效应					
成瘾性短视频观看	0.368	0.274	1.346	0.178	0.016
短视频观看	-0.187	0.214	-0.872	0.383	-0.01
间接效应					
成瘾性短视频观看	0.783***	0.186	4.21	0.00	0.033***

续表

因变量	抑郁程度				
	系数	OIM 标准误	Z 值	P 值	标准化系数
短视频观看	0.155	0.146	1.067	0.286	0.008
总效应					
成瘾性短视频观看	1.152***	0.33	3.49	0.00	0.049***
短视频观看	-0.031	0.258	-0.122	0.903	-0.002

注：回归在基于县级水平的 636 进行聚类，采用最大似然估计法进行 1000 次复制的 Bootstrap 估计，所有的回归均控制了全部控制变量，三种健康相关行为作为中介变量。N = 4674。稳健模型拟合指数：χ^2 = 17.51，df = 3，CFI = 0.996，TLI = 0.942，RMSEA = 0.032，pclose = 0.974，SRMR = 0.006。* 表示 $p < 0.1$，** 表示 $p < 0.05$，*** 表示 $p < 0.01$。

同时采用了第三种估计策略。参照组为没有观看过短视频的群体；SVW 为看过短视频但不是每天都看的群体；SVWA 为每天都看短视频且每天移动上网时间较少的群体；SVWA-S 为每天观看短视频且每天移动上网 8 小时或以上的群体，即严格意义上的过度使用群体。结果基本一致，即 SVWA-S 对中国青少年的抑郁水平的正向总效应显著，且通过三个健康相关行为的间接效应同样为正向且显著（见表9-4）。短视频观看作为一种相对主流的媒体形式使用，对抑郁程度产生了负的直接效应（在 5% 的水平上显著），总效应也在较低的显著性水平上呈现负值。

表9-4　替代估计策略二

因变量	抑郁程度				
	系数	OIM 标准误	Z 值	P 值	标准化系数
直接效应					
SVWA-S	0.192	0.283	0.678	0.498	0.008
SVWA	-0.008	0.227	-0.034	0.973	0.001
SVW	-0.494**	0.25	-1.978	0.048	-0.03**
间接效应					
SVWA-S	0.725***	0.192	3.769	0.00	0.031***
SVWA	0.211	0.154	1.364	0.172	0.015
SVW	0.055	0.17	0.326	0.744	0.003

续表

因变量	抑郁程度				
	系数	OIM 标准误	Z 值	P 值	标准化系数
总效应					
SVWA-S	0.917***	0.342	2.685	0.007	0.039***
SVWA	0.203	0.273	0.743	0.457	0.014
SVW	−0.439*	0.24	−1.829	0.054	−0.027*

注：回归在基于县级水平的 636 进行聚类，采用最大似然估计法进行 1000 次复制的 Bootstrap 估计，所有的回归均控制了全部控制变量，三种健康相关行为作为中介变量。N = 4674。稳健模型拟合指数：$\chi^2 =$ 17.602，df = 3，CFI = 0.996，TLI = 0.936，RMSEA = 0.032，pclose = 0.973，SRMR = 0.005。* 表示 p<0.1，** 表示 p<0.05，*** 表示 p<0.01。

第四节　讨论

本章关注短视频观看行为对青少年心理健康的影响，并采用健康相关行为（体育活动、失眠、吸烟）作为中介变量，进行结构方程模型估计以探索有效的路径，并对关键解释变量采用了三种不同的测量策略来估计全国代表性调查数据。总体而言，实证结果支持了主要假设，即不同水平的短视频观看会导致不同的心理健康结果。

实证结果表明，青少年适度的短视频观看（SVW）与抑郁程度显著负相关，但潜在的成瘾性短视频观看行为（SWVED）与抑郁程度没有显著的直接关系。然而，当每天观看短视频且移动互联网花费时间较长时，短视频使用对抑郁程度的正面直接影响变得显著。短视频平台产生的影响是复合而非线性的。我们的研究结果与之前的研究一致，即媒体的娱乐功能具有恢复的潜力，可以分散媒体使用者对日常生活中的负面情绪的注意力（Reinecke 和 Rieger，2021）[①]。适度的短视频观看有助于降低抑郁水平，可以帮助青少年获得积极情绪，改善心理健康。

[①] Reinecke L., Rieger D. Media entertainment as a self-regulatory resource：The Recovery and Resilience in Entertaining Media Use（R2EM）model［M］//P. Vorderer & C. Klimmt（Eds.），The Oxford Handbook of Entertainment Theory. Oxford University Press，2021.

潜在的成瘾性短视频观看行为则不能产生类似的效果。估计的不显著性可能与测量有关。2021 年，中国用户短视频上日均使用时长达 120 分钟（中国网络视听节目服务协会，2021）①。受限于调查中设计的问题，我们难以区分实际长时间使用短视频平台的群体，它只是捕捉到了一个平均效应。不过，采取的两种替代策略估计试图将长的移动网络时间纳入类似于上瘾的短视频观看行为的识别中，并与主要估计方式显示了类似的结果和良好的稳健性。

　　从机制上考虑，体育活动和失眠起到了重要的中介作用。非成瘾性的短视频观看在较大程度上通过增加青少年的体育活动频率来减少抑郁症状，而 SVWED 则增加了失眠的频率，随后提高了他们患抑郁程度的可能性。2020 年至今，社交媒体已经成为健康信息的重要渠道，从而提高了健康风险认知并催生了焦虑情绪（Laato 等，2020；Liu 等，2021）②③。根据健康变化理论，作为青少年之间流行的社交媒体，短视频可以让青少年获取健康知识，形成改变行为的动机，进而增加体育活动，从而降低抑郁程度。在相关分析中，吸烟与抑郁程度呈弱相关（见表 9-2），但在 SEM 中没有关联。即有研究结果认为吸烟和抑郁程度是双向相关的变量（Fluharty 等，2016；Paperwalla 等，2006）④⑤。但研究从吸烟到抑郁程度的单向关系的论文较少，且发现了正向或不明显的影响。如 Steuber 和 Danner（2006）的研究发现，吸烟不能影响青少年的抑郁程度。因此，在青少年群体中发现吸烟不显著是合理的⑥。同时，过度使用短视频平台也不会产生同样的效果，反而会扰乱青少年的睡眠，增加抑郁程度的概率。例如，夜间过度使用屏幕会影响褪黑激素的分泌，进而干扰睡眠。

①　中国网络视听节目服务协会.2021 中国网络视听发展研究报告［Z］.2021.

②　Laato S.，Islam A. K. M. N.，Farooq A.，Dhir A. Unusual purchasing behavior during the early stages of the COVID-19 pandemic：The stimulus-organism-response approach［J］. Journal of Retailing and Consumer Services，2020，57：102224.

③　Liu J.，Lu C.，Lu S. Research on the influencing factors of audience popularity level of COVID-19 videos during the COVID-19 pandemic［J］. Healthcare，2021，9（9）：1159.

④　Fluharty M.，Taylor A. E.，Grabski M.，Munafò M. R. The association of cigarette smoking with depression and anxiety：A systematic review［J］. Nicotine & Tobacco Research，2016，19（1）：3-13.

⑤　Paperwalla K. N.，Levin T. T.；Weiner J.，Saravay S. M. Smoking and depression［J］. Medical Clinics，2006，88（6）：1483-1494.

⑥　Steuber T. L.，Danner F. Adolescent smoking and depression：Which comes first？［J］. Addictive Behaviors，2006，31（1）：133-136.

第五节　研究结论与启示

本章基于社交媒体影响的文献分支，并通过关注短视频观看的非线性效应和健康相关行为的中介效应扩展了有关知识的范围。我们对关于短视频平台利用的理论和结论做出了贡献并进行了实证检验。与此同时，本章将短视频观看行为区分为两种类型，并调查了不同心理健康结果的原因，从而更深入地理解了对短视频平台的复杂影响。考虑到短视频平台的独特性和影响力，本章拓宽并丰富了关于社交媒体对青少年影响的知识。

值得一提的是，现有的关于新媒体对青少年心理健康影响的研究大多集中在社会支持、学习成绩和社会认同等心理机制上，而对健康相关行为的研究较少。通过引入三种健康相关行为作为媒介，本章揭示了不同频率的社交媒体使用如何改变青少年的健康相关行为并对心理状态产生影响。我们的研究为青少年的健康与社交媒体使用之间的非线性关系提供了重要的见解，并为减少青少年的心理健康问题提供了可能性。正如主流观点认可短视频这种媒介形式的优势，也关注其可能的风险，在对青少年短视频使用的干预和对行业的治理中，应当保持一个适当的程度。应当承认短视频在传递信息的高效率、形象化、碎片化方面都具有显著的优势，积极发挥其在特殊期间对人们注意力转移、改善心情、了解身心健康知识方面的正面作用，也要对短视频行业及企业主体进行适当的监管和治理，督促其对用户使用时长、使用频率及可能的健康后果给予关注，承担相应的社会责任。这样，才能积极地应对数字化时代带来的挑战，共同营造健康向上的数字生活。

需要指出的是，本章使用的是 2020 年中国家庭追踪调查中公开的全国性代表数据，在抽样方法和样本量上有优势，但缺乏与短视频观看具体内容和社会鼓励相关的详细量表。在未来，我们希望使用实验设计和自行设计的问卷来捕捉不同的观看内容、不同的社会需求，以及青少年特定观看行为的形成，提供更加强有力的关联证据。

第十章　我国公众信任心理和互联网影响机制探索

　　根据心理学理论，心理健康一般需具有四个特征：第一，身体、智力、情绪十分调和；第二，适应环境，人际关系中彼此能谦让；第三，有幸福感；第四，在工作和职业中，能充分发挥自己的能力，过有效率的生活。具体表现为：智力正常、情绪健康、意志健全、行为协调、人际关系适应、反应适度、心理特点符合年龄。信任是人与人之间关系的基石，也是社会风气的根本。健康的社会环境和社会心理需要信任。"民无信则不立。"一个多疑的、对社会和政治环境充满不信任的个体往往很难有正常的人际交往和良好的心理状态。笔者在本书最后一章聚焦公众的信任心理，尤其是政府信任，展开新媒体使用对公众信任水平产生的影响及机制相关研究。结合全国性微观数据和半结构性深度访谈，研究近年来互联网技术使用对我国民众政府信任心理的影响和这一影响的演变。本研究具体利用 2019 年 CSS、2018 年 CFPS、2013 年 CSS、2012 年 CGSS、2010 年 CGSS 多轮横截面调查数据描述 2010~2019 年公众对政府信任的变化，挖掘互联网使用与政府信任的关系展开实证检验，并考察社会公平感是否为两者作用机制中的重要影响渠道。研究结果表明互联网使用与公众政府信任的负相关性在这几年在逐步减弱。互联网对中央政府的信任逐渐积极化，而对地方政府信任的负向影响却依然显著，其中很重要的机制为社会公平感感知。社会公平感的提升将大幅度提高政府信任程度；互联网可以通过负向影响社会公平感从而降低受访者的政府信任程度。整体政局的稳定、经济的快速发展、人民生活水平的提高，总体公共服务质量的提高，赢得了老百姓的支持。地方政府作为当地公共产品和服务的直接提供者，如若无法满足当地居民的需求，将被直接感知，甚至被放大。地方政府需要转型，需要遏制其投资冲动，降低其生产性支出，加大民生支出。本章结论为塑造政府良好形象，提高政府信任程度，就网络监管差异化和各层级政府职能转型提供了政策启示。

第一节　研究背景和基本概念

信任来自于伦理学和心理学，著名的心理学家多伊奇通过实验研究建立的"情境—信任"的分析框架，认为信任是对情境的一种反应，它是由情境刺激决定的个体心理和个体行为，认为外在客观情境或场域的改变会带来信任程度的改变①。多伊奇的信任概念在这里主要指的是人际间的信任，即个体之间的信任。随后，信任的概念进入了社会学领域，被认为是对另一方履行责任和义务的期望。在信任的概念进入政治学后，信任作为一重要社会资本形式，是建立公共机构合法性的基础，对推动社会可持续发展至关重要。赫塞林用于指社会成员基于理性判断、经验感受、心理预期等对政府或政治系统的运作结果与他们的期待一直与否的信念②。政府信任因而指的是民众通过各级政府机构行政行为产生的心理认知，反映的是对政治系统的认可程度。现有研究发现，个体拥有较高的政府信任程度会对其心理健康起到保护作用。比如，在面临社会冲突时，减少冲突意识和确立积极社会态度（瞿小敏等，2021）③；应对风险时有利于其采取积极应对行为（刘方等，2021）④。

信任不仅是人际关系的基石，也是一种重要的社会资本形式，是建立公共机构合法性的基础，对推动社会可持续发展至关重要。一般而言，享有较高公众信任度的政府往往比较低公众信任度的政府更有效（Zhao 和 Hu，2017）⑤。根据社会契约论的观点，国家是民众缔结契约的结果，民众与政府之间是一种"委托—代理"关系，政府的权力来源于民众，民众把手中的权利交给政府，政府代替民众行使权力，并通过履行各项职能维护民众的利益。这种关系是建立在民众的期

① Deutsch M. Trust and suspicion [J]. Journal of Conflict Resolution，1958（4）：265-279.

② Hetherington M J. The political relevance of political trust [J]. American Political Science Review，1998（4）：791-808.

③ 瞿小敏，郁姣娇，于宜民. 社会态度、政府信任与不同类型移民群体的心理健康 [J]. 中国社会心理学评论，2021（1）：26.

④ 刘方，陈希，袁丽. 公共危机事件中风险认知、政府信任、心理健康与消极应对行为的关系研究 [J]. 心理月刊，2021（22）：7-9，70.

⑤ Zhao D.，Hu W. Determinants of public trust in government：Empirical evidence from urban China [J]. International Review of Administrative Sciences，2017，83（2）：358-377.

待和信任之上的，一旦政府无法满足公民权益，就会陷入与民众的信任危机之中。民众和政府的良性关系与互动将会遭遇失，滋生政治犬儒主义①。民众主要通过已经积累的政府信任和期望来评估政府的行为，如果政府行为契合民众期待则会为其政策实行提供合法性基础；如果民众对政府的法律、政策、制度、行为不满，则会造成信任度降低，通过政府行为结果评判其行为，产生主观的心理反馈和情感态度。

在过去的十几年，发达国家公众对政府的信任程度持续下降，一些研究者将其称为"政治不适"（Abramson 和 Inglehart，2009；Ceron，2015）②③；而在中国，民众的政府信任程度一直很高。爱德曼国际公关公司"2020 年爱德曼信任晴雨表"报告显示，中国民众对本国政府打出的信任分数高达 82，连续三年位列各经济体首位④。根据"2020 年爱德曼信任晴雨表"，2022 年中国政府信任度达 91%，是十年来中国政府信任的最高值，首次位列全球第一位，是全球唯一一个达到 80% 以上的国家，并且创下了爱德曼晴雨表的百分数纪录；这与 2020 年我国始终坚持精准防控，国内生活环境迅速恢复有直接关系，有力的政府政策和实施效果大大增强了国民对政府的信心。

此外，中国政府在污染防治、精准扶贫、反腐倡廉、经济发展和市场公平、国际援助等方面的行动和成果也让国民看到了我国政府的快速发展和国际地位，产生了较强的政府信任。与中国相对比，美国民众对政府的信任度为 39%，同比降低 3 个百分点，而按照爱德曼晴雨表的计算方法，信任度为 1%~49% 被认定为"不信任"，50%~59% 为"中立"，60%~100% 为"信任"。除了美国，许多西方资本主义国家正面临信任度下滑的局面：德国政府信任仅为 47%，下降 12 个百分点；澳大利亚和韩国分别下降 9 个和 8 个百分点。这体现了人们对资本主义制度及其有效性的怀疑不断增加，对经济复苏、生命安全和国家政权感到了悲观和担忧。因为政府的信任程度与政府合法性、国家竞争力以及公众对政府政策的遵守息息相关，所以从公共治理视角对公众的政府信任状况及其影响因素进行研究

---

① 阮海波，孟新婷．政府信任、社会信任对居民人居环境满意度的影响［J］．西华师范大学学报（哲学社会科学版），2023（5）：1-11.

② Abramson P. R.，Inglehart R. Value Change in Global Perspective［M］. University of Michigan Press，2009.

③ Ceron，A. Internet，news，and political trust：The difference between social media and online media outlets［J］. Journal of Computer-Mediated Communication，2015，20（5）：487-503.

④ 徐祥丽．2020 信任峰会报告：中国政府信任度排名蝉联第一［EB/OL］．人民网，http：//world. people. com. cn/n1/2020/0305/c1002-31619193. html，2020.

十分必要。

　　近十几年来互联网信息技术的迅速发展，2020 年 12 月我国互联网用户数量达 9.89 亿，占比为 70.4%。互联网的广泛运用显著地影响了人们的社会认知、生活方式、社交关系、政治参与程度和生活质量（Bertot，1999；Cuñado，2012）①②。现有文献中有一分支指出，网络媒介会对政府信任产生负向的影响，也有文献指出存在积极正向的影响（Brainard，2003；Ceron，2015；Zhou 等，2020；胡荣和庄思薇，2017；卢春天和权小娟，2015；帅满等，2021）③④⑤⑥⑦⑧。但是结合多时间点数据进行动态研究互联网对各层级政府异质性和媒介使用方式及受众异质性的研究较少，从社会公平感角度切入系统研究互联网使用影响政府信任机作用制研究也较少。积极的社会公平感可以培养社会成员良性亲密关系，并构建更好的社会网络（Lerner，2003；Schmit 等，2005）⑨⑩。政府能够通过一系列政策降低贫富差距、促进社会流动，提升居民的社会公平感，也会因为执法不公、贪污腐败等问题降低居民的社会公平感，影响居民对政府的信任。"不患寡而患不均。"毫无疑问，社会公平感会对政府信任产生作用（Kincaid 和 Cole，

①　Bertot，J. C.，C. McClure. Moving toward More Effective Public Internet Access：The 1998 National Survey of Public Library Outlet Internet Connectivity ［J］. Washington，D. C.，1999.

②　Cuñado J，F P. de Gracia. Does media consumption make us happy? Evidence for Spain ［J］. Journal of Media Economics，2012，25（1）：8-34.

③　Brainard L. A. Citizen organizing in cyberspace ［J］. American Review of Public Administration，2003，33（4）：384-406.

④　Ceron，A. Internet，news，and political trust：The difference between social media and online media outlets ［J］. Journal of Computer-Mediated Communication，2015，20（5）：487-503.

⑤　Zhou，D.，Deng，W.，& Wu，X. Impacts of internet use on political trust：New evidence from China ［J］. Emerging Markets Finance and Trade，2020，56（14）：3235-3251.

⑥　胡荣，庄思薇. 媒介使用对中国城乡居民政府信任的影响 ［J］. 东南学术，2017（1）：94-111.

⑦　卢春天，权小娟. 媒介使用对政府信任的影响——基于 CGSS 2010 数据的实证研究 ［J］. 国际新闻界，2015（5）：66-80.

⑧　帅满，罗家德，郭孟伦. 媒介使用对地方政府信任的作用机制研究 ［J］. 国际新闻界，2021（2）：27-46.

⑨　Lerner，M. J. The justice motive：Where social psychologists found it，how they lost it，and why they may not find it again ［J］. Personality and Social Psychology Review，2003，7（4）：388-399.

⑩　Schmitt M.，M. Gollwitzer，J. Maes et al.，Justice sensitivity ［J］. European Journal of Psychological Assessment，2005，21（3）：202-211.

2016；麻宝斌，2012)①②，而同时媒介具备塑造和影响社会公平感的功能（苏振华，2018)③。本章将研究媒介使用对政府信任的影响及公民社会公平感这一影响渠道。

民众对政府的信任是一个多角度的概念，它涵盖了一般性和系统性的要素，赋予政府行政管理权力的合法性。除了对政府宏观意义上的一般性制度信任，还涉及政府官员及公共服务的具体经验，以及公众与两者间的动态互动（Bouckaert和 Van de Walle，2001)④。国内政府信任的测量学术界已基本达成共识，民众对政府的信任主要是指对广义政府（涵盖行政、司法、立法等）的信任（梅立润和陶建武，2018)⑤。根据弗雷德里克森（Frederickson，1997)⑥ "距离悖论"理论，当被问及一般和抽象术语时，市民通常对公共部门持怀疑态度，但对具体公共服务则相对满意。总体来说，公众希望公共部门能够提供更多服务（Bennett和 Bennett，1990)⑦。人们更信任近在咫尺的政府官员，他们认为距离较远的政府官员懒惰、无能并且不诚实。在中国，民众的政府信任呈现出对中央高于对地方、对上级高于对下级的特征，也被称为 "差序政府信任"，也有学者将类似现象称为 "央强地弱"政治信任结构、"政府信任的差序化"等，即呈现 "逆距离悖论"。据此，本章试图回答的第二个问题是互联网使用特别是其信息功能，对于中央政府和各级地方政府信任程度上是否会存在影响上的异质性，并结合不同时间点横截面数据进行动态分析。

在数字时代，网络媒体提供了海量的政治资讯和信息，且大大降低了信息传播的成本、提升了信息传播的速度、扩大了信息传播的规模，同时对信息的真实性、权威度提出了挑战，大量不实、虚假的政治信息在互联网上的传播对政府信

---

① Kincaid J. , Cole R L. Citizen Evaluations of Federalism and the Importance of Trust in the Federation Government for Opinions on Regional Equity and Subordination in Four Countries [J]. Publius: The Journal of Federalism, 2016, 46（1）：51-76.

② 麻宝斌 . 社会公平正义测评的理论前提与基本逻辑 [J]. 中共天津市委党校学报, 2012（5）：57-62.

③ 苏振华 . 理解社会公平感：媒体建构与公众感知 [J]. 新闻与传播研究, 2018（1）：21-40.

④ Bouckaert G. , Van de Walle S. Comparing measures of citizen trust and user satisfaction as indicators of 'good governance'：Difficulties in linking trust and satisfaction indicators [J]. International Review of Administrative Sciences, 2003, 69（3）：329-343.

⑤ 梅立润，陶建武 . 中国政治信任实证研究：全景回顾与未来展望 [J]. 社会主义研究, 2018（3）：162-172.

⑥ Frederickson H. G. The Spirit of Public Administration [M]. San Francisco, CA：Jossey-Bass, 1997.

⑦ Bennett, L. L. , Bennett S. E. Living with leviathan：Americans coming to terms with big government [M]. Lawrence：University of Kansas Press, 1990.

任的构建造成了不利影响。数字时代中互联网的使用是多维的，它具备信息、教育、娱乐、政治参与、工作、投资理财等各种功能，也有不同的呈现平台，如传统网址网络和社交媒体平台。虽然现有研究认为不是浏览的社交媒体内容引起低的政府信任程度，而是社交媒体的类型或社交媒体受众类型。社交媒体类型不同决定了其内容不同，主要功能不同，受众也有所区分。研究各社交媒体平台差异，但不能否认内容作用。不同的网络使用途径和目的会对公众的社会认知和社会行为产生差异影响（Valkenburg 和 Peter，2007；Lu 等，2020）①②。本章也将进一步进行不同的异质性分析：区分互联网的使用功能活动和区分不同教育程度和出生时代的网络受众。针对常见的网络使用渠道及目的，研究不同的网络用户行为对政府信任的影响差异。这有助于科学地把握提升政府信任的着力点，为互联网时代如何提升政府信任提供了系统全面的经验依据。受教育程度不同、出生年代不同群体的异质性分析，有助于我们预期未来的变迁。

　　本章具体使用 2013 年和 2019 年中国社会状况综合调查（Chinese Social Survey，CSS），并使用 2010 年和 2012 年中国综合社会调查（Chinese General Social Survey，CGSS）、2018 年中国家庭追踪调查（China Family Panel Studies，CFPS）多轮横截面调查数据探究互联网使用对于政府信任的影响及其作用机制。多元变量回归和倾向匹配得分（PSM）方法估计结果表明控制了年龄、性别、受教育程度、收入、相对收入、婚姻状况、信仰状况、政治面貌等相关变量后，互联网使用依然对居民的政府信任程度存在显著消极影响；社会公平感的提升将大幅度提高政府信任程度；互联网可以通过负向影响社会公平感从而降低受访者的政府信任程度。不同的互联网使用方式对政府信任的影响不同，互联网对中央和地方政府信任程度影响也不同。时政新闻浏览功能、娱乐休闲功能、社交功能使用对政府信任的边际影响强于商务工作、学习教育和投资理财使用功能，后者影响不太显著。各项互联网功能使用频率对政府信任程度的影响并不存在线性关系。2010~2018 年，我国民众对中央政府的信任程度显著高于地方政府，并且两者信任程度差异在提高，符合"逆距离悖论"，与西方距离悖论政府信任特征相反。十年间，互联网使用对中央政府的信任影响由强转弱，2019 年 CSS 数据中在控

①　Valkenburg P. M. , and J. Peter. Internet communication and its relation to well-being: Identifying some underlying mechanisms [M]. Media Psychology，2007，9（1）：43-58.
②　Lu H. , P. Tong and R. Zhu. Does internet use affect netizens' trust in government? Empirical evidence from China [J]. Soc Indic Res，2020，149：167-185.

制了社会公平感后系数不显著；对地方政府信任程度的消极作用逐渐增强，即使控制社会公平感渠道变量依然明显。本章结论为塑造政府良好形象，提高政府信任程度，就网络监管差异化和各层级政府职能转型提供了政策启示。

第二节　理论背景和文献综述

一、政府信任影响因素研究

信任可以分为一般信任和制度信任，其中制度信任涉及政府的信任程度。有关政府信任的来源学界主要有两种主流解释：一种是制度范式，即认为民众对政府的信任来源于政府行政体系本身，民众主要通过政府给予人民公共服务的数量和质量进行分析和测算，若民众对政府民生绩效的感知明显，则会对政府产生更加强烈的信任感；另一种是文化范式，认为政府信任是外生性的，是被建构出来的，与民族文化传统和文化氛围有很大关系，根植于行政行为之外的社会文化规范和社会价值观，进而形成政府信任的激励体系。但在制度范式和文化范式之外，数字时代让媒介成为了政府信任来源的重要解释因素。

政府信任作为一种重要的社会资本，可以通过影响居民和企业的政治参与、法规遵从、就业、纳税等行为极大地改善社会发展并促进经济增长（Ding 等，2015；Kwon 等，2013；Nunkoo 和 Smith，2013；Sohn 和 Kwon，2016）[1][2][3][4]。根据经合组织 2018 年报告表明[5]，政府的价值观，例如高度的诚信、机构的公正性和开放性，是公众信任的有力指标。其次，政府的能力，即在提供公共服务和预

① Ding Z., K. Au, and F. Chiang, Social trust and angel investors' decisions: A multilevel analysis across nations [J]. Journal of Business Venturing, 2015, 30 (2): 307-321.

② Kwon S. W., C. Heflin, M. Ruef. Community social capital and entrepreneurship [J]. American Sociological Review, 2013, 78 (6): 980-1008.

③ Nunkoo R., and S. L. Smith, Political economy of tourism: Trust in government actors, political support, and their determinants [J]. Tourism Management, 2013, 36: 120-132.

④ Sohn K., and I. Kwon, Does trust promote entrepreneurship in a developing country? [J]. The Singapore Economic Review, 2016, 63 (5): 1385-1403.

⑤ OECD/KDI. Understanding the drivers of trust in government institutions in korea [C]. OECD Publishing, 2018. Paris.

测新需求方面的响应能力和可靠性对于增强公众政府信任程度至关重要。也就是说，政府的政治和经济绩效都对政府信任有积极影响（Torcal，2014；Offe，2003；胡荣等，2011）①②③。在 20 世纪 50 年代末至 70 年代，美国公民的政府信任程度下降，继而开启了政治学家对于公民政治态度的大规模研究。学者们致力于研究各种社会因素与公民政府信任之间的关系（Nunkoo 和 Smith，2013）④，涉及政治、经济和社会文化（Mishler 和 Rose，2001）⑤、社会信任（Keele，2007）⑥、政治效力（Craig 等，1990）⑦、文化适应（Wenzel，2006）⑧、儿童贫困（Suther 和 Piachaud，2001）⑨ 和犯罪率（Corbacho 等，2015）⑩ 等影响因素。社会政治氛围相关要素也会影响公民的政治信任，例如权威性体制、媒体环境（Bouckaert 和 Van de Walle，2003）⑪、参与性的文化（Fukuyama，1995；Kampen 等，2006）⑫⑬ 以及公众对政府的期望等。

①　Torcal M. The decline of political trust in Spain and Portugal：Economic performance or political responsiveness？［J］. American Behavioral Scientist，2014，58（12）：1542-1567.

②　Offe C. The European model of social capitalism：Can it survive European integration？［J］. Journal of Political Philosophy，2003，11（4）：437-469.

③　胡荣，胡康，温莹莹. 社会资本、政府绩效与城市居民对政府的信任［J］. 社会学研究，2011（1）：96-117.

④　Nunkoo R.，S. L. Smith. Political economy of tourism：Trust in government actors，political support，and their determinants［J］. Tourism Management，2013，36：120-132.

⑤　Mishler W.，and R. Rose. What are the origins of political trust？Testing institutional and cultural theories in post-communist societies［J］. Comparative Political Studies，2001，34（1）：30-62.

⑥　Keele，L.. Social capital and the dynamics of trust in government［J］. American Journal of Political Science，2007，51（2）：241-254.

⑦　Craig S. C.，R. G. Niemi and Silver. Political efficacy and trust：A report on the NES pilot study items［J］. Polit Behav，1990，12：289-314.

⑧　Wenzel J. P. Acculturation effects on trust in national and local government among Mexican Americans［J］. Social Science Quarterly，2006，87（5）：1073-1087.

⑨　Suther，H. and D. Piachaud. Reducing child poverty in Britain：An assessment of government policy 1997-2001［J］. The Economic Journal，2001，111（469）：85-101.

⑩　Corbacho，A.，J. Philipp and Ruiz-Vega. Crime and erosion of trust：Evidence for Latin America［J］. World Development，2015，12（3）：289-314.

⑪　Bouckaert G. S.，Van de Walle. Comparing measures of citizen trust and user satisfaction as indicators of 'good governance'：Difficulties in linking trust and satisfaction indicators［J］. International Review of Administrative Sciences，2003，69（3）：329-343.

⑫　Fukuyama F. Trust：The social virtues and the creation of prosperity［M］. New York：Free Press，1995.

⑬　Kampen，Jarl K.，S. Van de Walle，G. Bouckaert. Assessing the relation between satisfaction with public service delivery，and trust in government：The impact of predisposition of citizens toward government［J］. Public Performance and Management Review，2006，29（4）：387-404.

近二十年，国内学者研究政府信任逐渐增多。比如，政府政治经济绩效及其感知对政府信任影响视角：李艳霞（2014）① 发现公众对政府的治理过程评价、政治经济形势评价、公共服务评价等治理绩效指标都对政府信任具有推动作用；电子政务可以通过提高公民政府满意度（芮国强和宋典，2015）②；政府透明和回应的感知水平影响政府信任（马亮，2016）③；卢春龙和张华（2014）④ 通过农村公共文化服务现状调查发现相对于经济绩效，地方公共服务绩效成为提升基层政府政治信任最为重要的因素；业税费改革和新型农村合作医疗制度的实施对农民政治信任起到了积极的推动作用，而征地拆迁和计划生育政策制约了农民政治信任的提升（肖唐镖和王欣，2011）⑤。一般信任、互助行为和开放型社会网络都对政府信任产生正向影响（刘米娜和杜俊荣，2013）⑥。民众受权威价值观影响越深、政府责任认可度越高、人际信任水平越高，也会对政府越信任。最后，民众的人口和经济特征也会对政府信任产生影响，其中包括年龄、性别、教育程度、收入、社会阶层（孟天广和杨明，2014；李艳霞，2014；卢春龙，2013）⑦⑧⑨。

二、互联网使用对政府信任影响研究

从传统媒体到新媒体时代，媒体环境和信息传播机制发生了很大的改变。信息通信技术（ICT）快速发展，全球各国政府大力推动将互联网纳入其用于治

① ⑧ 李艳霞. 何种信任与为何信任？——当代中国公众政治信任现状与来源的实证分析 [J]. 公共管理学报，2014（2）：16-26.

② 芮国强，宋典. 公民参与、公民表达与政府信任关系研究——基于"批判性公民"的视角 [J]. 江海学刊，2015（4）：219-226.

③ 马亮. 电子政务使用如何影响公民信任：政府透明与回应的中介效应 [J]. 公共行政评论，2016（6）：44-63.

④ 卢春龙，张华. 公共文化服务与农村居民对基层政府的政治信任——来自"农村公共文化服务现状调查"的发现 [J]. 政法论坛，2014（4）：20-28.

⑤ 肖唐镖，王欣. "民心"何以得或失——影响农民政治信任的因素分析：五省（市）60 村调查（1999~2008）[J]. 中国农村观察，2011（6）：75-82.

⑥ 刘米娜，杜俊荣. 转型期中国城市居民政府信任研究——基于社会资本视角的实证分析 [J]. 公共管理学报，2013（2）：64-74.

⑦ 孟天广，杨明. 转型期中国县级政府的客观治理绩效与政治信任——从"经济增长合法性"到"公共产品合法性" [J]. 经济社会体制比较，2012（4）：122-135.

⑨ 卢春龙. 我国新兴中产阶层的政治信任研究——基于 17 个城市的调研分析 [J]. 江苏行政学院学报，2013（4）：78-83.

理、施政、问政的工具中（Morgeson 等，2011；Welch 等，2005）[1][2]。网络既是重要的信息传播交流工具，同时渗透到民众生活的方方面面，不可避免地会对民众的社会公平感和政府信任产生影响。同时政府信任和媒体的关系是在传播学、政治学和社会学等多学科部背景下的结合下产生的。如果放在媒体传播系统中，政府信任被描述为媒体对政府信任的影响，以及政府利用信息传播系统不断建立对政府信任的过程。在这方面，学者们越来越关注新闻媒体的内容和用途如何影响人们对政治机构的信任程度。

信息集会影响用户行为和社会态度（Lee，2003）[3]。通过获取新的信息，用户以期达到最小化的信息不对称，以此增强其决策能力，而互联网具有信息碎片化、海量化的特征，是促进信息传播的重要通道，对公民行为起到了重要作用。在网络时代，越来越多的人通过互联网获得社会信息，进行政治参与。一方面，积极政治参与会引发公众舆论压力，迫使政府及时有效地应对紧急情况。互联网增加了信息的透明度和时效性，因此有助于公众对整体政府组织的认识，加强公共监督，增强了信任感。即 Norris（2000）[4] 提出的"良性循环论"（Virtuous Circle）。在经典的"媒体动员论"主张，大众媒体有助于公民的政治意识、兴趣、学习、效力和参与。另一方面，由于移动互联网环境中信息的夸大或失真所带来的负面批评，这种活动可能会引起危机并挑战政府的权威。即 Robinson（1976）[5] 提出的"媒体抑制论"（Media Malaise Theory）。"媒体抑制论"认为，大众媒体通过助长公民的愤世嫉俗而导致政治疏离，主要探讨媒体是否对公众对政府的信任产生负面影响。随后，一些研究者得出了相反的结论：媒体可以促进对政府的信任。结合新闻媒体以负面报道为主，比如官员腐败贪污和不作为等，从而负向影响了政治信任。根据南佛罗里达大学心理学系的詹妮弗·K.巴森和她的同事做了一系列的研究表明人们更倾向于相信负面消息而非正面消息，对负

① Morgeson，V. Forrest，D. VanAmburg et al. Misplaced trust? Exploring the structure of the e-government-citizen trust relationship［J］. Journal of Public Administration Research and Theory，2011，21：257-83.

② Welch W. E. ，C. C. Hinnant，and M. J. Moon. Citizen satisfaction with e-government and trust in government［J］. Journal of Public Administration Research and Theory，2005，15（3）：371-91.

③ Lee A. Down and down we go：Trust and compliance in South Korea［J］. Social Science Quarterly，2003，84（2）：329-43.

④ Norris P. A Virtuous Circle，Cambridge［M］. UK：Cambridge University Press，2000.

⑤ Robinson M. J. Public Affairs Television and the Growth of Political Malaise：The Case of The Selling of the Pentagon［J］. American Political Science Review，1976，70（2）：409-432.

面画面的反应更为强烈，更容易记住负面消息。

Mathews 和 Jessica（1997）[①] 注意到新媒体的传播方式削弱了国家对"收集和管理大量信息的垄断"，同时也有效地改变了政治精英和利益相关者在其中运作的信息环境（Woodly，2008）[②]。传统媒介的精英控制权较强，互动性更弱，而在互联网媒介中，个体也可以作为信息的传播者，信息传播的权力不再被垄断。从这一角度，互联网媒介信息的透明性提升了，信息渠道变得多样化。同时，信息的积累成为了用户"自我授权"的来源，个人会利用有关政府表现的在线信息进行启发式调整，以调整其政治态度并决定他们对政府的信任程度（Ceron，2015）[③]。扩大的信息集合将产生更高要求和期望的"批判性公民"（Norris，2011）[④]，他们具有更高的批判意识和政治参与意向，更乐于表达对当前社会现状的不满并揭露社会问题，同时希望通过与公众不一样的观点来展现个性、吸引眼球，在网络情境下作为意见领袖或公知发表标新立异的见解。整体上，新媒体打破了原有媒体传播模式，在一定程度上受到更少的管控，导致网络媒体渠道的负面信息报道增多，对政府信任带来了挑战。在互联网时代，政府受到媒体和公众更多的监督，政府的决策和行动受到公众更多的监督，在宣传和实践中发现的两种话语体系增加了公众的怀疑，一些地方政府的迎合和不当的行政行为被曝光，造成了政府的信任危机进一步加剧了这种情况。因此，本章假设如果社会公民基本素质未达到基本保障的时候，加上缺乏良好监督机制，公众使用互联网在很大程度上会负向影响政府信任。

三、社会公平感与政府信任关系研究

社会公平应该是一个适当而合理的状态，社会成员不仅有公平分配社会资源的权利，还存在平等的关系。社会公平要确保每个人都享有平等权利和自由，而且还要求强权者有义务给弱势群体提供各种基本补偿，以便弱势者有机会平等。即社会公平涉及结果公平、过程公平和机会公平。社会公平感的本质仍然是对各项社会经济结果、分配以及人际机会待遇平等性的主观理解和对某种程序过程正

① Mathews and T. Jessica，Power shift［J］. Foreign Affairs，1997，76（1）：50-66.

② Woodly D. New competencies in democratic communication? Blogs, agenda setting, and political participation［J］. Public Choice，2008，134：109-23.

③ Ceron，A. Internet，news，and political trust：The difference between social media and online media outlets［J］. Journal of Computer-Mediated Communication，2015，20（5）：487-503.

④ Norris P. Democratic deficit：Critical citizens revisited［M］. Cambridge University Press，2011.

当性的判断。根据自利理论（Self-Interest Theory），人们会根据自己从资源分配中所获得的利益、自身的经济社会地位的高低来评价社会的公平程度。公共教育和医疗保健、就业市场等方面的机会公平都直接影响公民对社会公平的感知。司法执法程序过程中的公平性，也会影响民众社会公平感。公众对区域公平程度的评价和政府信任程度密切相关（Kincaid 和 Cole，2016）①。

目前，中国民众更为看重分配结果的合理性。公众分配正义感受的三个维度——机会公平感、收入公平感和公共服务资源公平感与政府信任均呈正相关关系，公众分配正义感受对政府信任有积极影响（麻宝斌和马永强，2018）②。2005~2015 年，中国民众的机会公平感呈下降趋势，社会公平感群体差异明显增大（李路路和王鹏，2018）③。不同世代的公众因所经历的中国现代化进程和公共政策的不同而持有不同的社会公平感（麻宝斌和贾茹，2017）④。社会公平感总体提高了民众的政府信任水平，且对基层政府信任水平的提升作用更明显（赵建国和于晓宇，2017；赵羚雅，2019）⑤⑥。不公平感则会通过削弱自我社会经济地位评价对其政治信任的正向提升作用（岳磊和刘乾，2020）⑦。追求公平与效率皆为政府重要职能，是否有效履行职能是获得民众信任的基础。如果政府采取系列政策降低贫富差距、促进社会流动性，增强机会平等，可以提高居民的社会公平感，从而影响居民对政府的信任。感知教育机会和就业机会不公正的公民会产生更低的政府信任感。法律不规范、执法部门存在偏袒和不公、官员腐败，则会降低社会公平感，影响政府信任程度（Wolfe 等，2016）⑧。

① Kincaid J., R L. Cole. Citizen evaluations of federalism and the importance of trust in the federation government for opinions on regional equity and subordination in four countries [J]. The Journal of Federalism, 2016, 46 (1): 51-76.
② 麻宝斌，马永强. 公众分配正义感受对政府信任的影响研究 [J]. 行政论坛，2018 (6): 31-37.
③ 李路路，王鹏. 转型中国的社会态度变迁 (2005—2015) [J]. 中国社会科学，2018 (3): 83-101.
④ 麻宝斌，贾茹. 当代中国社会公平感代际差异及影响因素 [J]. 公共行政评论，2017 (4): 95-114.
⑤ 赵建国，于晓宇. 社会公平对政府信任的影响研究——基于 CGSS 2010 数据的实证分析 [J]. 财贸研究，2017 (3): 76-84.
⑥ 赵羚雅. 收入差距、社会公平感与差序政府信任 [J]. 社会主义研究，2019 (2): 79-88.
⑦ 岳磊，刘乾. 患寡更患不均：不公平感如何影响公众的政治信任——基于对亚洲和拉丁美洲舆情表的多层分析 [J]. 经济社会体制比较，2020 (6): 178-189.
⑧ Wolfe S. E., J. Nix, R. Kaminski et al. Is the effect of procedural justice on police legitimacy invariant? Testing the generality of procedural justice and competing antecedents of legitimacy [J]. Journal of Quantitative Criminology, 2016, 32 (2): 253-282.

四、互联网使用对社会公平感的影响

如前文所述，个人特征，如受教育程度、认知能力、历史经历和社会阶层等因素是影响社会公平感的关键决定因素。信息也是影响主观社会公平感的重要因素。媒体建构对人们的影响表现在社会生活的方方面面，大众媒体的特定报道形塑了人们对政治、体育、健康、环境、技术、社会风险等方面的认知和理解（苏振华，2018）[①]，其中自然包括社会公平感。

一般来说，对社会公平感的形成有两种相互交织的解释：理性主义和直觉主义。一方面，理性主义强调，在认知过程中，对事件的判断是基于对相关可用信息的仔细评估。人们对社会公平的感知取决于将结果/投入比与他人进行比较，以评估他们是否受到公平对待（Folger，1986）[②]。对分配公平、程序公平和机会公平的看法受可用信息和个人认知能力所影响。依靠更好的认知能力，人们可以准确地处理收到的信息，进行比较，然后形成合理的判断。另一方面，直觉主义认为，在某些情况下，人们的冲动反应会导致对社会公正的快速感知。一旦做出这些快速判断，它们将被存储并产生路径依赖性，这意味着感知的公平性一旦形成就很难改变（Lind 等，1998）[③]。大多数社会心理学家认为，即使对于深思熟虑的决策过程，公民的判断过程也很难保持为一个纯粹的理性系统，而是转变为一种冲动的、快速的自动方法（Schwarz 和 Clore，1996；Van den Bos，2003；De Cremer 等，2008）[④⑤⑥]。在不确定的情况下，个人将转向其他零碎的信息或经验法则。也就是说，个人判断或决策要从深思熟虑的思维转变为依赖暂时的信息和情感反应。

当下，互联网使用已经成为数字时代社会交往最重要的方式之一，并通过拓

---

① 苏振华. 理解社会公平感: 媒体建构与公众感知 [J]. 新闻与传播研究, 2018 (1): 21-40.

② Folger, R. Rethinking equity theory: A referent cognitions model. [J]. In: HW Bierhoff, RL Cohen, and J. Greenberg (eds.), Justice in Social Relations, 1986: 145-162.

③ Lind E. A., L. Kray, L. Thompson. The social construction of injustice: Fairness judgments in response to own and others'unfair treatment by authorities [J]. Organizational Behavior and Human Decision Processes, 1998, 75 (1): 1-22.

④ Schwarz N., G. L. and Clore. Feelings and phenomenal experiences [J]. Social Psychology: Handbook of Basic Principles, 1996, 2: 385-407.

⑤ Van den Bos K. On the subjective quality of social justice: The role of affect as information in the psychology of justice judgments [J]. Journal of Personality and Social Psychology, 2003, 85 (3): 482.

⑥ De Cremer D., M. J. Wubben, L. Brebels, When unfair treatment leads to anger: The effects of other people's emotions and ambiguous unfair procedures [J]. Journal of Applied Social Psychology, 2008, 38 (10): 2518-2549.

宽信息获取渠道和方式、重塑身份认同等手段推动整个社会的变革。它已经成为我们获取信息、社会交往的主要渠道。互联网用户不仅是信息的接收者，而且是信息传播的载体，人们能够上传视听材料并在在线讨论论坛上分享他们的观点。互联网拉近了整个世界的距离，增强了用户的社交联系，从而动员了公民参与，诸如新闻或社会舆情之类的信息可以在线搜索并轻松获得，无限加快了人们获取和传递信息的速度，从这个角度来看，互联网使世界变得更加透明，即使具有较低认知能力的人也可以通过访问互联网并收集丰富信息来做出判断。但是，Castells（1998）① 指出，互联网技术已经使信息源多样化，分散了信息的使用和接收，使信息碎片化。也就是说，人们有更多机会接触到不完整或修剪过的新闻。除了被操纵的报道，市民们并没有接近真相，而是被网上千变万化的故事所淹没。客观事实与主观事实或许会存在偏差。在这种情况下，个人可能会根据拟生态环境中的情感和经验形成对社会公平的看法。但互联网中真假难辨的各类信息，也让公众在获取信息时产生困难，影响了公众的认知和判断。

一方面，中国经济持续增长，公共设施和服务得到积极改善，公民生活水平大幅提高。从理性主义角度出发，良好的政府绩效可以促进对社会公平的积极感知。另一方面，从收入分配和再分配来看，我国依然存在区域发展不平衡、城乡收入不平等和机会不平等等问题。负面社会现象往往更容易成为人们关注的焦点（Li 等，2013；Xie 和 Zhou，2014）②③。互联网使涉及收入不平等和社会分层的新闻广泛传播，加之当今社会人民对社会公平和政府行为有了更高的期望（Norris，1999、2011）④⑤，互联网将对社会公平感产生负面影响，人们对政府的看法也将随之被影响。由于信息不对称，公民更有可能转向冲动反应，用经验法则判断社会公平。

在网络世界，出于猎奇、吸引流量等，关于收入不平等和社会分层等负面新闻被广泛报道。互联网的炫富成为普遍现象（Lawlor 和 Kwiatkowski，2017）⑥。

① Castells, M. Information technology, globalization and social development Geneva：UNRISD ［Z］.1999, 114.

② Li, H Sato, T. Sicular. Rising inequality in China：Challenges to a harmonious society ［M］.Cambridge University Press, 2013.

③ Xie Y., X. Zhou. Income inequality in today's China ［J］.Proceedings of the National Academy of Sciences, 2014, 111（19）：6928-6933.

④ Norris P.. Critical citizens：Global support fort democratic governance ［M］.Oxford：Oxford Press, 1999.

⑤ Norris P.. Democratic deficit：Critical citizens revisited ［M］.Cambridge University Press, 2011.

⑥ Lawlor, A., J. Kirakowski. Claiming someone else's pain：A grounded theory analysis of online community participants experiences of munchausen by internet ［J］.Computers in Human Behavior, 2017, 74：101-111.

媒体上展露的财富或地位的差距可能会诱导产生崇尚奢靡、仇富、厌世等负面情绪，甚至导致公众心理缺陷，并在非理性的情况下引发仇恨，对政府公信力的判断会被动地受到影响。在网络上被过度渲染的弱势群体、不公正的社会事件以及冲突都可能加剧对社会不公的判断，从而激发人们对政府信任的负面判断，可能会引起公众对政府系统和执法机构的质疑。中国亦是如此，情况更甚。财富或地位的比较可以淡化一个人对社会公平的看法。不合理的比较往往会使公众产生心理缺陷，这种心理缺陷包括自我意识差、需求得不到满足和个人创伤。互联网不仅让信息更透明，而且让信息被夸大或被碎片化隐藏。有关冲突、不公正待遇或未经证实的故事在网络流行，所有这些都产生了一种程序不公和互动不公的形象。从心理学上看负面信息的冲击往往比正面信息更深刻。因此，本章将深入挖掘互联网与社会公平感的关系，以及社会公平感这一路径如何作用与数字技术与公众政府信任的关系。

第三节　实证数据介绍和变量选择

一、调查样本

本章具体利用 2019 年 CSS、2018 年 CFPS、2013 年 CSS、2012 年 CGSS、2010 年 CGSS 多轮横截面调查数据描述 2010~2019 年公众对政府信任的变化，挖掘互联网使用与政府信任之间的关系展开实证检验，并考察社会公平感是不是两者作用机制中的重要影响渠道。

正如前文提及爱德曼国际公关公司报告显示中国民众对本国政府信任度极高。从 2010 年到 2019 年的各调查数据显示，如果细分各层级政府的信任程度，我国居民对中央政府一直显著高于地方政府（见表 10-1）。不同证据显示我国长时期存在差序政府信任特征。整体政局的稳定、经济的快速发展、人民生活水平的提高，总体公共服务质量的提高，赢得了老百姓的支持。地方政府作为当地公共产品和服务的直接提供者，如若无法满足当地居民的需求，将被直接感知，甚至被放大。地方政府需要转型，需要遏制其投资冲动，降低其生产性支出，加大民生支出。

表 10-1　分级政府信任程度时间变化

变量	变量解释	样本量	均值	标准误	最小值	最大值
2019 CSS						
中央政府信任	1~4，1 表示完全不信任，4 表示非常信任	10082	3.59	0.62	1.000	4.000
区县政府信任	1~4，1 表示完全不信任，4 表示非常信任	9720	3.00	0.83	1.000	4.000
乡镇政府信	1~4，1 表示完全不信任，4 表示非常信任	9594	2.82	0.92	1.000	4.000
2018 CFPS						
地方官员信任	0~10，0 表示完全不信任，10 表示非常信任	28355	5.19	2.69	0.000	10.000
2012 CGSS						
中央官员信任	1~4，1 表示完全不信任，4 表示非常信任	4412	2.95	0.79	1.000	4.000
地方官员信任	1~4，1 表示完全不信任，4 表示非常信任	4452	2.53	0.80	1.000	4.000
2010 CGSS						
中央政府信任	1~5，1 表示完全不信任，5 表示非常信任	11729	4.38	0.794	1	5
地方政府信任	1~5，1 表示完全不信任，5 表示非常信任	11712	3.69	1.096	1	5

本章最主要的研究数据来自 2019 年中国社会状况综合调查。中国社会状况综合调查（Chinese Social Survey，CSS）是中国社会科学院社会学研究所于 2005 年发起的一项全国范围内的大型连续性抽样调查项目，从而为社会科学研究和政府决策提供翔实而科学的基础信息。调查区域覆盖了全国 31 个省份，包括了 151 个区市县，604 个村/居委会，每次调查访问 7000~10000 余个家庭。近万名受访者出生年份集中于 1950~2001 年，其中女性占比 57%，比例略高于男性。选择该轮数据的原因在于其包含不同层级政府的信任问题和各类媒介功能信息。重要变量描述性统计如表 10-2 所示。

表 10-2　2019 年 CSS 数据描述统计

变量	变量解释	样本量	均值	标准误	最小值	最大值
政府信任指标	由主成分分析法计算出来的综合信任指数（含对中央、地区、公安、司法、妇联等组织的信任程度）	10283	0.00	1.00	-3.733	3.585
中央政府信任	1~4，1 表示完全不信任，4 表示非常信任	10082	3.59	0.62	1.000	4.000
区县政府信任	1~4，1 表示完全不信任，4 表示非常信任	9720	3.00	0.83	1.000	4.000

变量	变量解释	样本量	均值	标准误	最小值	最大值
乡镇政府信任	1~4，1表示完全不信任，4表示非常信任	9594	2.82	0.92	1.000	4.000
社会公平感	1~10，1分表示非常不公平，10分表示非常公平	10283	6.69	2.09	1.000	10.000
互联网使用	1=使用；0=不使用	10283	0.66	0.48	0.000	1.000
比较收入	各省份同龄人的平均收入	10255	10.57	0.81	2.996	13.816
个人收入对数	个人年收入取对数	10274	8.40	3.44	0.000	15.895
受教育程度	1~9，1从未上过学，2小学，3初中，4高中，5中专，6大专，7大学，8研究生，9博士	10264	3.67	2.10	1.000	9.000
婚姻状态	1=有婚史；0=单身	10283	0.88	0.33	0.000	1.000
政治面貌	1=党员；0=其他	10283	0.10	0.30	0.000	1.000
农村户口	1=农村户口；0=城市户口	10283	0.68	0.47	0.000	1.000
宗教信仰	1=无信仰；0=各类信仰	10283	0.87	0.34	0.000	1.000
性别	1=女性；0=男性	10283	0.57	0.49	0.000	1.000
出生年份	出生年份	10281	1972.42	14.26	1950	2001
政治新闻浏览	0不使用网络；1网络使用者，但不使用该功能；2低频率（1年几次、1月至少一次、1周1次）；3高频率（每天或每周多次）	10283	1.619	1.318	0	3
休闲娱乐使用		10283	1.666	1.341	0	3
社交功能使用		10283	1.738	1.360	0	3
商务工作功能		10283	1.210	1.153	0	3
学习教育功能		10283	1.277	1.169	0	3
投资理财功能		10283	0.775	0.678	0	3

注：政治新闻浏览是指浏览时政信息，如看党政新闻；休闲娱乐功能是指玩网络游戏/听音乐/看视频/读小说等；社交功能是指聊天交友，如微信等交友活动。

二、核心变量

1. 互联网使用

问卷中涉及个人互联网使用及具体的使用途径。我们分别考察用户是否使用互联网、网络上浏览时政信息、休闲娱乐、社交聊天功能、学习教育、商务工作、投资理财等主要活动使用频率。根据中国互联网络信息中心发布的第43次《中国互联网络发展状况统计报告》，2018年12月6岁以上网民的覆盖率约为60%。在我们的样本中，受访者中约66%使用网络，年龄最小为17岁，与全国数据较为一致。互联网社交功能使用频率最高，投资理财使用频率最低（见表10-2）。

2. 社会公平感

针对社会公平感，问卷中设计了"请用1~10分，来表达您对现在社会总体公平公正情况的评价"的问题，1分表示非常不公平，10分表示非常公平。描述性统计结果显示，平均数为6.69，反映绝大多数人对当前社会的感知是较为公平的。

3. 政府信任

问卷中有六个涉及政府重要组织机构的信任问题，涵盖中央政府的信任程度，区县政府的信任程度，乡镇政府的信任程度，工、青、妇等群团组织的信任程度，法院的信任程度，公安的信任程度。我们首先基于这六个问题，检验其Cronbacha α系数，α=0.78，值较高继而利用主成分分析法，算出这六个信任问题的共同因子，构造代表各个受访者一般层面上整体对政府信任程度的指数。除了政府信任指数，我们还将在实证检验中深入分析居民对中央、区县、乡镇政府的信任程度，分别考察人们对各层级政府的认同态度，从而全面并充分地反映"政府信任"的多重面貌。

根据相关研究可知，我国国民对政府的信任存在一种差序化的特征（郑建君，2020）[1]。根据2019年CSS数据计算，我们也发现人们对中央政府的信任明显高于地方区县、乡镇政府（见表10-1）。这或许与传统文化有关，或许与集权式政治体制相关，也或许与人民在不同时期的不同层级政府职能预期相关。这与西方国家的结论不同，与"距离悖论"相反，但符合差序性政府信任特征。相较于使用互联网的群体，不使用互联网的群体的社会公平感、政府信任程度都略高（见图10-1）。简单的相关性检验也表明互联网使用和社会公平感以及政府信任均呈现显著的负相关关系，社会公平感和政府信任之间呈现显著的正相关。

---

① 郑建君．"央-地政府信任"一致性与公民参与的关系［J］．学术交流，2020（8）：35-45．

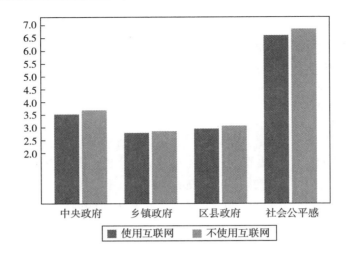

图 10-1　各层级政府信任程度的组间差异

三、回归模型构建

首先为检验互联网使用对政府信任的影响，我们构建如下计量模型：

$$\text{Trust}_i = \alpha + \beta_1 \text{InternetUse}_i + \text{ControlVariables}_i + \varepsilon_i \tag{10-1}$$

其中，Trust_i 为受访者 i 的政府信任程度（含政府信任指数、中央政府信任、区县政府信任、乡镇政府信任），InternetUse_i 为受访者是否使用互联网（以及各类互联网使用活动的频率），$\text{ControlVariables}_i$ 为控制变量，包括性别、年龄、受教育程度、政治面貌、信仰、个人年收入对数、相对收入、出生年份和省份固定效应等，ε_i 为模型误差项。主要回归方法采用 OLS，另本文同时采用了有序 Logit/Probit 模型对参数进行估计，结果一致。系数 β_1 提出了性别、年龄、受教育程度、政治面貌、信仰、个人年收入对数、相对收入、出生年份和省份固定效应等影响后，互联网对政府信任的影响方向及程度。

进一步检验主观社会公平感作为重要影响渠道的相关模型如下：

$$\text{Trust}_i = \alpha + \beta_1 \text{InternetUse}_i + \beta_2 \text{SubjectiveSocialJustice}_i + \text{ControlVariables}_i + \varepsilon_i \tag{10-2}$$

$$\text{SubjectiveSocialJustice}_i = \gamma \text{InternetUse}_i + \text{ControlVariables}_i + \varepsilon_i \tag{10-3}$$

其中，$\text{SubjectiveSocialJustice}_i$ 为受访者的社会公平感程度。如果互联网使用可以通过影响居民社会公平感来影响到政府信任程度，则可以观察到回归（10-1）的互联网使用的系数比回归（10-2）中互联网使用的系数绝对值大。即在有序加入社会公平感这一变量后，互联网使用的系数绝对值显著变小；进一步佐证，如果互联网使用可以影响个人主观社会公平感，那么可以观察到式（10-3）中回归系数 γ 显著为正或负。

第四节　互联网使用、社会公平感与政府信任的关系探究

一、2019 年互联网使用对各层级政府信任的影响和公平感机制检验

主要回归结果如表 10-3 所示。回归控制了性别、年龄、受教育程度、政治面貌、信仰、年收入对数、相对收入、出生年份和省份固定效应等变量后，互联网使用对政府信任的影响作用显著（-0.114）。使用互联网的群体，在其他条件一样的情况下，比不使用互联网的群体，政府信任程度低 11.4%；表 10-3 同时检验到互联网使用会降低社会公平感，约-12.6%；进一步考虑影响渠道，当同时控制互联网使用和社会公平感时，互联网使用对政府信任指数的影响降低了，为-9.9%，社会公平感对政府信任的正向影响显著（0.122）。互联网使用通过降低社会公平感这一渠道进一步影响政府信任程度。通过计算系数变化的百分比，我们可以推出社会公平感这一渠道解释互联网使用影响政府信任的机制约13.2%。其他条件一样的情况下，党员和城市居民的政府信任程度与非党员和农村居民相比偏高。政府绩效与社会资本皆会对政府信任产生正面的影响（胡荣等，2011）[1]。经济状况改善会让居民更加信任政府。个人收入越高，对政府越信任和社会公平感越高，但相对收入则相反，给定自我收入情况下，较高的相对收入会让人们怀疑收入分配不均，政府信任程度降低。我们尝试通过控制互联网使用与收入的交叉以探讨其调节作用，但系数并不显著。互联网虽然使涉及收入不平等和社会分层的新闻广泛传播，但两者交叉效应似乎没能在本章相对收入数据中体现。周围熟人的收入可能会是相对收入更好的度量。

---

① 胡荣，胡康，温莹莹．社会资本、政府绩效与城市居民对政府的信任 [J]．社会学研究，2011（1）：96-117.

表 10-3　互联网使用对政府信任的影响与社会公平感渠道检验

因变量	政府信任指数			社会公平感	政府信任指数
	(1)	(2)	(3)	(4)	(5)
互联网使用	-0.130***	-0.120***	-0.114***	-0.126**	-0.099***
	(0.00)	(0.00)	(0.00)	(0.03)	(0.00)
社会公平感					0.122***
					(0.00)
相对收入	-0.023	-0.025	-0.023	0.038	-0.027*
	(0.12)	(0.11)	(0.16)	(0.26)	(0.08)
个人收入对数	0.008***	0.007**	0.009***	0.021***	0.006**
	(0.01)	(0.02)	(0.01)	(0.00)	(0.04)
受教育程度	0.017**	0.021***	0.022***	0.040***	0.017***
	(0.01)	(0.00)	(0.00)	(0.00)	(0.01)
婚姻状态	-0.130***	-0.132***	-0.050	0.015	-0.051
	(0.00)	(0.00)	(0.27)	(0.88)	(0.22)
政治面貌	0.245***	0.224***	0.220***	0.241***	0.190***
	(0.00)	(0.00)	(0.00)	(0.00)	(0.00)
农村户口	-0.149***	-0.149***	-0.142***	0.021	-0.145***
	(0.00)	(0.00)	(0.00)	(0.66)	(0.00)
宗教信仰	0.009	0.071**	0.068**	0.022	0.065**
	(0.76)	(0.02)	(0.03)	(0.73)	(0.03)
女性	0.082***	0.080***	0.084***	-0.173***	0.105***
	(0.00)	(0.00)	(0.00)	(0.00)	(0.00)
省份固定效应	否	是	是	是	是
出生年份固定效应	否	否	是	是	是
常数	13.322***	14.704***	-331.248*	-281.556	-296.877*
	(0.00)	(0.00)	(0.08)	(0.48)	(0.10)
观测值	10229	10229	10229	10229	10229
R^2	0.029	0.044	0.050	0.049	0.112

注：*表示 $p<0.1$，**表示 $p<0.05$，***表示 $p<0.01$，均为双侧；标准误为稳健标准误。

根据前文所示，政府信任是一个综合概念（Bouckaert 和 Van de Walle，2003)[1]。比较中央、区县和乡镇政府的信任程度可知，公民对中央政府的信任

[1]　Bouckaert G., S. Van de Walle. Comparing measures of citizen trust and user satisfaction as indicators of 'good governance': Difficulties in linking trust and satisfaction indicators [J]. International Review of Administrative Sciences, 2003, 69 (3): 329-343.

程度（均值：3.59）远高于对区县（均值：3.00）、乡镇政府的信任程度（均值：2.82），说明差序性政府信任及逆距离悖论符合中国的现状。基于这一现状，我们继续研究互联网使用对于不同级别政府信任的影响程度（见表10-4）。表10-4显示在控制社会公平感之前，互联网使用对于中央政府信任为-3%，控制了社会公平感后，互联网使用系数变为-2.2%且不显著。互联网对于区县政府和乡镇政府的影响显著且影响力度较大。系数在没有控制社会公平感这一渠道变量分别前为-14.7%和-12.5%。控制了之后，分别缩小为-13%和-10.6%，并且依然显著。社会公平感对互联网影响区县政府信任机制的解释力度为13.6%，对互联网影响乡镇政府信任机制的解释力度为15.4%。可见，2019年互联网使用对政府信任指数的影响集中在对地方政府信任的影响上，并且社会公平感是互联网影响机制中的重要渠道。相对中央政府而言，社会公平感影响地方政府信任程度的效应更大。媒介的传播和切实的中央政府绩效（如整体经济的快速发展、中央反腐效果、国际地位的提升）使居民极大信任中央政府。地方政府绩效效果各异，具体公共事务和民生服务参差不齐，与人民日益提高的需求不匹配，加上互联网快速信息传播，其居民信任程度就会弱化。

基于表10-4的回归结果，我们发现了一些比较有趣的现象。比起地方政府，农村居民对中央政府更为信任。这与城市居民恰好相反。地方政府是地方公共产品及服务的直接负责人，服务质量直接影响居民态度。与城市地区相比，农村地区的公共设施与教育卫生状况有待提高。其次，女性样本对中央政府的信任程度低于男性，而对地方政府的信任则恰好相反。此外，相对收入在各项回归中不显著，而个人收入系数显著影响信任程度与公平感，并在控制社会公平感这一渠道后变得不再显著。可见，经济绩效是提高社会公平感和政府信任的重要因素。可以通过提高居民收入提高社会公平感，从而提高政府信任程度。

表10-4 互联网使用对各层级政府信任的影响与社会公平渠道检验

因变量	中央政府信任		区县政府信任		乡镇政府信任	
	（1）	（2）	（3）	（4）	（5）	（6）
互联网使用	-0.030^{*}	-0.022	-0.147^{***}	-0.130^{***}	-0.125^{***}	-0.106^{***}
	（0.06）	（0.16）	（0.00）	（0.00）	（0.00）	（0.00）
社会公平感		0.054^{***}		0.136^{***}		0.154^{***}
		（0.00）		（0.00）		（0.00）

因变量	中央政府信任		区县政府信任		乡镇政府信任	
	(1)	(2)	(3)	(4)	(5)	(6)
个人收入对数	0.004 **	0.003	0.006 **	0.004	0.006 **	0.002
	(0.03)	(0.11)	(0.02)	(0.16)	(0.04)	(0.36)
受教育程度	0.018 ***	0.015 ***	0.031 ***	0.026 ***	0.025 ***	0.019 ***
	(0.00)	(0.00)	(0.00)	(0.00)	(0.00)	(0.00)
婚姻状态	−0.018	−0.018	−0.089 **	−0.089 **	−0.117 ***	−0.117 ***
	(0.58)	(0.57)	(0.03)	(0.02)	(0.01)	(0.00)
政治面貌	0.090 ***	0.077 ***	0.184 ***	0.151 ***	0.232 ***	0.194 ***
	(0.00)	(0.00)	(0.00)	(0.00)	(0.00)	(0.00)
农村户口	0.041 ***	0.040 ***	−0.019	−0.021	−0.087 ***	−0.087 ***
	(0.01)	(0.01)	(0.36)	(0.28)	(0.00)	(0.00)
宗教信仰	0.001	−0.002	0.034	0.026	0.082 ***	0.076 ***
	(0.98)	(0.92)	(0.20)	(0.30)	(0.01)	(0.01)
女性	−0.130 ***	−0.121 ***	0.064 ***	0.082 ***	0.114 ***	0.134 ***
	(0.00)	(0.00)	(0.00)	(0.00)	(0.00)	(0.00)
观测值	10029	10029	9670	9670	9543	9543
R^2	0.084	0.116	0.052	0.161	0.052	0.168

注：＊表示 $p<0.1$，＊＊表示 $p<0.05$，＊＊＊表示 $p<0.01$，均为双侧；标准误为稳健标准误；其他控制变量如上表。

基于表 10-4 的回归结果，我们发现了一些比较有趣的现象。比起地方政府，农村居民对中央政府更为信任。这与城市居民恰好相反。地方政府是地方公共产品及服务的直接负责人，服务质量直接影响居民态度。与城市地区相比，农村地区的公共设施与教育卫生状况有待提高。其次，女性样本对中央政府的信任程度低于男性，而对地方政府的信任则恰好相反。此外，相对收入在各项回归中不显著，而个人收入系数显著影响信任程度与公平感，并在控制社会公平感这一渠道后变得不再显著。可见，经济绩效是提高社会公平感和政府信任的重要因素。可以通过提高居民收入提高社会公平感，从而提高政府信任程度。

二、2010~2019 年分层政府信任、互联网使用和社会公平感关系演变

本章利用 2010 年 CGSS、2012 年 CGSS、2013 年 CSS、2018 年 CFPS、2019

年 CSS 多个数据进行动态研究和稳健检验。各轮数据同时进行了 OLS 回归模型和倾向得分匹配估计，结果基本一致，支持本章的主要结论。受限于篇幅只呈现部分结果，如有需要可以联系作者获取其他未展示部分。表 10-5 中面板 B、C 和 D 展示了 2010 年中国社会综合调查问卷 CGSS、2013 年中国社会状况综合调查 CSS 和 2018 年中国家庭追踪调查问卷 CFPS 的实证结果。不同的问卷，具体问题设计有所不同。2010 年 CGSS，调查了受访者对中央政府信任和地方政府信任，没有做中央、区县、乡镇的区分。2013 年 CGSS，调查中并未区分中央及地方政府，只咨询了对警察、法官、党政领导干部、党政机关办事人员的信任，我们利用这些问题，采用主成分分析法，构造了政府信任指数，2018 年 CFPS 仅询问了对本地官员的信任情况。对受访者社会公平感的询问也不是由单一问题完成，而是询问他们系列社会生活方面是否公平的看法。如前文构造政府信任指数，此处采用主成分分析法计算社会公平感指数用于实证检验。基于同样的实证回归模型，我们得到的结果与前文基本一致。无论对于中央政府信任还是地方政府信任，剔除相关控制变量影响后互联网使用对其均具有显著消极影响；同时，发现社会公平感会显著提升政府信任程度，但互联网使用会显著降低社会公平感；控制社会公平感后，互联网对政府信任的影响系数均下降，社会公平感是互联网影响政府信任的重要渠道之一。另外，由于 2012 年 CGSS 问卷分 A、B 卷，受访者样本量对半，实证结果如表 10-6 所示。

表 10-5 政府信任、互联网使用和社会公平感关系演变

Panel A	匹配得分估计 2019 年 CSS				
因变量	ATT	标准误	P 值	Boot CI 下限	Boot CI 上限
社会公平感	-0.277***	0.100	0.006	-0.473	-0.081
政府信任指标	-0.166***	0.042	0.000	-0.248	-0.084
中央政府信任	-0.113***	0.040	0.005	-0.193	-0.034
区县政府信任	-0.179***	0.049	0.000	-0.274	-0.084
乡镇政府信任	-0.138***	0.032	0.000	-0.201	-0.076
Panel B	2010 年 CGSS				
因变量	社会公平感	中央政府信任	中央政府信任	地方政府信任	地方政府信任
互联网使用	-0.097***	-0.184***	-0.171***	-0.103***	-0.075**
	(0.00)	(0.00)	(0.00)	(0.00)	(0.01)

续表

Panel B	2010 年 CGSS				
因变量	社会公平感	中央政府信任	中央政府信任	地方政府信任	地方政府信任
社会公平感			0.131***		0.285***
			(0.00)		(0.00)
常数项	2.836***	3.493***	3.122***	3.085***	2.277***
	(0.00)	(0.00)	(0.00)	(0.00)	(0.00)
观测值	8668	8658	8648	8649	8639
R^2	0.078	0.129	0.158	0.090	0.162

Panel C	2013 年 CGSS				
因变量		政府信任指数		社会公平感	政府信任指数
互联网使用	-0.182***	-0.164***	-0.176***	-0.080***	-0.093***
	(0.00)	(0.00)	(0.00)	(0.00)	(0.00)
社会公平感					0.665***
					(0.00)
省份固定效应		是	是	是	是
年龄固定效应			是	是	是
观测值	7180	7180	7180	9556	6957
R^2	0.060	0.088	0.096	0.082	0.257

Panel D	2018 年 CFPS				
因变量		本地官员信任		社会公平感	本地官员信任
互联网使用	-0.289***	-0.256***	-0.260***	-0.048***	-0.230***
	(0.00)	(0.00)	(0.00)	(0.00)	(0.00)
社会公平感					0.515***
					(0.00)
省份固定效应		是	是	是	是
年龄固定效应			是	是	是
观测值	28149	28148	28148	27789	27690
R^2	0.059	0.070	0.076	0.056	0.112

注：＊表示 $p<0.1$，＊＊表示 $p<0.05$，＊＊＊表示 $p<0.01$，均为双侧；标准误为稳健标准误；其他控制变量基本一致如上表。

表 10-6　2012 年 CGSS 估计结果

因变量	社会公平感	政府信任指数	政府信任指数	中央官员信任	中央官员信任	地方官员信任	地方官员信任
互联网使用	-0.025	-0.122***	-0.116***	-0.129***	-0.125***	-0.040	-0.035
	(0.57)	(0.00)	(0.00)	(0.00)	(0.00)	(0.24)	(0.29)

续表

因变量	社会公平感	政府信任指数	政府信任指数	中央官员信任	中央官员信任	地方官员信任	地方官员信任
社会公平感			0.225***		0.131***		0.168***
			(0.00)		(0.00)		(0.00)
常数	3.19***	1.635***	0.932*	4.502***	4.090***	3.36***	2.830***
	(0.00)	(0.00)	(0.07)	(0.00)	(0.00)	(0.00)	(0.00)
样本量	4437	4327	4324	4401	4398	4441	4437
R^2	0.064	0.102	0.156	0.123	0.152	0.078	0.125

注：* 表示 $p<0.1$，** 表示 $p<0.05$，*** 表示 $p<0.01$，均为双侧；标准误为稳健标准误；其他控制变量基本一致如主文。

基于 2010 年和 2012 年 CGSS 的检验结果，可以发现互联网使用对中央政府信任的消极影响程度高于对地方政府。这与 2018 年 CFPS 和 2019 年 CSS 的检验结果，逆向的差序格局，不同。对此，笔者推测，10 年间互联网使用影响民众的中央政府信任程度效果在弱化，对地方政府信任的消极作用则加强。2010 年前后的中国互联网正经历着"观点争鸣期"，微博成为新兴的公众舆论场域，文化精英与意见领袖陆续进场，宣扬西方优越性的公知增加。这一时期的公共知识分子热衷于在微博上进行政府监督，其中不乏对中央政府和国家体制的激进批评，人民网也曾对这一现象发文评论。因此，这一时期的互联网使用对政府信任的消极影响更多体现于制度和中央政府层面。2013 年后，新一任中央政府强势反腐、提倡清廉等相关政策有效展开、国家经济保持高速发展、国际地位提升，有效政府职能的履行使人们对中央政府信任度得到大幅度抬升；2014 年中央网络安全和信息化领导小组成立，展开系列净网整顿活动，随后，互联网使用对中央政府信任的消极影响逐渐弱化。

互联网使用和政府信任程度可能存在互为相关、互为因果的情况。比如，不信任政府的民众更倾向于在网络上收集信息、发表言论。在表 10-5，我们发现越是频繁在网络浏览时政新闻的人群，越是信任政府。为了排除结论受到自选择偏差等内生性问题的影响，本章尝试性采用倾向得分匹配模型（PSM）进行因果性检验（见表 10-5，Panel A）。结果表明社会公平感、政府信任指数和各级政府信任使用互联网组和未使用组之间的平均处理效应（Average Treatment Effect，

ATT）显著为负，均在1%水平上显著为负。互联网使用对政府信任和社会公平感产生了负向的影响可能真实存在。

三、互联网使用功能异质性：不同使用活动

数字时代中互联网的使用是多维的，它具备信息、教育、娱乐、政治参与、工作、投资理财等各种功能。对此，我们进行不同的异质性分析：互联网的使用功能和不同教育程度的受众。本章不局限于检验是否使用互联网定性结论，此节细分各项互联网功能活动：①浏览时政信息（比如：看党政新闻）；②娱乐、休闲（比如：玩网络游戏/听音乐/看视频/读小说）；③聊天交友（比如：微信等交友活动）；④商务或者工作；⑤学习教育；⑥投资理财。这六种不同网络使用渠道。对不同的互联网功能活动对于政府信任的影响程度的检验结果见表10-7。

主要发现如下：第一，整体而言，相对时政、娱乐、社交功能使用的边际影响，商务工作、学习教育和投资理财使用功能的边际影响较弱，特别是商务工作对政府信任指数影响系数基本不显著。第二，各项互联网功能使用频率对政府信任指数，中央及地方政府信任程度的影响并没有存在线性关系。高频率使用互联网进行任何一项活动并不会比低频率使用或不使用该功能产生的影响显著。整体来看，高频率使用互联网进行各项活动的群体比低频率使用互联网进行该活动的组别对政府的信任程度更高。第三，在各类互联网使用活动的回归分析中，上网但不使用该功能活动的群组，比其他组别政府信任程度更低（社交功能除外）。网络使用对政府信任的影响应该是较为综合性的影响，细分不易。互联网使用频率对政府信任程度的影响也体现出了非线性U形特征。第四，各项互联网使用活动对中央政府的信任程度影响弱于其对地方政府的信任程度影响。社交功能、商务工作、休闲娱乐活动对中央政府的信任几乎没有影响下，高频率的网络学习对中央政府信任程度则有加强效果。第五，针对使用互联网浏览时政新闻这一功能，我们发现高频率看政治新闻对中央政府信任没有影响。使用该功能越频繁对政府信任程度越高，虽然总体而言比起不上网的组别信用程度低。需要注意的是，本部分存在的问题在于很难完全独立分离各项功能使用的边际影响，因为任何一项功能的使用都无法避免同时接收到别的信息或其他功能参与。网络空间无缝隙渗透到人们生活的方方面面，且具有不可分割性。

表 10-7　互联网细分功能活动使用对政府信任的影响

因变量：信任度	政府(1)	中央政府(2)	区县政府(3)	乡镇政府(4)
不使用互联网				
浏览政治新闻状况				
基准组				
上网但不看政治新闻	-0.171***	-0.113***	-0.242***	-0.206***
	(0.00)	(0.00)	(0.00)	(0.00)
低频率看政治新闻	-0.150***	-0.058**	-0.156***	-0.132***
	(0.00)	(0.01)	(0.00)	(0.00)
高频率看政治新闻	-0.075**	0.016	-0.104***	-0.086***
	(0.01)	(0.37)	(0.00)	(0.00)
样本量	10229	10029	9670	9543
R^2	0.051	0.088	0.054	0.054
学习教育功能使用				
基准组				
上网不进行学习教育	-0.138***	-0.052***	-0.176***	-0.154***
	(0.00)	(0.00)	(0.00)	(0.00)
低频率学习教育	-0.090**	-0.005	-0.107***	-0.089**
	(0.01)	(0.83)	(0.00)	(0.01)
高频率学习教育	-0.028	0.049**	-0.055*	-0.030
	(0.44)	(0.03)	(0.07)	(0.38)
样本量	10229	10029	9670	9543
R^2	0.051	0.087	0.054	0.054
不使用互联网				
社交功能使用				
基准组				
上网但不聊天交友	-0.141***	-0.027	-0.169***	-0.175***
	(0.00)	(0.34)	(0.00)	(0.00)
低频率聊天交友	-0.144***	-0.025	-0.172***	-0.168***
	(0.00)	(0.25)	(0.00)	(0.00)
高频率聊天交友	-0.096***	-0.033*	-0.133***	-0.097***
	(0.00)	(0.07)	(0.00)	(0.00)
样本量	10229	10029	9670	9543
R^2	0.050	0.085	0.052	0.053
商务工作使用				
基准组				
上网不进行商务和工作	-0.128***	-0.041**	-0.163***	-0.142***
	(0.00)	(0.01)	(0.00)	(0.00)
低频率商务和工作	-0.076*	0.017	-0.110***	-0.072*
	(0.07)	(0.52)	(0.00)	(0.07)
高频率商务和工作	-0.027	0.026	-0.050	-0.031
	(0.47)	(0.27)	(0.12)	(0.38)
样本量	10229	10029	9670	9543
R^2	0.051	0.086	0.054	0.054

续表

投资理财使用

因变量：信任度	政府 (1)	中央政府 (2)	区县政府 (3)	乡镇政府 (4)
上网不进行 投资理财	-0.114*** (0.00)	-0.030* (0.06)	-0.149*** (0.00)	-0.125*** (0.00)
低频率 投资理财	-0.078* (0.07)	0.002 (0.95)	-0.072* (0.05)	-0.087** (0.04)
高频率 投资理财	-0.097 (0.14)	-0.089* (0.09)	-0.070 (0.21)	-0.125*** (0.04)
样本量	10229	10029	9670	9543
R^2	0.050	0.085	0.053	0.053

休闲娱乐使用

因变量：信任度	政府 (1)	中央政府 (2)	区县政府 (3)	乡镇政府 (4)
上网不进行 休闲娱乐	-0.164*** (0.00)	-0.052** (0.03)	-0.197*** (0.00)	-0.159*** (0.00)
低频率 休闲娱乐	-0.097*** (0.01)	-0.008 (0.71)	-0.115*** (0.00)	-0.118*** (0.00)
高频率 休闲娱乐	-0.099*** (0.00)	-0.028 (0.11)	-0.138*** (0.00)	-0.113*** (0.00)
样本量	10229	10029	9670	9543
R^2	0.050	0.085	0.053	0.053

注：* 表示 $p<0.1$，** 表示 $p<0.05$，*** 表示 $p<0.01$，均为双侧；标准误为稳健标准误；其他控制变量如上表。

四、互联网使用受众异质性：不同教育程度及出生年代

在初步的统计数据分析时，我们发现使用互联网的群体教育程度略高，其中初高中毕业的受访者占比较高。图 10-2 中，根据不同的教育程度区分的组群，它们的平均政府信任程度和公平感程度也不尽相同，随教育程度的提高呈"U"形，初中群体政府信任和社会公平感程度最低。为了进一步探讨互联网使用影响政府信任在不同教育程度群体中是否存在异质性，我们根据教育程度分类进行不同子样本回归分析（见表 10-8）。结果表明互联网使用对政府信任的影响主要集中在小学学历、初中学历，初中学历人群最甚。该群体占互联网使用组 46.6%，占总样本 53.7%。与受过高等教育的居民比起来，这一群体信息获取、处理和辨别真伪的能力相对较弱，更容易受碎片化信息的影响。在有效政府的前提下，努力提高国民素质，是降低互联网信息科技负面效应，提高社会资本的重要途径。纵向比较，2019 年 CSS 数据体现一致体现出来互联网对中央政府的影响较弱，对地方政府信任影响较强。社会公平感是影响政府信任的重要因素，也是互联网使用影响政府信任的重要渠道。

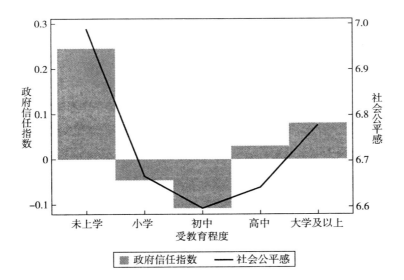

图 10-2 受教育程度、政府信任与社会公平感

表10-8　不同受教育程度群体的异质性分析

群体分类	未上过学		小学		初中		高中		大学及以上	
政府信任指数										
互联网使用	-0.069 (0.50)	-0.063 (0.53)	-0.132** (0.02)	-0.149*** (0.01)	-0.078* (0.08)	-0.056 (0.20)	0.015 (0.83)	0.033 (0.62)	0.016 (0.90)	0.040 (0.75)
社会公平感		0.090*** (0.00)		0.122*** (0.00)		0.115*** (0.00)		0.149*** (0.00)		0.155*** (0.00)
样本	965	965	2288	2288	3215	3215	1900	1900	1880	1880
R^2	0.088	0.132	0.061	0.127	0.065	0.118	0.088	0.163	0.115	0.185
中央政府信任										
互联网使用	-0.039 (0.50)	-0.037 (0.52)	0.015 (0.63)	0.011 (0.73)	-0.008 (0.77)	0.001 (0.96)	0.050 (0.22)	0.060 (0.14)	0.047 (0.57)	0.063 (0.42)
社会公平感		0.024*** (0.00)		0.039*** (0.00)		0.053*** (0.00)		0.082*** (0.00)		0.097*** (0.00)
样本	936	936	2221	2221	3158	3158	1866	1866	1867	1867
R^2	0.143	0.155	0.100	0.121	0.110	0.137	0.135	0.192	0.097	0.154
区县政府信任										
互联网使用	-0.097 (0.28)	-0.105 (0.23)	-0.136*** (0.00)	-0.151*** (0.00)	-0.096** (0.01)	-0.071* (0.05)	-0.062 (0.28)	-0.044 (0.41)	-0.041 (0.71)	0.001 (0.99)
社会公平感		0.088*** (0.00)		0.129*** (0.00)		0.138*** (0.00)		0.167*** (0.00)		0.165*** (0.00)
样本	875	875	2096	2096	3057	3057	1812	1812	1848	1848
R^2	0.134	0.186	0.066	0.172	0.055	0.164	0.089	0.229	0.096	0.208

续表

群体分类	未上过学		小学		初中		高中		大学及以上	
	乡镇政府信任									
互联网使用	-0.101 (0.32)	-0.105 (0.29)	-0.081 (0.12)	-0.106** (0.03)	-0.093** (0.03)	-0.060 (0.14)	-0.080 (0.25)	-0.058 (0.36)	-0.101 (0.38)	-0.064 (0.56)
社会公平感		0.113***		0.155***		0.151***		0.184***		0.177***
样本	873	873	2108	2108	3016	3016	1757	1757	1807	1807
R^2	0.120	0.188	0.060	0.189	0.056	0.164	0.076	0.218	0.103	0.211

注：* 表示 $p<0.1$，** 表示 $p<0.05$，*** 表示 $p<0.01$，均为双侧；标准误为稳健标准误；其他控制变量如上表。

　　此外，我们使用 2019 年 CSS（见图 10-3）分别计算出每个出生年份群组的平均政府信任程度和平均社会公平感值，没有发现特别明显的生命周期规律，但老龄人口和特别年轻的群体两个结果变量的均值相对中年人口略高。与 2010 年 CGSS 的计算结果（见图 10-4 和图 10-5）进行比较，发现 2010 年各年龄层较为平均，差异不大。十年间随着互联网的普及和世代更替，政府信任程度和社会公平感程度生命周期图出现了波动，"90 后""50 后"的政府信任程度明显高于"70 后""80 后"。相对政府信任程度较高的"50 后""60 后"的群体，使用互联网比例较低，互联网使用对他们政府信任程度边际影响最为显著，而"80 后""90 后"，互联网使用比例最高，互联网使用对他们政府信任程度影响则不显著（见表 10-9）。这或与几代人经历的我国经济发展变化、社会变迁相关。

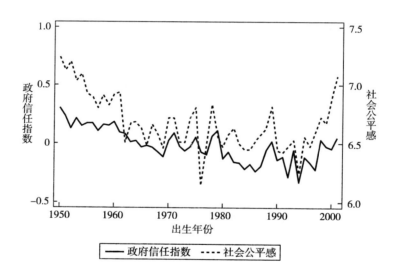

图 10-3　生命周期、政府信任与社会公平感（2019 年 CSS）

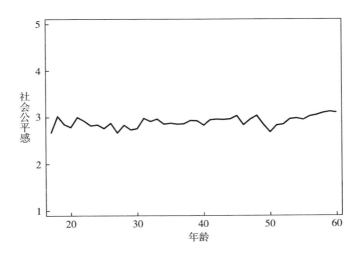

图 10-4　生命周期与社会公平感（2010 年 CGSS）

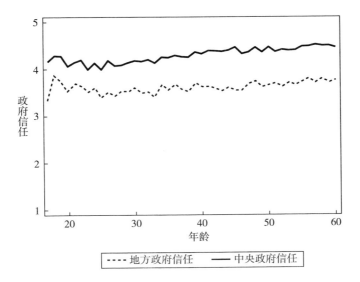

图 10-5　生命周期与政府信任（2010 年 CGSS）

表 10-9 不同年代群体的异质性分析

子样本	50后		60后		70后		80后	
因变量	政府信任指数							
互联网使用	-0.154***	-0.136***	-0.087*	-0.076*	-0.078	-0.065	-0.084	-0.084
	(0.00)	(0.01)	(0.06)	(0.09)	(0.21)	(0.28)	(0.40)	(0.39)
社会公平感		0.099***		0.123***		0.140***		0.130***
		(0.00)		(0.00)		(0.00)		(0.00)
样本	2263	2263	2624	2624	2058	2058	1695	1695
R²	0.046	0.092	0.040	0.105	0.050	0.123	0.063	0.129
因变量	中央政府信任							
互联网使用	-0.057**	-0.052*	0.006	0.012	0.015	0.021	-0.034	-0.030
	(0.04)	(0.06)	(0.81)	(0.65)	(0.70)	(0.60)	(0.60)	(0.65)
社会公平感		0.031***		0.050***		0.061***		0.075***
		(0.00)		(0.00)		(0.00)		(0.00)
样本	2226	2226	2560	2560	2007	2007	1668	1668
R²	0.047	0.065	0.046	0.081	0.055	0.088	0.059	0.102
因变量	区县政府信任							
互联网使用	-0.155***	-0.136***	-0.108***	-0.093**	-0.076	-0.065	-0.102	-0.099
	(0.00)	(0.00)	(0.01)	(0.01)	(0.14)	(0.18)	(0.22)	(0.20)
社会公平感		0.118***		0.136***		0.148***		0.139***
		(0.00)		(0.00)		(0.00)		(0.00)
样本	2074	2074	2448	2448	1947	1947	1645	1645
R²	0.059	0.149	0.062	0.173	0.064	0.187	0.084	0.189
因变量	乡镇政府信任							
互联网使用	-0.178***	-0.151***	-0.074*	-0.054	-0.052	-0.049	-0.109	-0.102
	(0.00)	(0.00)	(0.10)	(0.19)	(0.36)	(0.36)	(0.24)	(0.24)
社会公平感		0.135***		0.168***		0.156***		0.148***
		(0.00)		(0.00)		(0.00)		(0.00)
样本	2002	2002	2424	2424	1924	1924	1638	1638
R²	0.064	0.157	0.059	0.197	0.068	0.184	0.082	0.184

注：*表示 p<0.1，**表示 p<0.05，***表示 p<0.01，均为双侧；标准误为稳健标准误；其他控制变量如上表。

五、新旧媒介影响作用比较

本节我们选择使用传统媒体作为核心解释变量代替互联网进行安慰剂检验，从侧面来证实互联网影响政府信任的因果性。在我国，传统媒体（电视、广播、报纸、杂志）的传播内容受到更严格的政府监管，信息传递的速度也较慢，信息的接受也较为被动。互联网时代，信息更为丰富、多元，接受者也是主动传播者。监管机制较弱，无论是谣言还是事实都更容易传播。从这个角度，传统媒体更有利于建立良好的政府和政治领导人形象，互联网的使用则更容易产生消极的影响。虽然影响范围有限，但国内传统媒体往往服务于宣传正面积极的形象。新旧媒体势必在社会公平感和政府信任上扮演着不太相同的角色。2010 年和 2012 年 CGSS 的数据同时调查了传统媒体的使用情况。根据表 10-10 的回归结果显示，听广播有助于提高社会公平感，并对地方政府信任有较显著的正向影响；看电视虽然对社会公平感和地方政府信任回归系数不显著，但是对中央政府信任有显著正向影响；读报纸对地方政府信任则有一定正面影响。2012 年 CGSS 数据结果如表 10-11 所示，结论基本相同。

表 10-10　安慰剂测试（2010 年 CGSS）

因变量	(1) 社会公平感	(2) 中央政府信任	(3) 地方政府信任	(4) 社会公平感	(5) 中央政府信任	(6) 地方政府信任	(7) 社会公平感	(8) 中央政府信任	(9) 地方政府信任
看电视频率	-0.008	0.055***	0.010						
	(0.57)	(0.00)	(0.48)						
读报纸频率				0.014	0.012	0.024**			
				(0.22)	(0.17)	(0.04)			
听广播频率							0.026**	0.005	0.026**
							(0.02)	(0.54)	(0.02)
常数项	2.853***	3.104***	3.070***	2.778***	3.295***	3.039***	2.746***	3.322***	3.031***
	(0.00)	(0.00)	(0.00)	(0.00)	(0.00)	(0.00)	(0.00)	(0.00)	(0.00)
样本量	8552	8544	8536	8529	8520	8512	8512	8503	8495
R^2	0.077	0.125	0.088	0.077	0.120	0.085	0.078	0.120	0.085

注：* 表示 $p<0.1$，** 表示 $p<0.5$，*** 表示 $p<0.01$，均为双侧；标准误为稳健标准误；其他控制变量基本一致如上表。

表 10-11　2012 年 CGSS 安慰剂检验

	政府信任 指数	社会 公平感	政府信任 指数	中央官员 信任	地方官员 信任	政府信任 指数	社会 公平感	政府信任 指数	中央官员 信任	地方官员 信任
看报纸频率	-0.007	-0.011	-0.004	-0.006	-0.008					
	(0.56)	(0.36)	(0.70)	(0.49)	(0.40)					
看电视频率						0.054***	-0.003	0.055***	0.036***	0.038***
						(0.00)	(0.86)	(0.00)	(0.00)	(0.00)
常数	1.575***	3.186***	0.874*	4.440***	3.342***	1.308***	3.198***	0.604	4.260***	3.153***
	(0.00)	(0.00)	(0.09)	(0.00)	(0.00)	(0.00)	(0.00)	(0.25)	(0.00)	(0.00)
样本量	4325	4435	4322	4399	4439	4324	4434	4321	4398	4438
R^2	0.100	0.063	0.154	0.120	0.078	0.103	0.064	0.157	0.122	0.080

注：*表示 $p<0.1$，**表示 $p<0.05$，***表示 $p<0.01$，均为双侧；标准误为稳健标准误；其他控制变量基本一致如主文。

在 2013 年和 2019 年 CSS 的问卷中有四个关于互联网信息全面深入程度、可信程度、表达公共诉求程度、公共监督程度的公众反馈信息。受访者分别被询问：是否觉得与电视、广播、报刊相比，互联网的信息更全面深入？是否觉得互联网上的消息不如电视、广播、报纸上的真实可信？是否认同互联网是目前最能表达民意和反映社会真实情况的渠道？是否同意互联网对政府工作的确能够起到一定的监督作用？答案选项分别为：1 为很同意、2 为比较同意、3 为不太同意、4 为很不同意、5 为不好说。为了对民众网络态度变化做一个比较，我们根据回答 1 和 2 所占比例算出了互联网认同比例（见表 10-12）。

表 10-12　CSS 受访者互联网反馈前后对比

互联网使用的认同比例（%）	2013 年 CSS	2019 年 CSS
与电视、广播、报刊相比，互联网的信息更全面深入；	83.09	71.66
互联网上的消息不如电视、广播、报纸上的真实可信；	51.52	56.03
互联网是目前最能表达民意和反映社会真实情况的渠道；	68.13	57.45
互联网对政府工作的确能够起到一定的监督作用	80.14	69.85

通过对比两年的数据可发现，整体而言，超过半数的群众对互联网持有积极态度，认可互联网发挥的积极作用。2019 年，71.66% 的受访者认为互联网信息

更为全面，比 2013 年比例有所降低。然而，56.03% 的受访者认为互联网上的信息不如传统媒体真实可靠，比 2013 年比例升高 4.5 个百分点。2019 年，57.45% 的受访者认同互联网最能表达民意和反映社会真实情况，69.85% 的受访者认为互联网能够监督政府工作，但都比 2013 年认同比例降低。回答 5 的群体从 2013 年到 2019 年有了一个显著提高。人们从开始的开放和相信的态度转向谨慎与批判。即，公众对其似乎经历了一个"祛魅"过程，变为更加审慎中庸的态度。这一方面预示着互联网在社会公平感和政府信任方面发挥的非理性作用会逐渐弱化；另一方面也表明了政府需要加强网络信息来源可靠性，制定更好的网络监管机制，更好地利用互联网施政、问政、督政。

第五节　主要研究结论与讨论

本书利用 2013 年 CSS、2019 年 CSS、2012 年 CGSS、2010 年 CGSS、2018 年 CFPS 多轮横截面调查数据，对互联网使用与政府信任之间的关系展开实证检验，并考察社会公平感是不是两者作用机制中的重要影响渠道。研究结果表明，互联网使用对政府信任产生了显著的负向影响；社会公平感则可以积极促进政府信任的提升；机制检验发现，互联网降低了社会公平感从而降低了政府信任程度。不同的互联网使用功能存在一定异质化影响。时政新闻浏览功能、娱乐休闲功能、社交功能使用对政府信任的边际影响强于商务工作、学习教育和投资理财使用功能。后者（特别是商务工作功能）对政府信任指数影响系数基本不显著。各项互联网功能使用频率对政府信任程度的影响并没有存在线性关系。也就是说，高频率使用互联网进行任何一项活动并不会比低频率使用或不使用该功能产生的影响显著，而且还正好相反。网络使用对政府信任的影响是复合性的，将各项功能的影响细分独立抽离出来存在难度。但如 Valkenburg 和 Peter（2007）及 Lu（2020）所言，不同的互联网使用方式对于政府信任产生了截然不同的差异，因此在提升政府公信力，打造政府形象的过程中需要区别对待①②。

笔者发现我国民众对不同级别政府信任程度有所差异，2010～2019 年对于中央政府的接受度和认可度一直极高并有所加强，说明中央政府在国民心目中存有极高的公信力。远近亲疏，更多的原因在于强势的中央政府秉承为人民服务的宗旨致力于发展经济，提高人民生活水平。这与西方社会的"距离悖论"正好相反。在回归结果中，互联网使用对中央政府的信任影响在 2010～2018 年产生了很大的变化，由显著负影响到不太显著。尤其是在控制了社会公平感之后，影响明显弱化。但互联网使用对地方政府信任程度的负面影响却逐渐增强。控制了社会公平感这一重要影响渠道之后，互联网使用对地方政府信任程度的负向影响依然显著。整体宏观经济发展、收入再分配、贫富差距与地区不平等等问题与社会公平感紧密相连，而往往这些问题也被认为主要是中央政府的职责。地方政府则需要转型，作为当地公共产品和服务的直接提供者，需要遏制其投资冲动，降低其生产性支出，加大民生支出。

虽然当前互联网使用对政府信任有消极的作用。但并不意味着政府应该加强媒体控制或阻止人们访问互联网。可能恰恰相反。Lee（2017）③ 使用跨国家面板数据，发现媒体自由与社会资本之间存在 U 形关系。因为各国发展不同，有些国家位于门槛值的右侧，媒体自由可以积极促进社会资本的优化、社会信任程度的提高。本文的实证证据表明我国目前位于门槛值的左侧。分析从 2013 年 CSS 到 2019 年 CSS 中大众对互联网使用反馈信息的变化，我们发现虽然大多数民众积极肯定互联网的作用，但是对其提供信息的可靠性和全面性、反映民意与诉求的功能，其对政府监督的作用等认同度在降低。或是公共诉求被抑制，或是缺乏监管机制使得信息可靠性弱化，或是信息的不对称，或是网络信息的不确定性阻碍了互联网在完善社会资本中发挥积极作用。良好的监督机制、网络信息透明化可能是解决途径之一。分级政府的研究中，我们发现互联网对中央政府消极作用逐渐弱化，不再显著。可见，我们可能在向门槛值的右边迈进。因此，针对性地解决网络监管问题和完善地方政府民生职能，进一步加强网络信息可靠性、利用

① Valkenburg P M., J. Peter. Internet communication and its relation to well-being: Identifying some underlying mechanisms [J]. Media Psychology, 2007, 9 (1): 43-58.

② Lu H., P. Tong and R. Zhu. Does internet use affect netizens' trust in government? Empirical evidence from China [J]. Soc Indic Res, 2020, 149: 167-185.

③ Lee, S. Media Freedom and Social Capital [J]. Journal of Media Economics, 2017, 30 (1): 3-18.

互联网平台更好地问政、施政和允许更多的公众政治参与将有利于提高政府信任和强化社会资本。

第六节　数字时代政府信任发展讨论

在数字时代，互联网已俨然成为社会文化生活的综合空间、政治参与的新兴渠道、公共服务和国家治理的新平台，极强的综合性和包容性也让互联网管理成为亟待系统研究的议题。基于以上研究，笔者针对互联网使用对政府信任产生消极影响的结论提出几点对策：

一是从政府的内生性问题出发，改良自身行政行为，提升政府公信力。顺应数字时代的要求，形成电子政务系统，推动政务信息公开化、透明化，让公众看到实实在在的政务功绩，充分行使知情权和监督权，这是数字时代提升政府信任、加强政府公信力的必然要求和有力措施；针对各类社交媒体中的不实政治新闻和谣言、反政府及抹黑党和国家的言论要通过官方媒体及时辟谣和澄清，建立完整高效的危机公关处置机制，让公众第一时间了解真相，以免民众产生恐慌和不信任感，迅速切断谣言进一步扩散的渠道，提升政府公信力，塑造良好可靠的政府形象；加强官员队伍的建设和政治，从源头杜绝贪污和腐败，革新监督机制，让官员更好地为人民服务，消除民众对官员的不信任感。

二是要开展网络环境整风和净化，防范社交媒体环境产生的负面影响。政府要加强对网络环境的监管，设立相关的法律法规，对造谣和损坏政府形象的行为进行严厉处罚，依法治网，加大对网络不实信息、有害信息的清理力度，净化网络环境；设立网络黑名单制度，对屡次发表不实言论、有害信息的用户实时风景，从源头杜绝不良信息的传播；在社会范围内开始大规模网络使用普法宣传教育，提升公众互联网使用的素质，普及相关法律法规，督促每位公民文明上网，提升其信息判断能力和自控力，以及隐私保护意识。

三是要形成舆情反应机制，形成一套完整的危机公关处理路径图，做好网络舆情引导。互联网高度自由的舆论环境让社交媒体成为公众发表意见的重要场所，能及时、直观地反映出民众对政府行为的态度，因而网络舆情与政府信任的关系越来越重要。要发挥权威官方媒体的引领作用，在网络舆情发酵时第一时间发布官方权威信息，消除公众的猜测，而不是拖延推诿，否则会产生重大舆情事件，政府要把握事件的风向标，迅速引导公众走向事件正确的讨论方向；利用法律武器规范社交媒体的言论，建立及时的舆情预警和监管机制，从源头降低谣言危害，恢复公众的信任感。

四是要统筹多元社交媒体力量，与民众建立良性的信息互动机制。政府要适应数字时代信息传播的趋势，在微博、微信公众号、知乎、小红书等平台设计账号，实行差异化的传播策略，利用互联网实时性的特点，及时发布各类信息和说明，回应群众关切，主动与民众进行交流，引导其通过网络实施网络问政、线上监督等，激发公众参与政治的积极性，敦促政府科学、民主、依法执政。同时，有研究表明传统媒体对政府信任有正向作用，政府在建设新媒体矩阵的同时也要加强对传统媒体的创新发展，给予其充分的报道机会，让新旧媒体、媒体与民众之间实现良性互动，不断提升政府发布信息的民众信任度。

五是要加强网络基础设施建设，在农村实现互联网使用的普及。促进中西部地区的网络基础建设，实现城乡网络服务均等化，提升民众网络使用能力和信息素养；引导民众积极参与线上政治参与，搭建公众与政府的网络交流平台，从而提升民众信任感；还要宣传正确的网络政治参与倾向，科普发布谣言和不实信息的法律后果。我们党和政府认识到互联网舆论危机管理事关国家治理和政府形象，要始终媒体运作上坚持信息公开、舆论监督、打击谣言等举措，注重政府和民众的良性互动，确保在类似公共卫生事件发生时政府能迅速采取有效的互联网信息传播策略，掌握信息主导权、引导民众产生正向情绪，不断提升公众对政府的信任程度。